AF850704

Dr. Jesús Martín-Fernández

DIE VERMESSUNG UNSERER GEFÜHLE

Dr. Jesús Martín-Fernández

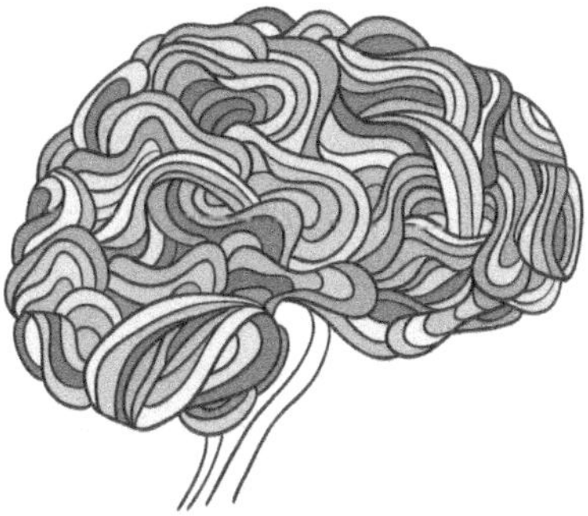

DIE VERMESSUNG UNSERER GEFÜHLE

Ein Neurochirurg erzählt von seiner Entdeckungsreise in die Tiefen des Gehirns

Übersetzung aus dem Spanischen von Imke Brodersen

KÖSEL

Die Mehrheit der in diesem Werk geschilderten Fälle ist verifiziert und wird mit dem vorherigen Einverständnis der Patientinnen und Patienten veröffentlicht. Zum Schutz der Privatsphäre wurden jedoch teilweise die Namen geändert. Teilweise wurden die Fälle aus erzählerischen Gründen gestaltet und spiegeln nicht die Geschichte konkreter behandelter Personen wider.

Der Verlag behält sich die Verwertung des urheberrechtlich geschützten Inhalts dieses Werkes für Zwecke des Text- und Data-Minings nach § 44 b UrhG ausdrücklich vor.
Jegliche unbefugte Nutzung ist hiermit ausgeschlossen.

Copyright © 2024 Jesús Martín-Fernández
Der Originaltitel *Dime qué sientes* ist erschienen bei Ediciones Paidós, Barcelona, Spanien. Ediciones Paidós ist ein Imprint der Editorial Planeta S.A.

FSC www.fsc.org
MIX
Papier | Fördert gute Waldnutzung
FSC® C014496

Penguin Random House Verlagsgruppe FSC® N001967

Copyright © 2025 für die deutsche Ausgabe Kösel-Verlag, München, in der Penguin Random House Verlagsgruppe GmbH,
Neumarkter Str. 28, 81673 München
produktsicherheit@penguinrandomhouse.de
(Vorstehende Angaben sind zugleich Pflichtinformationen nach GPSR)

Redaktion: Vera Baschlakow, Berlin
Umschlag: zero-media.net, München
Umschlagmotiv: istock/Ninevian
FinePic®, München
Illustrationen: © Javier Pérez de Amézaga Tomás, 2024
Satz: Satzwerk Huber, Germering
Druck und Bindung: GGP Media GmbH, Pößneck
Printed in Germany
ISBN 978-3-466-34839-8

www.koesel.de

Für meine Eltern, für eure Liebe und dafür,
dass ihr für meine Träume gekämpft habt.

Für meinen Mentor, Hugues Dussau, der mir exakt so half,
wie ich es brauchte, um die Welt zu bewegen.

Für meine Freunde Gabriel und Pedro, die mir ein Leuchtturm
sind und mich erden, wann immer ich vom Kurs abkomme.

Inmitten des Hasses ging mir auf, dass ich eine unbesiegbare Liebe in mir trug. Inmitten der Tränen ging mir auf, dass ich ein unbesiegbares Lächeln in mir trug. Inmitten des Chaos ging mir auf, dass ich eine unbesiegbare Ruhe in mir trug.

Und allem zum Trotz begriff ich inmitten des Winters,
dass in mir ein unbesiegbarer Sommer existierte.
Und das macht mich glücklich. Denn es ist nicht wichtig,
wie sehr die Welt sich mir widersetzt, in mir gibt es
etwas Besseres, das dagegenhält.

FREI NACH: *HEIMKEHR NACH TIPASA*, ALBERT CAMUS

INHALT

VORWORT

In einer Welt voller Eile, die den Kompass verloren hat und in der es immer schwieriger wird, für einen Traum zu kämpfen, habe ich einen Fixpunkt entdeckt und empfinde mich mit einem Mal als absoluter Glückspilz. Nicht weil ich etwas erreicht hätte – denn bisher haben mein Team und ich kaum etwas vorzuweisen –, sondern weil wir nun einen Schritt weiter sind. Ich würde meinem alten Ich von vor sechs Jahren gern sagen, dass es sich nicht für immer so zu quälen braucht. Dass harte Arbeit immer zum Erfolg führt. Dass es sich lohnt, zum anderen Ufer aufzubrechen. Diesem Ich verdanke ich die Fähigkeit, sich gegen sich selbst, gegen den Strom, gegen alles zu stemmen. Denn auf die andere Seite zu rudern, ist nicht unbedingt eine Entscheidung, sondern etwas, das du tief in dir spürst. Und diesem Etwas gehst du nach. Wir haben die Verantwortung, diesem Licht auf der anderen Seite nachzugehen, wenn wir es wahrnehmen, auch wenn es nicht jedem gefällt, dass du deine Ideen leidenschaftlich verteidigst, solange du noch jung bist.

Ein junger Mensch kann seine Stimme nicht nach Belieben erheben. Das gilt nicht nur in der Neurochirurgie. Ich spreche vom Leben ganz allgemein. Und das weiß ich, weil ich es selbst erlebt habe, es noch immer erlebe. Vielleicht haben wir Jungen keine 30 Jahre Berufserfahrung, das mag sein, aber dennoch haben wir einen Traum, der uns antreibt, der uns vorandrängt und die Konsequenzen akzeptieren lässt. Für mich ist das die dringende Notwendigkeit, zu verstehen, wie das Gehirn funktioniert. Ich will das Rätsel lösen, wie ein 1500 Gramm schweres Neuronengebilde den menschlichen Geist beherbergen kann und auf welche Weise dort eine Persönlichkeit, eine Emotion, ein Gefühl entstehen. Denn solange wir das nicht begreifen, können wir meiner Meinung nach nicht erfassen, warum wir einen Schritt weitergehen müssen, um für viele unserer Patienten eine bessere Lebensqualität zu erzielen. In meinen Augen kommen wir nicht weiter, wenn wir Gleichmut bewahren und vor der Komplexität des Gehirns die Waffen strecken. Und ich akzeptiere, dass ich nichts weiß und dass meine Suche weitergeht.

Dieses Tagebuch ist für alle, die glauben, dass es unmöglich ist, ein Motiv zu finden, um auf die andere Seite des Flusses zu gelangen. Denn es gibt dieses Motiv. Und ich glaube, dass man doch hinüberkommt, zumindest versuche ich das. Ganz gleich, wie turbulent und kalt das Wasser sein mag, wir brauchen nur einen Fixpunkt, und damit können wir versuchen, die Welt zu verändern. Deshalb lasse ich in diesem Tagebuch Revue passieren, wie es mir im Jahr 2023 ergangen ist, mit der gleichen Unsicherheit wie ein Lesender, der nicht weiß, welche Wendung die Erzählung nehmen wird. Ich verspreche, die Erfolge und Fehlschläge darzustellen, von der heutigen Zufriedenheit bis hin zu der Angst, was morgen geschehen mag. Die ganze Wahrheit.

EINLEITUNG
Zum anderen Flussufer

1. Februar 2023. Hospital del Mar, Barcelona. 23:00 Uhr.
Es läuft »Al otro lado del río« von Jorge Drexler, und ich sehe mein Leben wie im Zeitraffer vorüberziehen. Im Hintergrund höre ich, wie sich der Kaffeeautomat die letzten Tropfen für einen Espresso abringt, meinem vierten an diesem Tag. Es ist Schlafenszeit, doch mein Herz hämmert noch immer mit über 100 Schlägen pro Minute. Heute hat sich ein Kreis geschlossen. Heute habe ich Yolanda operiert und dabei einen Test eingesetzt, den wir mithilfe von künstlicher Intelligenz entwickelt haben, um zu ihren Emotionen vorzustoßen und diese zu erhalten. Und wir *sind* zu ihren Emotionen vorgestoßen! Im Gehirn der Patientin, während wir in einer Wachoperation einen Tumor entfernt haben. Heute haben wir in Echtzeit erlebt, wie Emotionen kollabieren und wie die Patientin vier Sekunden lang nicht mehr wahrnehmen konnte, welche Emotion die Avatare darstellten, die wir ihr über das Testverfahren zeigten. Zeitweise war Yolanda während der Hirnstimulation nicht bewusst, dass sie bei dem Test versagte, das heißt, sie war sich nicht mehr ihrer selbst bewusst und hatte die Fähigkeit zur Selbstevaluation verloren. Vorübergehend. Dadurch konnte ich die Areale identifizieren und erhalten, die ich nicht gemeinsam mit dem Tumor entfernen durfte. Aber heute hatte ich nicht

nur Yolanda operiert, sondern in gewisser Weise auch meinen Onkel.

Er erlag vor sieben Jahren einem Gehirntumor, der in seinem rechten Temporallappen saß. Nach der Operation war er nie wieder er selbst. Nie mehr konnte er sich fühlen wie zuvor, Musik machen, Gitarre spielen, sich an der *Sinfonie Nr. 5* von Schostakowitsch erfreuen oder eine Umarmung genießen. Warum nahm man das einfach so hin? Warum störte das niemanden in der Neurochirurgie? Warum zählte für uns immer nur, dass der Patient sprechen und sich bewegen konnte?

Seit meinem Medizinstudium wollte ich unbedingt die Komplexität des Gehirns verstehen. Ich erinnere mich an den Anatomieunterricht zum Nervensystem: Alles drehte sich um das Auswendiglernen von Gehirnregionen und ihrer jeweiligen Zuständigkeiten. Ernsthaft? Immerhin ahnte die Neurowissenschaft schon seit Beginn des 20. Jahrhunderts, seit den Ausführungen des französischen Neurologen Pierre Marie, dass das Gehirn kognitive Funktionen einzig und allein über parallele elektrische Netze erzeugt, die Impulse weiterleiten, dabei ständig interagieren und sich neu konfigurieren, um unser Verhalten auf äußere Reize abzustimmen. Das Gehirn ist ein komplexes elektrisches System, das sich unablässig ändert!

Erst im vierten Jahr meines Studiums standen neurochirurgische Übungen in der Universitätsklinik der Kanaren auf dem Lehrplan. Dieses Fach faszinierte mich auf Anhieb. Ich weiß noch, wie ich einen Eingriff bei einer Patientin beobachtete, die an Epilepsie litt, nicht auf Medikamente ansprach und deren Leben stark beeinträchtigt war. Dr. Marín erläuterte uns sein Vorgehen in einer Weise, die es geradezu einfach erscheinen ließ, und das veränderte etwas in mir. Irgendwann im Oktober 2013 kam ich aus diesen Übungen und wusste, dass ich Neurochirurg werden wollte. Da wusste ich noch nicht, dass ich drei Wochen später Dr. Marín anrufen würde, um ihm zu erzählen, dass man bei meinem Onkel einen Hirntumor gefunden hatte – bei dem Menschen, der mir die Musik nahegebracht hatte, einem der ersten Menschen, die ich bewundert hatte. Ich verstand nichts von alledem. Warum? Vielleicht hat mir das Leben einen Stolperstein in den Weg gelegt und zugleich das Signal: Das ist es.

Fast zehn Jahre sind seit der Operation meines Onkels verstrichen, und heute weiß ich, dass es mir geglückt ist: Unser Test funktioniert. Während wir vier bis fünf Sekunden lang einen direkten, schmerzfreien elektrischen Reiz auf Yolandas Gehirn einwirken ließen, konnten wir das Gehirn in Echtzeit befragen, ob dieses Areal für die Erkennung von Emotionen auf den Gesichtern der Avatare entscheidend war oder nicht. Wir haben den Tumor entfernt, auch aus Regionen, die nach wie vor als inoperabel gelten, weil sie für die Emotionsverarbeitung unverzichtbar sind, wie zum Beispiel dem Cingulum, jener enormen Schwelle, die das Gehirn von vorn nach hinten durchzieht und über die unablässig emotionale Informationen kommen und gehen. Wir haben es geschafft.

Noch immer erklingt in Endlosschleife Jorge Drexler: »Rema – rema – rema – creo que he visto una luz al otro lado del río.«[1] Und da bin ich. So fühle ich mich. Ich rudere still über den Fluss. Denn ich glaube, ich habe auf der anderen Seite ein Licht gesehen.

Aber zuvor – und da möchte ich die Wahrheit sagen – hatte ich eine Heidenangst. Um 8:46 Uhr betrat ich den OP-Saal, nachdem ich das komplette Vorgehen noch einmal mit dem Team durchgesprochen und unsere Neuropsychologin, Natalia, zum fünften Mal gefragt hatte, ob wirklich alles passe. Am Vortag hatten wir den Test zur Emotionserkennung exakt auf

Yolanda, unsere Patientin, abgestimmt. Menschliche Emotionen sind zu komplex für ein pauschales Messinstrument. Weil jeder Mensch eine Emotion unterschiedlich einstufen oder empfinden kann, zeigten wir Yolanda die verschiedenen Emotionsdarstellungen und überprüften, wie sie diese jeweils wahrnahm und interpretierte. Alles war bereit. Gloria Villalba, die koordinierende Neurochirurgin der neurochirurgischen Abteilung des Hospital del Mar, die mich nach Barcelona eingeladen hatte, um diesen Fall mit dem Team zu operieren, hatte alles perfekt vorbereitet. Als ich in den OP-Saal kam, dachte ich nur: *Hier sind zu viele Leute.* Drei Kameras, Studierende der Medizin, Physiotherapeutinnen und Neuropsychologen vom Institut Guttmann. All das war für mich eine echte Herausforderung, kämpfte ich doch mit meinen Versagensängsten. Ich wusste, dass der bevorstehende Eingriff hier schon wochenlang Gesprächsthema war: eine Wachoperation, um einen Tumor aus der rechten Gehirnhälfte zu entfernen und gleichzeitig mittels eines neuen Testverfahrens in Echtzeit zu versuchen, die Emotionen der Patientin zu bewahren. Eines Testverfahrens, das ich einst ganz allein in meinem Zimmer skizziert hatte. Es war der erste Test zur Analyse der Emotionserkennung in vivo (also am lebenden, bewussten Menschen), der konkret auf das Operieren im Wachzustand zugeschnitten war. So etwas hatte es in dieser Form noch nie gegeben. Bis jetzt.

Trotz meiner Ängste erfüllte mich die ganze Zeit absolutes Vertrauen in das, woran ich monatelang gearbeitet hatte. Unmittelbar vor der Operation rief ich mir den letzten Satz ins Gedächtnis, mit dem ich mich nach meiner Ausbildung zum Neurochirurgen an der Universitätsklinik Nuestra Señora de Candelaria verabschiedet hatte: »Ich gehe fort, weil ich nicht nur Gehirne operieren will, sondern verstehen muss, wie unser

Geist funktioniert.« Und dieser Satz hatte große Verantwortung zur Folge, in jeder Hinsicht.

Die Neurochirurgie ist eine anspruchsvolle Disziplin. Es ist nicht gern gesehen, wenn sich jemand mehr für die Hirnfunktion interessiert, anstatt nach einer Tumorentfernung am Hirnstamm Handschuhe voller Blut und Zerebrospinalflüssigkeit auszuziehen. Mich jedoch machte es nicht glücklich, meine Hände zu bewegen und mich dadurch »wie ein echter Chirurg« zu fühlen. Ich wollte zur anderen Seite des Flusses gelangen, wollte mehr über die Hirnfunktion herausfinden. Ich hatte den Eindruck, dass wir zu viel operierten, aber immer weniger verstanden, so als hätte die Neurochirurgie vor der Komplexität des Gehirns kapituliert. Was auch nicht gern gesehen wird, ist, wenn du einen anderen Teil deines Lebens dem Komponieren für ein Sinfonieorchester widmest oder dich zum Dirigenten ausbilden lässt. »Wie willst du als Neurochirurg auch noch Künstler sein?«, fragte mich einer meiner Professoren einst. Das verfolgt mich bis heute. Fünf Jahre lang habe ich es innerlich wiederholt. Dennoch blieb ich dabei. Ich blieb meiner unruhigen, vielleicht künstlerischen Wesensart treu. Und so verstand ich schließlich, dass das Gehirn und die Musik offenkundig etwas waren, das man aus der Sicht eines Künstlers betrachten musste, und dass es hinter dem, was wir sehen, noch andere Dinge gibt. Und so wie die Musik »etwas« ist, das wir weder berühren noch sehen können, ist dies auch bei der Gehirnfunktion mit ihren Netzen und Metanetzen der Fall. Tatsächlich wäre die Musik ohne ein Gehirn keine Musik, denn sie ist lediglich die Interpretation, die das Gehirn uns angesichts von in der Luft vibrierenden Partikeln empfinden lässt. Wie also sollte ich aufhören, ein Künstler zu sein? Ich liebe es, in einer Partitur Klangmuster zu erschaffen und Emotionen hervorzurufen. Die natürlich ebenfalls unsichtbar sind, aber eben doch existieren.

Deshalb gab ich nicht auf. Ich verfolgte weiterhin die Idee, etwas zu erschaffen, das uns ermöglichen würde, bei Patienten mit Hirntumoren die Emotionen und das Verhalten zu bewahren. Zumindest wollte ich es versuchen. Es ging nicht nur darum, das Andenken meines Onkels zu ehren und meinem Ego eine Medaille anzuheften. Ich hatte das Gefühl, es sei meine Pflicht als Wissenschaftler. Ich fand, wir müssten uns um den erheblichen Prozentsatz der Patientinnen und Patienten mit einem Hirntumor, deren Persönlichkeit, Verhalten oder Weltsicht nach der Operation beeinträchtigt ist, zumindest bemühen. Warum schien all das niemanden zu stören? Warum konnte mein Onkel niemanden finden, dem es wichtig war, dass er derselbe Mensch blieb, der er vor der Operation gewesen war?

Sechs Monate bevor alles losging, war ich in Montpellier eingetroffen. Dort sein zu dürfen, war, als würde ein Durstiger endlich Wasser bekommen. In Teneriffa hatte ich alles zurückgelassen. Nun winkte mir ein zweijähriger Forschungsaufenthalt bei Professor Hugues Duffau, *der* internationalen Koryphäe auf dem Gebiet der Hirntumorchirurgie am wachen Patienten. Für mich gab es nichts Wichtigeres auf der Welt, als den einzigen Neurochirurgen kennenzulernen, der in seinen wissenschaftlichen Artikeln auf die Emotionen und die Kognition des Menschen einging. Einen Wissenschaftler, der das Operieren im Wachzustand als Instrument einsetzte, um die Neurochirurgie auf ein neues Niveau anzuheben: den größtmöglichen Teil des Tumors entfernen und zugleich maximale Lebensqualität erhalten. Für mich ist er wie jener Mann in *Die Reise des jungen Che*, der den Fluss durchschwamm und der Strömung trotzte, um mit den Leprapatienten seinen Geburtstag zu feiern. Das Einzige, was für ihn zählt, ist der Patient. Deshalb wusste ich: Von ihm zu lernen, war der Fixpunkt, den ich brauchte, um weiter auf die andere Seite des Flusses zuzusteuern.

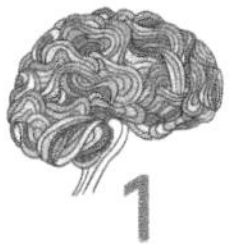

1

EMOTIONEN ONLINE FESTHALTEN

Begonnen hat alles vor zwei Monaten. Ohne dass es mir bewusst war.

8. Dezember 2022. Hospital del Mar, Barcelona. 11:15 Uhr.
»Ich glaube, jetzt haben wir den gesamten Tumor entfernt. Die Pyramidenbahn ist sechs Millimeter weiter hinten«, sagte meine Kollegin Gloria Villalba bei der Operation von Claudio.

»Wir können noch etwas tiefer nach vorn gehen, bis zum *Fasciculus longitudinalis superioris*. Wenn wir den stimulieren, wechselt Claudio automatisch die Sprache«, antwortete ich in einem Zustand der Synchronizität, der alles ganz einfach macht, weil Erleben und äußeres Geschehen perfekt passen. Ich war von dem, was ich sagte, fest überzeugt.

Und so erbat ich die Stimulationselektrode für die linke Hand und behielt den chirurgischen Sauger in der rechten. Für die Hirnkonnektivität ist es unerlässlich, die tiefen Nervenbahnen zu erhalten, die für die Verbindung von Gehirnarealen zuständig sind, und genau das ist die Aufgabe von tiefen Bahnen wie der Pyramidenbahn oder dem *Fasciculus longitudinalis superioris*. Während eines chirurgischen Eingriffs ist das nur möglich, indem man sie identifiziert, wenn man weiß, dass sie ganz in der Nähe sind. Wenn man bei zweisprachigen Menschen den *Fasciculus longitudinalis superioris* stimuliert, kann es zu einem unwillkürlichen Sprachwechsel kommen (*Switching*), das heißt, der Mensch verliert sekundenlang die Fähigkeit, weiter in der einen Sprache zu sprechen, und die andere Sprache springt ein.

»Tennisball.«

»Uhr.«

Ich bat erneut um die Elektrode, um einen tieferen elektrischen Reiz zu setzen und zu belegen, dass dort die tiefe Bahn verlief.

»*Ball.*« Wir zeigten Claudio das Bild eines Tennisballs, und er wechselte unbewusst ins Englische.

Um sicher zu sein, dass wir an diese tiefe Grenze vorgestoßen waren, die wir bei dem Eingriff bewahren wollten, wiederholte ich die Stimulation mit einem anderen Bild.

»*Table.*« Wieder der Sprachwechsel.

»Sehr gut. Wir haben ihn. Hier ist Schluss«, sagte ich zu Gloria.

Die Frage, an welcher Stelle man mit der Tumorresektion aufhören muss, um das perfekte Gleichgewicht zwischen dem Prozentsatz des entfernten Tumors und der Erhaltung der individuellen Lebensqualität zu erzielen, zählt zu den großen Herausforderungen in der Neurochirurgie.

Ich merkte, dass ich gerade erste Antworten auf manche Fragen fand. Mein Anliegen mit Gloria zu besprechen, tat mir gut. Ich fühlte mich wohl dabei, und sie war es, die mich ermunterte, Claudio in Barcelona zu operieren. Für ihn war es schon der zweite Eingriff in einem Jahr. Ich hatte ihn schon ein paar Monate zuvor in Teneriffa operiert, aber Glioblastome können beängstigend rasch nachwachsen. So kam es zu diesem erneuten Eingriff in Barcelona, bei dem wir den Tumor noch einmal entfernen wollten. Irgendwie begann alles mit Claudio.

Als Gloria und ich nach der Operation noch essen gingen, diskutierten wir angeregt über das Gehirn und die Projekte, die jeweils für uns anstanden.

»Wie läuft es bei Professor Duffau? Ich habe gelesen, dass du einen Test entwickelst, der bei einer Wachoperation die Emotionserkennung ermöglichen soll«, bemerkte sie.

»In Montpellier, hm, da hat man eine andere Einstellung zum Gehirn und zum menschlichen Geist. Das Operieren im Wachzustand beschränkt sich nicht auf Sprache und Bewegung. Etwas Derartiges habe ich noch nie gesehen«, gestand ich.

Schon damals trieb mich dieses Thema um. Für mich war es eine Tatsache, dass das Gehirn nicht nur aus Sehvermögen, Bewegung und Sprache besteht. Dass es in jedem Patienten buchstäblich ein eigenes Universum gibt. Ich war davon überzeugt, dass nicht die Sprache die beste Form ist, unsere Mitmenschen zu verstehen, sondern die Emotionen: die Art, wie wir diese Emotionen bei anderen wahrnehmen und sie »gespiegelt« nachempfinden. Das ist so. Weil ich mich gründlich damit befasst habe, aber auch, weil ich es persönlich erlebt habe. Fest steht, dass der Mensch von Natur aus dazu tendiert, sich möglichst angenehme Erfahrungen zu verschaffen. Unbewusst sind wir ständig auf der Suche nach Genuss. Deshalb hören wir Musik. Deshalb erklingt in meinen Kopfhörern gerade die *Streicherserenade, Opus 48*, von Tschaikowsky. Wir sind hedonistisch veranlagt. Das ist Teil unserer menschlichen Natur.

Ich weiß noch, wie mein Onkel nach seiner Operation genauso weitermachen wollte wie vorher. Er wollte etwas tun, was ihn früher glücklich gemacht hatte. Er nahm seinen Gitarrenkoffer und stieg mit dem Instrument zum Probenraum unserer in den 1960er-Jahren ins Leben gerufenen Familiengruppe, Los Viejos de La Palma, hinauf. Ihm und seinen Geschwistern – unter ihnen meine Mutter – war es gelungen, das Erbe der Folkloremusik der Kanaren zu erhalten. Musik zu machen, war sein Ein und Alles, aber jetzt bereitete es ihm keine Freude mehr. Und mitten in einer Probe hörte er auf zu spielen. Und sprach kein Wort mehr. Er wirkte ernst und traurig. Er hatte mich Gitarre spielen gelehrt, seit ich gerade einmal fünf Jahre alt war, also wollte ich nicht sagen: »Onkel, du hältst deine linke Hand zu weit von den Saiten weg. Du spielst gar nicht.« Es war, als würde er es nicht merken.

»Alles in Ordnung, Onkel Pepepe?«, fragte ich stattdessen, wusste aber schon, was los war.

»Ja. Alles in Ordnung«, antwortete er mit neutraler, ausdrucksloser Miene.

Ich habe mich nie getraut, ihn zu fragen, ob ihm bewusst war, was los war – dass er keine Freude mehr empfand, nicht einmal an der Musik. Dass er uns unsere Emotionen nicht mehr ansah. Oder ob er registrierte, dass er uns nicht mehr wie früher in die Arme nahm. Er sagte zu uns, es sei alles gut. Aber das war es nicht, so viel stand fest. Wenn wir ihm in das ungerührte Gesicht sahen, war uns bewusst, dass die universale Methode, zu wissen, was in jemandem vorgeht, den wir lieben, nicht über die Sprache verläuft, sondern über die gezeigten Emotionen. Und er konnte weder seine eigenen Emotionen zeigen noch die der anderen lesen. Wenn du so etwas als Angehöriger erlebst, bist du wie vor den Kopf gestoßen und fragst dich nicht, ob ein zerebrales Netz noch funktioniert oder nicht oder ob zusammen mit dem Tumor eine tiefe, für die Hirnfunktion entscheidende Verbindung entfernt wurde. Du findest dich damit ab, was dir zugestoßen ist.

Aber aus irgendeinem Grund konnte ich als Medizinstudent im achten Semester nach diesem 7. Januar 2014, an dem mein Onkel operierte wurde, nie mehr abschütteln, was ihm passiert war. Und ich wusste, dass ich irgendwann etwas dagegen tun wollte, wenn es mir möglich wäre. Als ich die Datensätze wissenschaftlicher Artikel durchsah, waren dort zahlreiche emotionale Störungen sowie Persönlichkeits- und Verhaltensstörungen nach einer chirurgischen Tumorentfernung beschrieben. Aber ich fand nicht den geringsten Silberstreifen am Horizont. Es war, als hätten wir vor der Erkrankung kapituliert. Schließlich las ich, dass Professor Hugues Duffau mit seinem Team in Montpellier entsprechende Forschungen anstellte und davon berichtete. Das war ein Faden, den ich aufgreifen konnte, ein Lichtschimmer inmitten endloser Leere. Ich wusste, wenn ich mit aller Kraft ruderte, konnte ich etwas erreichen. So klein es auch wäre, etwas würde passieren. Aber trotz der Sicherheit, die ich empfand, plagten mich unsichere Zukunftsaussichten. Ich hatte Angst, bei dem Versuch zu scheitern. Und dieser verunsicherte junge Bursche ist niemals ganz verschwunden.

Ich habe alles gelesen, was ich über die Neurowissenschaften der Emotionen und das menschliche Verhalten finden konnte. Alle Artikel stammten von Duffau. Danach verstand ich, dass wir die Emotionen im Gehirn nicht lokalisieren können. Darin bestand das erste Problem. Wie soll man die Emotionen erhalten, wenn man ihren Sitz nicht kennt? Das erscheint paradox. Eine der attraktivsten Antworten hielt die Neurowissenschaft bereit: Vielleicht ließen sich die Emotionen einer Person schützen, indem man überprüfte, wie diese Person auf andere reagierte? Diese Fähigkeit wird als »soziale Kognition« bezeichnet. Der Begriff ist zwar vielschichtig, aber wir könnten ihn als die Fähigkeit definieren, die Gefühle und Emotionen anderer wahrzunehmen, zu interpretieren und dementsprechend zu handeln. In gewisser Weise ist es das, was definiert, wer wir sind und wie wir auf unser Umfeld reagieren. Deshalb begriff ich, dass das Phänomen der sozialen Kognition einen möglichen Ansatz darstellt, die Emotionsverarbeitung und folglich auch das Verhalten zu bewahren. Denn wenn wir Emotionen nicht mehr in den Gesichtern anderer wiedererkennen oder (fast immer unfreiwillig) nicht in der Lage sind zu erraten, was der andere denkt, können wir weder zu Hause in der Familie noch im Beruf noch in anderem Kontext adäquat handeln.

Aber eine Emotion zu sehen, ist doch sicher nicht dasselbe wie das eigene Empfinden, oder? Diese Frage lässt sich nicht endgültig beantworten, weil sie von etwas nicht Greifbarem abhängig ist, nämlich dem individuellen, subjektiven Erleben von dem, was wir jeweils einzeln als Emotionsempfinden definieren. Dennoch können wir uns darauf verständigen, dass die Prozesse, die beim Sehen einer Emotion und beim eigenen Empfinden ablaufen, zumindest aufs Engste verknüpft sind. Und das hat etwas mit dem Prozess der Empathie zu tun. Auch wenn wir das Wort »empathisch« tagtäglich dafür verwenden, dass jemand in der Lage ist, sich in eine Person hineinzuversetzen und ihre Gefühle zu verstehen, ist der Prozess der Empathie im Gehirn doch etwas komplizierter. Wenn wir jemandem in die Augen sehen, nehmen wir zugleich ein Komplettbild wahr – Gesichtsausdruck, Duft, den aktuellen sozialen Kontext sowie unsere eigenen körperlichen und emotionalen Empfindungen – und schließen innerhalb von Sekunden drei Unterprozesse ab, die sich überlagern und gemeinsam agieren:

Der erste Prozess verläuft extrem prompt auf dem Niveau der Wahrnehmung (perzeptorisch) und erkennt die Emotion, die das Gegenüber ausdrückt: ob es beispielsweise gerade verärgert ist, traurig oder glücklich. Der zweite Prozess ist die Spiegelung (mimetisch, auf Englisch auch *Embodiment*), über die wir diese Emotion nachempfinden und in uns spüren, was die andere Person fühlt. Bei genauerem Nachdenken fällt einem auf, wie oft uns ein körperliches Gefühl durchläuft und der Magen grummelt, wenn wir jemandem nur ins Gesicht schauen. Der dritte Prozess läuft auf einer kognitiveren, reflektierenden Ebene ab, auf der wir in der Lage sind, die soziale Situation des anderen einzubeziehen und ausgehend von der wahrgenommenen Reaktion eine Entscheidung zu treffen. Diese drei Teile bilden die Basis dessen, was wir als »soziale Kognition« bezeichnen.

Ich habe im Gehirn entdeckt, auf welche Weise wir solche Funktionen möglicherweise erhalten können, wenn wir sie über einen darauf basierenden Test am wachen Patienten evaluieren.

Womit weiterhin die Frage bleibt: Wo sitzen die Emotionen? Wie schützen oder bewahren wir während einer Operation etwas, das man nicht sieht? Welche Region müssen wir besonders beachten? Leicht hatten wir es nicht, weil es sich eben nicht um eine Region handelt. Wir konnten uns nicht länger einreden, Persönlichkeit und Emotionen seien im präfrontalen Kortex verankert. So ist es nicht. Wir müssen uns von der Lokalisierungsperspektive lösen, die einst aus der Phrenologie abgeleitet wurde, in der Joseph Gall jedem Abschnitt des Gehirns eine konkrete Funktion zuordnete. Dieser Theorie zufolge diente das Broca-Areal der Spracherzeugung, das Wernicke-Areal dem Sprachverständnis und der präfrontale Kortex der Emotionskontrolle. Aber das stimmt nicht. So funktioniert das Gehirn nicht. Es ist notwendig, diese Konzepte neu zu definieren. Broca und Wernicke beruhen auf einem Reduktionismus, der so nicht existiert und der nicht dem entspricht, wie unser Gehirn Informationen verarbeitet. Den Grund dafür möchte ich Schritt für

Schritt erklären, nachdem Sie das Motiv für diese Entdeckungsreise kennen.

Das Gehirn »von außen« zu kennen – die Anzahl der Gehirnlappen, die verschiedenen Windungen und Falten, seine Kontinente und Ozeane –, ist die eine Geschichte. Von dieser Warte aus erscheint es sinnvoll, jedem Abschnitt eine klar benannte Funktion zuzuschreiben. Wenn wir jedoch verstehen wollen, wie diese Neuronenmasse den menschlichen Verstand, das Bewusstsein und Hirnfunktionen erzeugt – das ist eine ganz andere Geschichte. Um dieser Frage nachzugehen, brauchen wir eine sehr viel breitere Sichtweise, denn unglücklicherweise (oder auch nicht) ist das Wesentliche für die Augen unsichtbar.

Alle Bücher, die je über die Emotionen und den präfrontalen Kortex geschrieben wurden, stützen sich auf eine Begebenheit aus dem Jahr 1848. Phineas Gage war ein nordamerikanischer Eisenbahnarbeiter, der am 13. September 1848 eine Ladung Sprengstoff für eine Felssprengung vorbereitete. Dabei durchbohrte ihm eine meterlange Eisenstange linksseitig den Schädel von der Schädelbasis bis zur Stirn. Gage überlebte und wurde nicht einmal bewusstlos, doch seine Persönlichkeit veränderte sich, und er verlor seine Arbeit, seine Freunde, seine Familie. Ab diesem Zeitpunkt ging man davon aus, dass der vorderste Teil des Frontallappens – der präfrontale Kortex – der Ort ist, an dem Persönlichkeit, Emotionen und Entscheidungsfindung verankert sind. Dank der Erforschung neuronaler Netze, computergestützter Neurowissenschaft und Studien bei Wachoperationen wissen wir heute, dass der Antrieb (Konation) – das Zusammenspiel von Funktionen, die mit tendenziellen Persönlichkeitsaspekten zu tun haben –, die Kognition und die Emotionen des Menschen, also das, was uns zu der Person macht, die wir sind, sich keineswegs in jedem Gehirn an einem feststehenden, allen gemeinsamen Punkt befinden. Um diesen Paradigmenwandel zu verstehen, der betrifft, was wir über das Gehirn zu wissen glaubten, müssen wir uns ein Grundprinzip klarmachen: Komplexe Hirnfunktionen (wie Aufmerksamkeit, Emotionen, Exekutivfunktionen oder Entscheidungsfindung) erwachsen aus dem Zusammenspiel vieler verschiedener und im ganzen Gehirn weit verstreuter Regionen. Diese sind jedoch synchronisiert und arbeiten somit zusammen. Und so betrachten wir das Gehirn inzwischen als ein System aus neuronalen Netzen, die sich jede Sekunde neu konfigurieren, um der Komplexität des Geistes Raum zu geben, nicht mehr als einzelne »Zimmer« oder separate, nicht austauschbare Bereiche. Was bedeutet, dass unser Wesen keineswegs im präfrontalen Kortex beheimatet ist. Emotionen, Verhalten, Persönlichkeit, das alles ist die Frucht einer beständigen und dynamischen Interaktion der zahlreichen Netze untereinander, in jeder Sekunde. Nur so können wir unbewusst Verhaltensweisen zeigen, die auf die diversen Reize abgestimmt sind, mit denen wir konfrontiert sind.

Wir haben das Gehirn lange wie den Planeten Erde angesehen und von weit oben betrachtet (siehe Abbildung 1). Niemand hat uns darauf hingewiesen, dass es zwischen den Kontinenten tiefe Ozeane gibt. Man hat uns auch nicht gesagt, dass bestimmte Städte auf mehreren Kontinenten exakt gleichzeitig aufleuchten, also synchronisiert, um Gehirnfunktionen zu ermöglichen. Wenn Berlin, Tokio und Buenos Aires synchron funktionieren können, um wie viel mehr müsste das für jeden Kontinent gelten? Deshalb konzentrierten wir uns bei der Planung eines Eingriffs am Gehirn nicht darauf, welchen Kontinent (oder welche Region oder welches isolierte Areal im Gehirn) wir retten sollten, als wäre jeder davon eine Welt für sich, sondern vielmehr auf die Frage, welcher Städteverbund über die verschiedenen Kontinente des Planeten zu erhalten wäre, damit dort weiterhin wie bei einem Orchester das Licht gleichzeitig an- und ausgeht. Und dabei mussten wir uns vergegenwärtigen, dass die Synchronisation zwischen den Städten ohne die tiefen Ozeane als Verbindungsglied verschwinden würde (siehe Abbildung 2).

Mit einer solchen dynamischen, sich im zeitlichen Verlauf ändernden Sichtweise (und etwas weniger Augenmerk auf unsere Vorstellung vom Gehirn) wird nachvollziehbar, warum ein Tumor im rechten oder linken Temporallappen Emotionsverarbeitung oder Verhalten beeinträchtigen kann. Weil alles verbunden ist. Buchstäblich. Denn wie sonst könnte ein Tumor fernab des Frontallappens derartige Folgen haben?

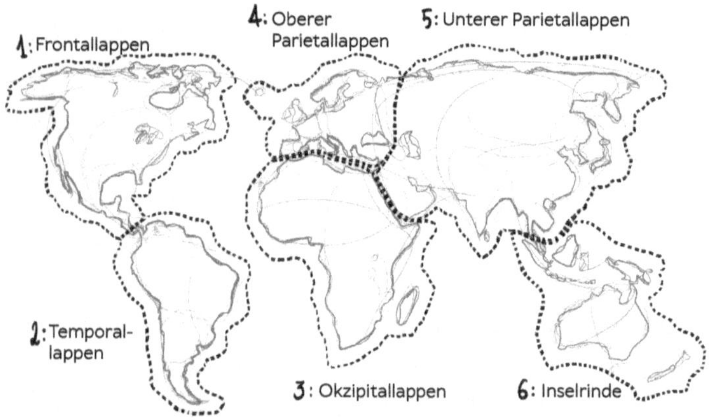

Abbildung 1. Um diesen Paradigmenwandel zu verstehen, brauchen wir ein Beispiel, das alle kennen, so wie diese Weltkarte. Die Kontinente erscheinen als voneinander getrennte Elemente; dazwischen liegen die Ozeane. So betrachtet, würde jeder Kontinent einem Zerebrallappen entsprechen.

Nach all diesen Überlegungen begriff ich also, dass das Problem nicht der Kontinent war, in dem der Tumor meines Onkels gelegen hatte – ob nun im Frontallappen oder im Temporallappen –, sondern dass man wahrscheinlich zusammen mit dem Tumor einen ganzen Ozean entnommen hatte, und zwar den *Fasciculus fronto-occipitalis inferior* (ab hier in der englischen Form *IFOF* abgekürzt), der verschiedene neuronale Netzwerke von grundlegender Bedeutung für höhere kognitive Funktionen verbunden hält. Es geht also nicht nur um die Städte, die aufleuchten, sondern auch um das, was sie dabei tun. Orchestriert. Und diese Synchronisation zwischen den neuronalen Netzwerken beruht auf jenen Ozeanen oder tiefen Nervenbahnen, die wir in diesem Tagebuch einzeln behandeln werden.

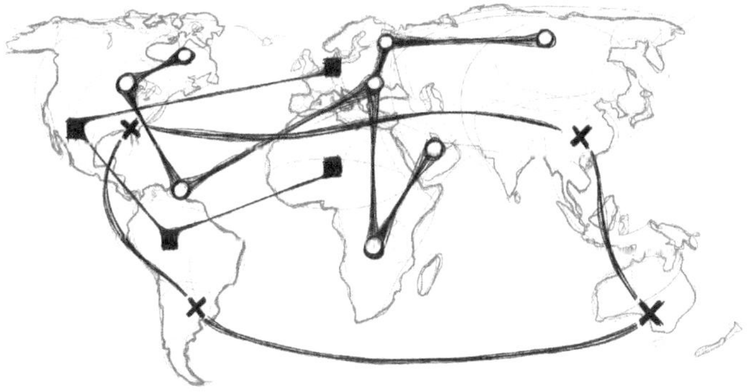

Abbildung 2. Die Funktionen entstehen über die Interaktionen zwischen den verschiedenen »Kontinenten« (das sind die neuronalen Netze), was es viel schwieriger macht, den exakten Sitz einer Hirnfunktion zu lokalisieren, weil es sich um etwas handelt, das in Bewegung ist. Die eigentliche Verbindung wären die tiefen Ozeane, die diese Netze ständig synchron halten.

»Und wie willst du das bewerkstelligen? Auf welche Weise willst du im OP-Saal vorgehen, um die Emotionsverarbeitung in ihrer ganzen Komplexität abzudecken?«, fragte Gloria weiter.

Meine Idee war, dass man auf der Basis von Tests zur Emotionserkennung bei Erkrankungen wie Schizophrenie oder Störungen aus dem autistischen Spektrum, für die man als Patient normalerweise nur die Augen benötigt, um eine Emotion zu identifizieren, einen Test erstellen könnte, der auf unser Hauptproblem bei der Wachoperation zugeschnitten wäre: Wir dürfen eine Hirnregion nur vier bis fünf Sekunden elektrisch stimulieren, um festzustellen, ob dieser Punkt (innerhalb eines Netzes) für die gerade untersuchte Funktion kritisch ist oder nicht. Wir brauchten also einen Test, der maximal vier Sekunden dauern durfte und dennoch realistisch simulierte, wie wir unsere Alltagsemotionen sehen. Also überlegte ich mir, mithilfe von professionellen Schauspielern über ein Tracking aller möglichen sozialen oder komplexen Emotionen (über Traurigkeit und Glück hinaus) eine Datenbasis zu erstellen. Auf diese Weise wollte ich irgendwie mediale Darstellungen festlegen, mit deren Hilfe ich so universell wie möglich feststellen könnte, dass beispielsweise Sehnsucht sich in dieser Form äußert und dass ein hyperrealistischer Avatar sie in diesen vier Sekunden darstellen kann. Anstatt mir lediglich einen Schauspieler zu suchen, hielt ich es für weitaus zuverlässiger, eine »gemittelte« Emotion zu generieren, in der viele dargestellte Emotionen verschmolzen, denn mir war bewusst, wie unterschiedlich sich Melancholie bei verschiedenen Menschen ausdrücken kann. Und künstliche Intelligenz kann uns helfen, solche Daten zu generieren.

Aber natürlich gab es da ein Problem, besser gesagt, mehrere. Ich war nicht bei Microsoft und hatte weder ein Budget noch ausreichende Mittel, auch wenn ich bereits angefangen hatte, mit dem wenigen herumzuspielen, was wir hatten. Ich wusste, dass es ein langer Weg werden würde, einen solchen Test durch ständige Verbesserung zu erschaffen und ihn dann gar bei einer Operation einzusetzen und seine Aussagekraft zu beweisen. Es ging mir nicht darum, einen allgemeingültigen Test auszutüfteln. Dazu war es noch zu früh. Wir hatten bereits hyperrealistische Avatare erzeugt, bei denen jede einzelne Geste oder Mimikveränderung, jeder Muskel, jede Pore perfekt zu erkennen waren. Jeder dieser Avatare war mit vier möglichen Antworten verknüpft, von denen nur eine richtig war, und ich hatte 30 Avatare mit 30 Emotionen. Diesen Test könnte der Patient am Tag vor dem Eingriff dreimal nacheinander durchführen. Später im OP-Saal würde man ihm dann nur die Emotionen zeigen, die er dreimal auf dieselbe Weise wahrgenommen hatte. So wollten wir gewährleisten, dass die jeweilige Emotion sich auf diese spezielle Weise äußerte. Denn sosehr wir auch darauf aus sind, die Emotionsdarstellung zu verfeinern, muss man doch immer berücksichtigen, wie unterschiedlich wir Menschen unsere Welt individuell betrachten. In dieser Hinsicht ist die Statistik eine gute Verbündete. Wir bestimmen die Zuverlässigkeit des Tests an gesunden Personen. Dasselbe gilt für die Konsistenz zwischen den Ergebnissen an einem Tag und einige Zeit später, damit wir sicher sein können, dass unser Instrument greift.

10. Januar 2023. Paris. 10:00 Uhr.
Gloria ruft an, um einen Fall aus ihrer Klinik zu besprechen. Es geht um eine fünfundvierzigjährige Frau nach epileptischem Anfall. Bei der Magnetresonanztomografie zeigte sich ein großer Tumor in der rechten Gehirnhälfte, der lebenswichtige Bereiche wie das Cingulum und das *Corpus callosum* infiltrierte.

»Würdest du in diesem Fall eine Wachoperation durchführen?«, fragt sie mich.

»Wenn die Patientin ihre gesamten Hirnfunktionen noch hat, gehe ich davon aus, dass der Tumor eher langsam gewachsen ist und ihr genug Zeit für Plastizität gelassen hat, um die Funktionen ganz am Rand des Tumors teilweise zu ersetzen. Wir können versuchen, Aufmerksamkeit, Exekutivfunktionen, semantische Kognition, Emotionsverarbeitung, Sprache und Bewegung zu überwachen und zu erhalten.«

Einen Tumor in der rechten Gehirnhälfte operiert man nicht jeden Tag im Wachzustand. Es wurde bereits getan, ja, aber es ist und bleibt selten, zumindest wenn wir uns weiterhin nur auf Sprache und Bewegung konzentrieren, wofür die linke Gehirnhälfte dominant ist, wo es zwei Sprachzentren und ein Bewegungszentrum gibt. Andererseits erschafft die Natur nichts ohne Grund. Kein Lebewesen hat einfach nur so zwei Gehirnhälften. Die Natur ist effizient; sie bringt nichts hervor, was belanglos wäre. Und ja: Wir haben zwei Gehirnhälften, und wenn wir die linke Gehirnhälfte noch immer als dominant bezeichnen, nur weil sie einen großen Teil unserer Sprache beherbergt, erscheint dies vielleicht übertrieben, sobald wir die Folgen für Emotionen, Persönlichkeit und Verhalten (die kognitiven Funktionen) einbeziehen, die Tumoroperationen am Gehirn in der einen wie der anderen Gehirnhälfte nach sich ziehen. Warum betrachten wir das Gehirn nicht als ein Ganzes? Alle neuronalen Netzwerke sind bilateral und tauschen unablässig Informationen aus!

ICH RUDERE MIT ALLER KRAFT. TIEF IN MIR LÄCHELE ICH

1. Februar 2023. Hospital del Mar, Barcelona. 09:12 Uhr.
Mein Fuß hatte das Pedal für den Wasserhahn betätigt, damit ich mir die Hände waschen konnte. Dabei ging ich gedanklich den einschneidenden Schritt durch, der nun vor mir lag. Ich wusste nicht, welche Temperatur das Wasser hatte. Nur, dass dies ein entscheidender Tag war. Wie auch immer er verlaufen würde.

Nach dem Waschen ging ich die 20 Schritte in den OP-Saal. Zwei Kameras folgten mir. Ich hob die Arme, um sicherzugehen, dass ich nichts berührte und dass der operationstechnische Assistent mir den sterilen Kittel und die Handschuhe Größe 7,5 anziehen konnte. Er band den Kittel zu. Als ich zum OP-Feld kam, sah ich, dass Dr. Gloria Villalba alles perfekt vorbereitet hatte: die Position von Yolanda, den Neuronavigator, die sterilen Etiketten für die kritischen Zonen, die wir in ihrem Gehirn vorfinden würden, und das Allerwichtigste: die Stimulationselektrode. Damit stand das Orchester bereit: alle Notenständer am richtigen Ort, Scheinwerfer an.

Im Hintergrund managte unser Neuroanästhesist Juan Fernández meisterlich das komplexe Gleichgewicht der Anästhesie bei derartigen Eingriffen. Yolanda war sediert, aber wach, während wir den erforderlichen Bereich ihrer Schädeldecke entfernten, um Zugang zum Gehirn zu erhalten. Um diesen Tumor zu erreichen, brauchten wir ein großes »Fenster«.

Ich weiß noch, wie sich alles anfühlte. Ich registrierte jeden Atemzug, hörte jedes Geräusch: den Sauger, das Rascheln meines Kittels, wenn ich mich bewegte, das Piepsen für Yolandas Herzschläge. Es war eine Form der Hyperaufmerksamkeit. Und der Hyperfokussierung.

Gloria nahm den Schädelknochen heraus. Als wir die *Dura mater* vor uns hatten, die Membran, die das Gehirn überzieht, forderten wir Juan auf, Yolandas Sedierung langsam zurückzufahren. Wir öffneten die *Dura mater* und legten das Gehirn frei, den Ort, an dem alle Informationen eines Menschen gespeichert sind und den man nur bei derartigen Operationen in dieser Form zu sehen bekommt. Auf Du und Du mit der Seele.

In zehn Minuten würden wir mit dem Mapping beginnen, also Yolandas Gehirn unablässig befragen, um eine »Karte« der kritischen Punkte für ihre verschiedenen Gehirnfunktionen zu erstellen und festzulegen, auf welchem Weg wir zum Tumor vordringen könnten.

Plötzlich wurde mir der Druck bewusst. Vor nicht einmal sechs Monaten hatte ich in Teneriffa meine Facharztausbildung zum Neurochirurgen abgeschlossen, und jetzt stand ich in einem Krankenhaus in Barcelona und wollte einen Eingriff durchführen, bei dem ich gewissermaßen Neuland betrat. Es war weltweit das erste Mal, dass jemand mithilfe von künstlicher Intelligenz, einer fortschrittlichen 3D-Anwendung und professionellen Akteuren einen auf die OP-Situation zugeschnittenen Test einsetzte, um die Emotionsverarbeitung zu erhalten. Gloria vermittelte mir all die Zuversicht, die ich in diesem Moment brauchte. Mit ihr hatte ich eine sehr erfahrene Kollegin an meiner Seite und fühlte mich sicher. Ich wusste, was ich tat und warum ich es tat. Aber ich hatte keine Vorstellung davon, was danach passieren würde oder wie es mit meinem Leben weitergehen könnte. Ich wusste nur, dass es gerade um eine Frau ging, die mir ausdrücklich gesagt hatte: »Ich will leben und auf mein Kind aufpassen können. Es ist mir egal, ob ich mich nicht bewegen oder nicht mehr laufen kann. Aber ich will ich selbst bleiben.« Darauf hatte ich ihr mein Wort gegeben. In diesem

Fall kamen viele Erschwernisse zusammen. Der Tumor hatte das Cingulum infiltriert, eine der wichtigsten Strukturen für die Regulierung, Kontrolle und Verarbeitung von allem, das mit den Emotionen zusammenhängt. Das Cingulum ist wie eine Autobahn mit Hunderten von Fahrspuren, die große Mengen an emotionalen Informationen aufnehmen und abgeben. Aber im Gegensatz zu anderen tiefen Ozeanen besitzt das Cingulum eine gewisse Plastizität, kann sich also anpassen, um Funktionen ganz oder teilweise zu ersetzen. Es ist nicht wie der *Fasciculus fronto-occipitalis inferior* (IFOF), an dem wir zwangsläufig abbrechen müssen, sobald wir auf ihn treffen. Beim Cingulum muss man austesten, bis zu welchem Punkt es Funktionen verlagern konnte, und daran erkennen, ob man an den Tumor angrenzendes Gewebe entnehmen darf oder nicht. Und die einzige Möglichkeit, dies herauszufinden, ist ein elektrischer Reiz, während der Patient Aufgaben zur Emotionserkennung ausführt.

»Sprachstörung«, sagte Natalia Navarro, die Neuropsychologin meines Teams, die für diesen Eingriff nach Barcelona gekommen war.

»Sehr gut. Ich lasse die elektrische Schwelle bei 2,5 Milliampere. Beginnen wir mit Multitasking-Aufgaben mit Emotionserkennung und gleichzeitig ständiger Bewegung des linken Arms. Test starten«, sagte ich zu ihr in einem zeitlichen Raum, in dem es weder Vergangenheit noch Gegenwart noch Zukunft zu geben schien. Obwohl ich ihn wahrnehmen konnte. Buchstäblich.

»Verlangend ... Neutral ...«

Yolanda wählte unter den verschiedenen Optionen aus, welche Emotionen der Avatar ihr zeigte. Es waren keine neuen Emotionen. Wir wussten bereits, was sie jeweils erkennen würde, und konnten auf diese Weise exakt feststellen, wann sie sich bei der Anwendung des elektrischen Reizes irrte.

»Überrascht. Zufrieden. Ungläubig.«

»Fehler!«, sagte Natalia laut und deutlich.

Ich erwartete, dass Natalia der Patientin noch fünf Emotionen mehr zeigen würde, und stimulierte denselben Punkt noch einmal.

Schweigen.

»Was ist los, Yolanda? Warum hast du nicht reagiert?«, fragte ich, um sicherzugehen, dass der elektrische Reiz es ihr unmöglich gemacht hatte, die Emotion zu erkennen.

»Ich weiß nicht. Ich konnte es nicht erkennen«, antwortete sie.

Ich verlangte ein steriles Etikett, das wir für die Emotionserkennung entworfen hatten, und setzte es auf den *Gyrus frontalis medius*. Dann sah ich zu Gloria. Natalia schaute mich über das transparente OP-Feld hin an, das wir vorbereitet hatten, um die interne Kommunikation während des Eingriffs zu erleichtern. Keiner von uns sprach aus, was wir alle dachten: *Es scheint zu funktionieren.* Ja, es erschien eindeutig. Das war der kritische Bereich für die Emotionserkennung. Aber wir durften nicht davon ausgehen, dass dies der Punkt für eine konkrete Emotion war oder dass dort alle Emotionen saßen. Es handelte sich lediglich um einen kritischen Punkt innerhalb eines elektrischen Netzes, den wir deshalb bewahren würden.

Yolanda setzte den Test zur Emotionserkennung fort. Wir entdeckten eine weitere kritische Zone weiter hinten, die uns den Zugang zum Tumor erschwerte. Der Tumor erstreckte sich nicht nur bis in die Tiefe von Cingulum und *Corpus callosum*, sondern wir durften auch kritische Zonen unserer »Karte« nicht antasten. Nach Abschluss weiterer Tests zum Beispiel zur semantischen Kognition (Objekte mit ihrer Bedeutung assoziieren) hatten wir eine vollständige Funktionskarte von der Hirnoberfläche. Nun musste noch der Tumor entfernt werden.

In meinem Kopf hatte ich nur das Bild von Yolandas Familie. Es war ein Gedanke, der mich weder ablenkte noch beunruhigte, ganz im Gegenteil: Er half mir, mich auf das zu konzentrieren, was wir gerade taten. Der Blick ihres Sohnes, gerade erst sechs Jahre, die Umarmung, die ihr Vater mir geschenkt hatte, bei der ich den Schmerz der Unsicherheit aus nächster Nähe empfunden hatte. Diese Umarmung trug ich in mir.

Wir begannen mit der Entfernung des Tumors, und als Grenzen hatte ich dabei die tiefen Nervenbahnen (unsere Ozeane) im Kopf, die Punkte, an denen wir nicht weitermachen durften, wenn wir die Lebensqualität der Patientin erhalten wollten.

Ich wusste, dass seitlich der *Fasciculus fronto-occipitalis inferior* verlief, der zum dorsolateralen präfrontalen Kortex hinführte. Dahinter lag die Pyramidenbahn für die Bewegung.

»Raupe und Libelle.«

»Fehler bei der semantischen Assoziation«, warnte Natalia, nachdem Yolanda die Raupe nicht korrekt dem Schmetterling zugeordnet hatte.

»Okay. Ich habe den *Fasciculus fronto-occipitalis inferior* lokalisiert. Wir arbeiten uns tiefer zum Cingulum vor.«

Diese Grenzen hatten wir lokalisiert und gesichert, aber noch fehlte der schwierigste Teil. Wir näherten uns dem Cingulum.

»Wir sind da.«

Nach über anderthalb Stunden begann Yolanda zu ermüden. Das ist ganz normal. Zu den Einschränkungen bei einer Wachoperation gehört, dass der Patient die Aufgaben nicht länger als zweieinhalb Stunden in diesem Tempo ausführen kann. Darum muss alles vorab perfekt geplant sein, damit der Tumor entfernt werden kann, während du weiter Fragen stellst und bestimmte Aufgaben verlangst, um sicherzustellen, dass alles erhalten wird und richtig funktioniert.

»Wir sind im Cingulum, Natalia. Lass uns den Test machen«, sagte ich in dem Wissen, wie wichtig es war, diesen Schritt absolut perfekt durchzuführen.

Wenn wir einen Teil des Cingulums entfernten, der nicht angetastet werden durfte, konnte dies schwere und irreversible emotionale Folgen und Verhaltensänderungen nach sich ziehen. Es war ein Moment extremer Anspannung. Dieser Bereich des Gehirns gilt in vielen Fällen als inoperabel. Aber ich wusste, dass das Cingulum uns wegen seiner Neuroplastizität wahrscheinlich die Chance geben würde, diesen Teil mit dem Tumor zu entfernen. Wir mussten nur wissen, was wir wann fragen mussten.

In der linken Hand hielt ich die bipolare Elektrode. In der rechten Hand den chirurgischen Sauger. Jetzt würde ich jeden Punkt des Cingulums stimulieren und überprüfen, während ich den Tumor absaugte und Yolanda den Test zur Emotionserkennung durchführte.

»Dankbar.«

»Ähm ... Ähm ... verführerisch.«

Yolanda bestätigte die Emotion, begann jedoch zu stammeln, und ihre Reaktionszeit stieg, das heißt, es vergingen mehr Sekunden zwischen der Präsentation des Avatars und ihrer Aussage, welche Emotion sie sah.

Ich hörte auf, den Tumor abzusaugen und setzte die Elektrode an.

»Eifersüchtig.«

»Fehler hier!«, sagte Natalia.

Zur Überprüfung wiederholte ich die Stimulierung.

»Enttäuscht.«

»Wieder Fehler. Wir verlieren sie. Ihre Aufmerksamkeit lässt nach, sie braucht zu lange.«

»Okay. Verstanden. Hier hören wir auf«, antwortete ich. »Yolanda, wie geht es dir? Bist du müde?«

Wir hatten einen Bereich des Cingulums erreicht, wo es vielleicht nicht genug Neuroplastizität gab. Und dieser Bereich erschien eindeutig kritisch. Aber es war uns gelungen, den größten Teil des Tumors zu entfernen. Hier durften wir nicht weitermachen. Diesen Teil des Cingulums hatten wir entfernen dürfen, aber nicht mehr.

»Ja, aber wenn es nötig ist, mache ich weiter«, sagte Yolanda.

Wenn ich sehe, dass jemand derart kämpft, spornt mich das an.

»Alles gut. Wir haben die Grenze schon erreicht, Yolanda. Gute Leistung, du warst unglaublich. Herzlichen Glückwunsch. Wir machen noch ein paar ganz kurze Tests, um sicherzugehen, dass alles in Ordnung ist, dann darfst du dich ausruhen. Du weißt ja, dass noch ein paar mühsame Tage kommen, aber es geht dir bald wieder gut. Alles ist perfekt gelaufen. Das verspreche ich dir. Vertrau uns.«

An den Rest kann ich mich kaum erinnern. Ich war so müde wie noch nie, aber unendlich zufrieden. Unsere Teamarbeit war unglaublich gewesen, und ich war sehr dankbar. Ich weiß nicht, wie ich es erklären soll. Jetzt galt es nur noch abzuwarten, wie es mit Yolanda weiterging. Wir wussten, dass in den Tagen nach einer derart ausgedehnten Resektion und über so anspruchsvolle Areale ein Kraftverlust auf der linken Körperhälfte zu erwarten war, der vorübergeht, außerdem eine gewisse Apathie und Ausdruckslosigkeit, eine gewisse mentale Verlangsamung. Ich halte es für sehr wichtig, dass man vor einem solchen Eingriff weiß, was danach kommt, damit man mit der Familie darüber sprechen und es ihr erklären kann. Jeder Neurochirurg kennt den

Respekt, den einem das Cingulum einflößt, ein Teil des Gehirns, an den sich nur wenige heranwagen. Ich glaube, dass dies vor allem daran liegt, dass wir nicht das nötige Instrumentarium (wie zum Beispiel den Test zur Validierung der Emotionsverarbeitung) haben, um zu beurteilen, welche Teile des Cingulums wir entnehmen können und welche nicht – was auch daran liegt, dass wir das Gehirn noch immer eher als etwas Starres, modular Aufgebautes ansehen, nicht als Verbund elektrischer Netzwerke. Ja, das Cingulum *ist* lebenswichtig. Es ist der Schlüssel zu verschiedenen neuronalen Netzwerken wie dem Ruhezustandsnetzwerk und dem Salienz-Netzwerk. Gleichzeitig wissen wir jedoch, dass das Gehirn, auch das Cingulum, plastisch ist und dass seine Funktionen sich individuell unterschiedlich verteilen.[2] Wie also soll man Hirnstrukturen wie das Cingulum am schlafenden Patienten entfernen? Das geht nur, indem wir uns geduldig vortasten und den »kontrollierten Schaden« einbeziehen, den dieser Eingriff mit sich bringt, weil wir die Grenzen des Gehirns erkennen. Mit dem Wissen, wo wir bei der Resektion aufhören müssen. Und diese Frage beantwortet uns nur ein waches Gehirn.

Als wir einige Stunden nach der Operation nach Yolanda sahen, ging es ihr genau so, wie wir es erwartet hatten. Ihr Gesicht war ausdruckslos, obwohl sie uns sagte, dass sie zufrieden sei, und uns dankte. Sie ist ein wirklich wundervoller Mensch, und sie bestand den Test zur Emotionserkennung – wie auch am Folgetag, wie einen Monat und dann drei Monate später, was den weiteren Verlauf bezüglich Emotionserkennung, Persönlichkeit und Verhalten bestätigte.

Yolanda zeigte genau dieselben Emotionen wie vor der Operation. Gloria und ich wechselten einen Blick und wussten, dass wir diesen Tag niemals vergessen würden. Yolandas Genesung war nur eine Frage von Tagen.

Uns fehlte noch viel, zu viel. Wie bei jeder Technik und jedem Instrument, das an Patienten zum Einsatz kommt, muss auch dieses sich in vielen Fällen und auf lange Sicht bewähren. Aber heute war es das erste Mal. Und das werde ich nie vergessen.

2

DAS GEHIRN – EIN FÜNFDIMENSIONALES METASYSTEM?

Heute wissen wir, dass die Neuronen sich aktivieren und in Verbindung stehen. Aber wir wissen nicht, wie sie in konzertierter Form feuern, um unser Verhalten zu steuern.

PAUL G. ALLEN UND FRANCIS S. COLLINS (2013)

28. Februar 2023. Teneriffa. 09:46 Uhr.

Ich habe das Händewaschen abgeschlossen, führe die Arme zusammen und öffne die OP-Tür. Dort streift man mir den Kittel über. Der operationstechnische Assistent zieht mir die sterilen Handschuhe in Größe 7,5 an. Ich setze mich auf den Platz, an dem das sterile Instrumentarium bereitliegt, und sehe schon die rosa Farbe der Hirnrinde. Vor mir wartet das Gehirn. Der Patient zählt bereits von eins bis zehn und muss gleichzeitig wiederholt den Arm beugen und strecken. Ich hebe den rechten Arm und erbitte die Elektrode, mit der ich das Gehirn fragen will, welche Regionen für Bewegung und Sprache, für Emotionen, Persönlichkeit und Aufmerksamkeit unverzichtbar sind und wie wir den Großteil des Tumors auf sichere Weise entnehmen können. Am besten sogar mehr Gewebe. Die tiefen Bahnen im Gehirn des Patienten stelle ich mir als Ozeane vor, die Kontinente verbinden. Mit der Elektrode leite ich niederfrequenten Strom oberflächlich in jede Hirnregion in der Nähe des Tumors. Wir haben zweieinhalb Stunden, um die Gehirnfunktionen des Patienten zu »überwachen«. Wenn es länger dauert, wird der Patient müde, und dann ist die Überwachung nicht mehr zuverlässig. Jeder Patient ist der wichtigste Punkt meiner gesamten Karriere. Und seines Lebens. Und des Lebens seiner Familie.

»Sprachausfall. Rechter Arm bewegt sich nicht mehr«, teilt mir Natalia mit, die Neuropsychologin meines Teams.

»Sag mir, was du spürst, Francisco«, fordere ich den Patienten auf.

»Eben konnte ich kurz kein Wort mehr artikulieren und auch nicht mehr den Arm bewegen.«

»Okay. Keine Sorge, das ist normal. Wir haben bei dir den ventralen prämotorischen Kortex stimuliert, um festzustellen, mit welcher Intensität die Stimulierung gefahrlos weitergehen kann«, erkläre ich ihm, damit er aufatmen und mutig weitermachen kann. »Natalia, ich legte die elektrische Schwelle bei zwei Milliampere und 60 Hertz fest. Wir fahren mit Aufgaben zur Emotionserkennung und gleichzeitigen Armbewegungen fort.«

Wenn die komplexen Hirnfunktionen, die den Geist des *Homo sapiens sapiens* ausmachen, nicht jeweils mit einem »Kontinent« assoziiert sind – also einem abgegrenzten Gehirnareal, das von den anderen getrennt ist –, sondern wenn es sich dabei um Netze handelt (wie Städte, in denen synchron das Licht an- und ausgeht), müssen wir herausfinden, welche Stufe in welchem Haus und in welcher Stadt von all denen, die aufleuchten, unverzichtbar ist, damit all diese Netzwerke sich synchronisieren und auf perfekte, integrierte Weise funktionieren. So können wir sie im Verlauf der Operation erhalten. Das erfordert maximale Präzision.

Die einzige Methode, die uns heutzutage gestattet, diese kritischen Bereiche exakt zu erkennen, ist die Elektrostimulation bei einer Operation im Wachzustand. Dabei berührt die Elektrode leicht das Gehirn (oberflächlich oder tiefer) und erzeugt einen kurzen elektronischen Impuls in der untersuchten Region. Wie bereits erklärt, darf dieser Reiz nur maximal vier bis fünf Sekunden erhalten bleiben, um das Risiko einer epileptischen Krise so niedrig wie möglich zu halten. An dieser Stelle möchte ich daran erinnern, dass das Gehirn keine Rezeptoren für Schmerz, Druck oder Temperatur besitzt und dass der komplette Prozess daher schmerzfrei ist. Mit diesem Reiz unterbrechen wir in diesem Teil des Gehirns kurz »virtuell« die Verbindung. Das gleicht einer direkten Frage an das Gehirn, was passieren würde, wenn wir diesen Teil entfernen. Da wir uns keine Ansammlung aneinandergehängter Module vorstellen dürfen, sondern vielmehr eine unendlich komplexe Verbindungsmatrix, ziehen wir für einige Sekunden nicht nur diesem Quadratzentimeter des Gehirns sozusagen den Stecker, sondern auch den Zonen, die mit dieser Region verbunden sind. In einem komplizierten elektrischen System wie unserem zentralen Nervensystem ist nichts isoliert.

Jede Region ist aufs Engste mit anderen, weiter entfernten Regionen verknüpft. Und deshalb werden Regionen, die synchron feuern, als *neuronale Netzwerke* (oder Systeme) bezeichnet, selbst wenn sie räumlich ein ganzes Stück auseinanderliegen. Sie werden jedoch gleichzeitig aktiv, als würden sie ein Netz mit bestimmten Aufgaben bilden. Es ist wie ein Ensemble, in dem jede Tänzerin an ihrer jeweiligen Position mit den anderen zusammenwirkt, um so bestimmte Figuren der Inszenierung zu bilden. Alles ist Bewegung. Alles ist funktionell synchronisiert, um dasselbe Ziel zu erreichen. Der Raum dazwischen verhält sich so ähnlich wie in einem Netzwerk im Gehirn: Verschiedene, voneinander entfernte Regionen agieren im Einklang und jeweils in Verbindung mit anderen Netzen. Ein Beispiel dafür ist das Ruhezustandsnetzwerk oder *Default Mode Network* (siehe Abbildung 3), das an der Selbstbeobachtung (Introspektion) und Reflexion über unsere Kognition (Metakognition) und unsere Emotionen beteiligt ist, an der Differenzierung der Wahrnehmung unseres Ichs in Bezug auf unsere Umwelt, aber auch daran, die Person, die uns gegenübersteht, zu »lesen«. Ein anderes Netzwerk oder neuronales System ist das Frontoparietal-Netz für die zentrale Exekutive, das an der Kognitionskontrolle beteiligt ist, zum Beispiel an der Regulierung unseres Verhaltens angesichts eines bedrohlichen Reizes. Deshalb hat es grundlegenden Einfluss auf unser Alltagsleben. Derart komplexe Funktionen werden natürlich nicht von einer Gehirnregion allein ausgeführt, aber darauf kommen wir später noch zu sprechen. An dieser Stelle konzentrieren wir uns darauf, wieso ein einfacher, vier bis fünf Sekunden anhaltender elektrischer Reiz bei einer Wachoperation eine direkte Tür zum menschlichen Geist sein kann.

Doch zurück zum Anfang: Wozu brauchen wir diesen elektrischen Reiz? Warum ist er bei der Wachoperation der Schlüssel? Die Antwort lautet, dass er uns ermöglicht herauszufinden, ob dieses Stückchen Gehirn bei diesem konkreten Patienten für eine der von uns überprüften Gehirnfunktionen unverzichtbar ist oder nicht. Wir stufen eine Region als unverzichtbar (»kritisch«) ein, wenn die Elektrostimulation eine Störung oder einen vorübergehenden Ausfall bei der Ausführung der Aufgabe bewirkt, die wir dem Patienten gerade abverlangen: auf emotionaler oder sprachlicher Ebene, aber auch Aufmerksamkeit, Multitasking, Bewegungen oder eine ethische Entscheidung. Im Gegensatz hierzu definieren wir alle Regionen, deren Stimulation bei der Aufgabe, die gerade gestellt wird, keine Ausfälle verursacht, als kompensierbar (oder relativ). Solche Regionen sind in den unzähligen neuronalen Verbindungen oder Schaltkreisen zwar von Bedeutung, aber dennoch nicht entscheidend für die Erhaltung dieser Funktionen und letztlich der Lebensqualität. Deshalb können wir sie zusammen mit dem Tumor entfernen. Solange wir die kritischen Zonen respektieren, kann das Gehirn den Verlust kompensieren. Auch dies würde jedoch nichts helfen, wenn wir etwas außer Acht lassen, das das gesamte Gehirn in Verbindung hält, nämlich die tiefe weiße Substanz, also das, was wir als die »Ozeane« oder »tiefen Nervenbahnen unseres Gehirns« beschrieben haben. Diese Ozeane sind nichts weiter als Abertausende von Fortsätzen (Axonen) der Nervenzellen (Neuronen), die Informationen von einem Teil des Gehirns in einen anderen leiten – oder von einem Netzwerk in ein anderes, was dasselbe ist. Deshalb ist es so wichtig, zwischen einem Netzwerk im Gehirn (eine unsichtbare Einheit im Zusammenspiel mit verteilten Hirnregionen, die orchestriert aktiv werden oder ihre Aktivität abbrechen, um Gehirnfunktionen zu ermöglichen) und den tiefen Bahnen (unseren Ozeanen oder Tunneln) zu unterscheiden, die gemeinsam die gesamte Oberfläche mit all diesen Netzen (den gleichzeitig auf verschiedenen Kontinenten aufleuchtenden Städten) zu einem perfekten Orchester machen.

Bei Erfüllung dieser beiden Kriterien (kritische Zonen an der Oberfläche *und* die tiefen Nervenbahnen respektieren) behält das Gehirn ausreichend Kapazität, um sich dank der Neuroplastizität binnen kurzer Zeit neu zu organisieren, obwohl wir

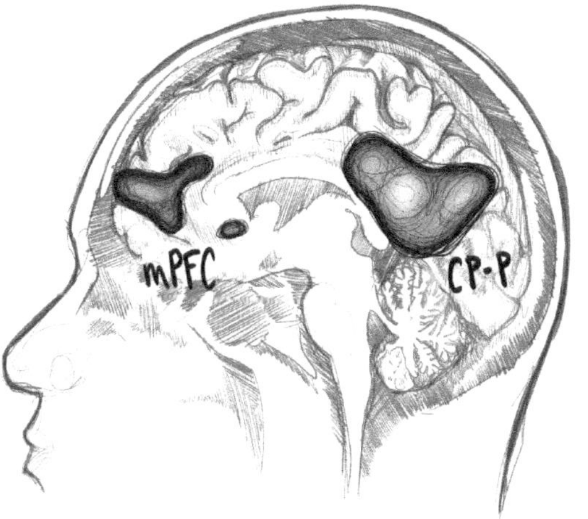

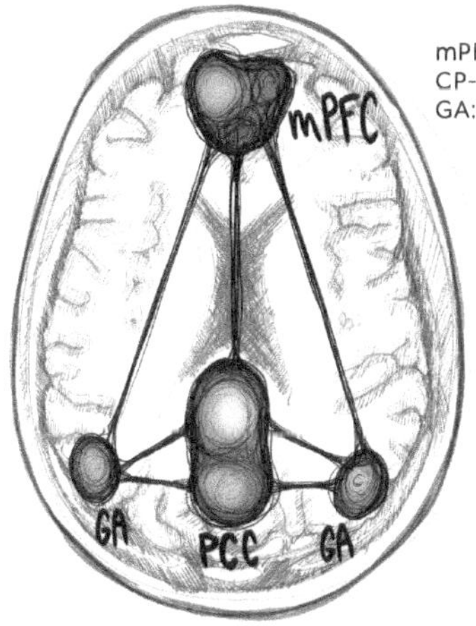

mPFC: medialer präfrontaler Kortex
CP-P: posteriores Cingulum-Präcuneus
GA: Gyrus angularis

Abbildung 3. Illustration einer Magnetresonanztomografie im Profil und von oben (axial). Man sieht, wie im Ruhezustandsnetzwerk verschiedene Regionen aktiv werden: der *mediale präfrontale Kortex* (mPFC), *Gyrus angularis* (GA) und posteriorer cingulärer Kortex (PCC), einschließlich *Präcuneus* (CP-P).

bei der Operation auch gesundes Gewebe entnehmen müssen. Unter Neuroplastizität versteht man die Fähigkeit des Gehirns, kritische Regionen für die Hirnfunktionen weiter vom Tumor weg zu verlegen, um sie zu schützen und zu erhalten, besonders wenn der Tumor weniger bösartig ist und deshalb langsamer wächst. Das schenkt dem Gehirn Zeit zur Umleitung. An den Tagen nach der Operation kann zunächst eine Verschlechterung auftreten, weil wir mit dem Tumor einen Teil des gesunden Hirngewebes entnommen haben, aber dabei haben wir die Bereiche des Puzzles geschont, die eigenständig Plastizität erzeugen, um sich neu zu konfigurieren. Das Gehirn ist zweifelsohne ein Weltmeister der Anpassung. Es kommt daher darauf an, dass wir den unumgänglichen Schaden kontrolliert und so gezielt wie möglich anrichten.

DER WEG ZUM FÜNFDIMENSIONALEN METASYSTEM

Ein Metasystem entsteht, wenn zwei oder mehr Systeme, die jeweils ihrerseits aus verschiedenen, synchron arbeitenden Hirnregionen bestehen, dynamisch und zugleich konstant interagieren (beim Gehirn lassen sich Netzwerke und Systeme als identisch einstufen). Im Alltag führen wir viele Aufgaben simultan aus: Wir bewegen uns, registrieren körperliche Empfindungen, erkennen Probleme und suchen Lösungen. Gleichzeitig hören wir vielleicht noch Musik, die wiederum Erinnerungen aus der Kindheit oder an bestimmte Gewürze in uns aufsteigen lässt. Oder wir sitzen im Freien und denken darüber nach, wie es uns geht, oder sinnieren über den Sinn unseres Lebens. All das verdanken wir dem *Konnektom*, einem Verbindungsmuster für die Netzwerke oder neuronalen Systeme, das sich im Laufe der Evolution immer mehr verfeinert hat, bis wir nicht mehr nur weniger hochentwickelte Spezies jagen konnten, sondern uns auch fragen können, warum der Himmel blau ist. Diese Netze müssen stets perfekt aufeinander eingestimmt sein, in einem Zustand, in dem die Informationsübertragung maximal effizient und damit im Gleichgewicht ist. Am besten stellen wir uns solche Netzwerke im Gehirn wie einen Vogelschwarm vor, allerdings etwas anders als gewohnt: Es fliegen nicht alle Vögel gleichzeitig durch die Luft, es sitzen auch nicht alle gleichzeitig im Nest, sondern es besteht ein beständiger Wechsel zwischen Fliegen und Pausieren. Würden sich alle gleichzeitig ausruhen, könnten sie keine Informationen austauschen, und wenn alle gleichzeitig fliegen würden, würden wir das System als ineffizient bezeichnen, und die Informationsübermittlung wäre suboptimal. Im Zustand des Gleichgewichts zwischen der Pause im Nest und dem freien Flug ist das, was wir als Metastabilität oder Kritikalität bezeichnen – zwei komplexe Konzepte aus der Welt der Physik, dieser exakte Punkt (den wir noch immer nicht einmal ansatzweise verstehen), an dem die Netzwerke sich so begegnen, dass die Informationsübertragung adäquat abläuft und unsere Kognition einsetzen kann. Jegliche Veränderung dieser neuronalen Netzwerke, ob intern oder in der Kommunikation untereinander (wie zum Beispiel bei Störungen aus dem autistischen Spektrum, bei Schizophrenie oder nach einem schweren Schädelhirntrauma), kann kognitive Probleme zur Folge haben.

All diese Begrifflichkeiten und Konzepte klingen erst einmal kompliziert, sind aber notwendig, um beim Verständnis für das menschliche Konnektom einen Schritt weiterzukommen. Es ist wichtig, über das hinauszugehen, was wir mit eigenen Augen sehen, und uns stattdessen auf Daten zu stützen. Wir müssen uns mit der Neurowissenschaft der Netzwerke befassen und dabei gelegentlich (so vorsichtig wie möglich) auf Begriffe aus Informatik, Ingenieurwesen oder Physik zurückgreifen. Denn das Konnektom besteht nicht nur aus Gehirnwindungen und Falten.

Mein persönliches Leitmotiv ist der Wunsch zu begreifen, wie im Gehirn Gedanken, Emotionen oder Aufmerksamkeit entstehen, und das trotz all der Einschränkungen, die es bedeutet, dass wir das Gehirn nur von außen sehen können, als wäre es eine unbewegliche Masse. Weil ich glaube, dass sich die Lebensqualität unserer Patienten nur auf diese Weise verbessern lässt. Und deshalb brauchen wir einen Paradigmenwandel und dafür wiederum das nötige Instrumentarium, mit dessen Hilfe wir erkennen, wie man über die bisher praktizierte Identifikation kritischer Regionen für Sprache und Bewegung hinauskommt. Wenn wir über eine grundlegende und modulare Funktion wie die Bewegungsfähigkeit sprechen und bei der Stimulierung an der Hirnoberfläche einen Punkt finden, an dem sich der Arm, der Mund oder das Bein unwillkürlich bewegen, könnten wir daraus schließen, dass an diesem Punkt Neuronen zusammenlaufen, die Informationen für die Armbewegung transportieren. Und wie jeder Punkt im Raum lässt sich auch dieser dreidimensional definieren: Die x-Achse definiert, wie weit rechts oder links der Punkt liegt, die y-Achse verrät uns, ob er weiter vorn oder weiter hinten ist, die z-Achse, ob er sich weiter oben oder weiter unten befindet. Das sind weiter nichts als die klassischen Dimensionen für Breite, Höhe und Tiefe. Ein Beispiel: -38, -9, 68 könnten die Koordinaten sein, in denen bei unserem Patienten die kritische Region für die Bewegung des rechten Arms liegt (siehe Abbildung 4).

Das reicht jedoch nicht aus, um zu verstehen, wie höhere kognitive Funktionen sich in der Hirnoberfläche verteilen. Diese Funk-

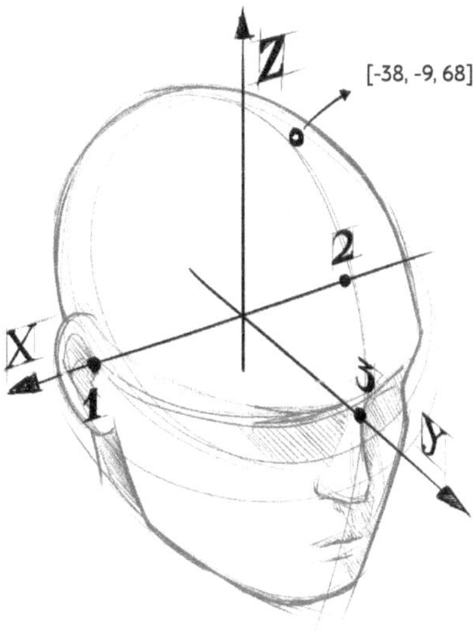

Abbildung 4. Wir sehen drei Koordinaten, die einen Punkt im Raum definieren, in diesem Fall im Gehirn. Jeder kritische Punkt wird mit den Koordinaten x, y, z definiert. Sie stehen für die drei Dimensionen des Raums.

tionen, die unseren Verstand ausmachen, erfordern eine andere Sichtweise. Und genau aus dieser Notwendigkeit heraus kam mir die Idee eines Gehirnmodells, das wie ein fünfdimensionales elektrisches System aufgebaut ist, ein Instrument, das so konzipiert ist, dass wir solche komplexen Funktionen verstehen können. Bei diesem Modell wäre der Punkt, an dem wir eine Störung oder einen Fehler bei Emotionserkennung, Aufmerksamkeit, Entscheidungen zu sozialen Situationen oder Selbsteinschätzung provozieren können, nicht die kritische Region. Die jeweilige komplexe Funktion befindet sich nicht konkret an diesem Punkt. Vielmehr bildet dieser Punkt eine kritische Zone innerhalb eines ganzen Netzwerks, das sich unablässig intern und in Abstimmung mit anderen Netzwerken neu konfiguriert, um diese Funktion zu ermöglichen. Diese ständige Dynamik der Netzwerke höherer Ordnung ist es, die dazu führt, dass wir Jahre später – zum Beispiel bei einer zweiten Operation bei demselben Patienten – auf der Suche nach ebendiesem Punkt sehen können, dass er sich nun an einem anderen Ort befindet. Das bezeichnen wir als die vierte Dimension (oder Variable), die zeitliche Variable, die sowohl kurzfristig zu verstehen ist – wenn verschiedene Netze sich überlagern, um sich an die jeweilige Situation und Aufgabe anzupassen – als auch langfristig, in Bezug auf die bereits erwähnte Neuroplastizität: Das Gehirn kann seine Funktionen nach einer Schädigung (zum Beispiel infolge eines langsam wachsenden Tumors) verlagern. Obendrein müssen wir ergänzen, dass dieser Punkt keineswegs bei allen Menschen an derselben Stelle zu finden ist. Es gibt eine große individuelle Variabilität, ganz im Gegenteil zu dem, was bei einer Bewegung oder beim Sehen abläuft. Und das ist die fünfte Dimension (oder Variable) des Metasystems. Die kritischen Regionen für die jeweiligen Gehirnfunktionen sind in jedem Gehirn an anderen Stellen angesiedelt, wenn wir sie bei der Wachoperation »suchen«, wobei mit immer komplexeren Funktionen auch die Variabilität ansteigt: von wenig komplexen Bewegungen bis hin zu Emotionen.

Wenn ich also von fünf Dimensionen spreche, beziehe ich mich auf die fünf Variablen, die das System beeinflussen, nicht auf schwarze Löcher oder Paralleluniversen (das ist eine Welt, von der ich keine Ahnung habe). Es geht mir um ein geradezu auf der Hand liegendes Verständnis vom Gehirn, das wir nicht als Zusammenschluss von Teilen mit unterschiedlichen, voneinander isolierten Zuständigkeiten betrachten sollten, die ein Mosaik bilden. Wie jede Hypothese fußt auch meine auf dem aktuellen Kenntnisstand, der sich ständig verändert und folglich nie perfekt, sondern subjektiv und unvollständig ist. Daher ist dieses Modell vorläufig nur als Konzept zu verstehen. Auf die Eckpunkte dieses Modells komme ich nun zu sprechen.

VOM LOKALISATIONISMUS ZU NEURONALEN METANETZEN

Die Frage, welche Gehirnregionen welche Funktion haben, beschäftigt die Menschen schon seit Jahrhunderten. Im Jahr 1800 wurde der deutsche Anatom und Physiologe Joseph Gall zur Referenz auf diesem Gebiet. Er ersann die Pseudowissenschaft der Phrenologie, der zufolge Persönlichkeit, Charakter, Überzeugungen und Emotionen in bestimmten Teilen des Gehirns verankert sind, und assoziierte die Größe des Schädels mit dem jeweiligen Intelligenzniveau (siehe Abbildung 5). Unter dem Einfluss dieser modularen, starren Sichtweise des Gehirns schrieb der französische Arzt Paul Broca 1861, »dass eine neurologische Schädigung der dritten Frontalwindung links das Aussprechen von Wörtern unmöglich macht«. Einige Jahre später bekräftigte ein Deutscher, Carl Wernicke, diese Vorstellung und beschrieb eine Schädigung im hinteren, oberen Bereich des linken Temporallappens, »die eine Veränderung beim Wortverständnis verursachte«.

Derselben Denkweise entsprang nach dem Fall von Phineas Gage, der in Kapitel 1 geschildert wurde, die Assoziation des präfrontalen Kortex mit den Emotionen und der Persönlichkeit. Dank des neuen Fachgebiets Computational Neuroscience[3], der Neurowissenschaft der Netzwerke und Studien zur Wachoperation durch das Team von Professor Duffau wissen wir heute, dass die menschliche Konation, Kognition und Emotion – also das, was uns zu denen macht, die wir sind – mit dieser Vorstellung vom Gehirn ganz und gar nicht übereinstimmt. Nein, unsere Emotionen sind *nicht* im Frontallappen angesiedelt. Und die Sprache ist *nicht* in zwei Gehirnregionen verankert. Das Gehirn funktioniert als ein flexibles, selbst organisiertes Ganzes, was in den folgenden Kapiteln noch am Beispiel verschiedener Operationen genauer erläutert werden wird. Emotionen, Verhalten und Persönlichkeit ergeben sich aus der beständigen dynamischen Interaktion diverser Netzwerke untereinander, damit wir in jeder Sekunde unbewusst Verhaltensweisen an den Tag legen, die bestimmten Reizen entsprechen, mit denen wir konfrontiert sind.

Wir können also unmöglich weiterhin davon ausgehen, dass das Gehirn aus starren Modulen besteht, die bei allen Menschen vergleichbar wären. Diese modulare Betrachtungsweise entspricht dem menschlichen Bedürfnis zu kategorisieren, das unserer Neigung zum Determinismus entspringt. Wir möchten unterscheiden, indem wir jeder Region eine konkrete Funktion zuweisen. Aber so funktioniert das nicht. Das ist eine zu starke Vereinfachung. Das Gehirn ist insofern ein dynamisches und flexibles Ganzes, als wir nicht vorhersagen können, wo die kritischen Regionen für die jeweiligen Funktionen liegen, geschweige denn, wann es um komplexe Funktionen geht, darunter die menschliche Kognition: Gedächtnis, Aufmerksamkeit, Emotionen, Verhalten, Empathie und vieles mehr. Um zu verstehen, woran das liegt, müssen wir einen gewissen Grad an Unsicherheit in Bezug auf die Lokalisierung von Gehirnfunktionen akzeptieren. Wir müssen für Schlüsselkonzepte die drei räumlichen Dimensionen (die Achsen x, y, z, über die wir einen Punkt im Gehirn üblicherweise definieren) um die beiden anderen Dimensionen ergänzen.

Befassen wir uns nun also mit diesen neuen Variablen.

1 · Geschlechtstrieb
2 · Kinderliebe
3 · Häuslichkeit
4 · Anhänglichkeit
5 · Kampfbereitschaft
6 · Zerstörungsbereitschaft
7 · Verschlossenheit
8 · Fleiß, Erwerb
9 · Handfertigkeit
10 · Selbstvertrauen
11 · Höflichkeit
12 · Selbstwertgefühl
13 · Wohlwollen
14 · Verehrung
15 · Zähigkeit
16 · Gerechtigkeit
17 · Hoffnung
18 · Glaube
19 · Idealsinn
20 · Witz
21 · Nachahmungstrieb
22 · Individualität
23 · Form
24 · Größe
25 · Gewicht oder Widerstandsfähigkeit
26 · Farbe
27 · Ortssinn
28 · Kalkulation
29 · Ordnung
30 · Möglichkeit
31 · Zeit
32 · Tonsinn
33 · Sprache
34 · Vergleichen
35 · Kausalität

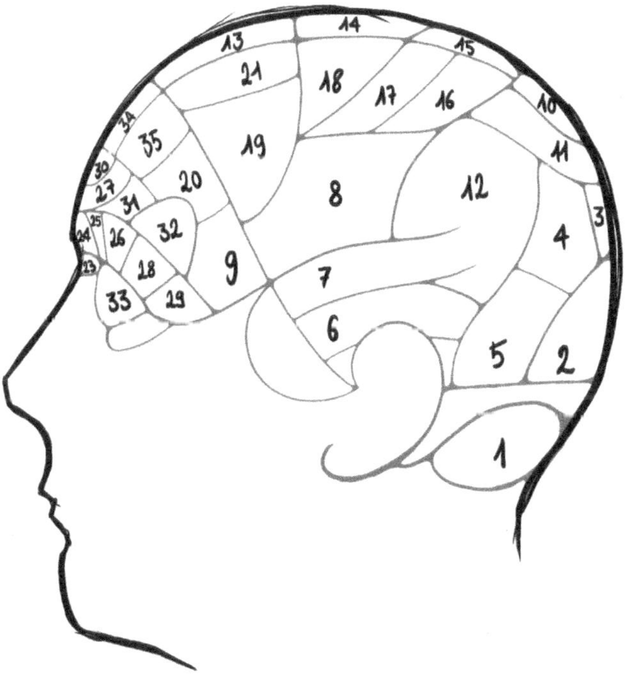

Abbildung 5. Phrenologie: Pseudowissenschaft, beruht auf der Kompartimentalisierung jeder Gehirnfunktion im Sinne unverbundener Einzelmodule.

DIE VIERTE DIMENSION: DIE GESCHICHTE DER NEUROPLASTIZITÄT

Im Zweiten Weltkrieg gelang es dem englischen Mathematiker Alan Turing, die Verschlüsselungscodes der deutschen Marine für ihre U-Boote zu knacken. Seitdem kamen Studien von Kelso und Freeman zur Metastabilität und die Theorie von Herbet und Duffau zu Metanetzwerken hinzu, die untermauern, wie wichtig es ist, die »Dynamik oder Veränderung im Laufe der Zeit« als eine Eigenschaft zu verstehen, die dem Nervensystem angesichts von Neuem, das uns durch einen bestimmten kognitiven Reiz vermittelt wird, die erforderliche Geschwindigkeit und Flexibilität für eine spontane Reaktion zugesteht. Heute wissen wir, dass das Leben eines Gehirns sich durch eine Sinfonie elektrischer und chemischer Prozesse auszeichnet, die auf ihrem Weg zahlreiche räumliche und zeitliche Stufen überwinden müssen, die wiederum durch Interaktionen mit dem Körper und der Umwelt moduliert werden.[4] In komplexen Systemen wie dem menschlichen Gehirn sind Raum und Zeit von Bedeutung, und inzwischen ist uns bewusst, dass es nichts hilft, diese Variablen im Sinne des Lokalisationismus als getrennt voneinander zu betrachten. Dass es uns so schwerfällt, die räumliche und zeitliche Dimension in einem gemeinsamen theoretischen und analytischen Rahmen zu erfassen, war bislang eines der großen Hindernisse auf dem Weg beim genaueren Verständnis, wie die Abermillionen Neuronen sich untereinander organisieren und koordinieren, um unsere Emotionen, Gedanken oder Verhaltensweisen festzulegen.

Etwas vereinfacht ließe sich die vierte Dimension folgendermaßen definieren: *die Fähigkeit des Gehirns, neuronale Netzwerke mit der Zeit neu zu arrangieren, um kritische Regionen für bestimmte Funktionen zu ersetzen und zu schützen, und zwar jen-*

seits des Ortes der Schädigung (in meinem Fach in der Regel eines Tumors). Damit wäre möglichst anschaulich beschrieben, worum es uns geht, wenn wir von Neuroplastizität sprechen. In der Abbildung ist klar zu erkennen, dass die Gehirnfunktionen sich mit der Zeit verschieben (siehe Abbildung 6).[5]

In dieser Abbildung ist zu erkennen, wie der Tumor dem Gehirn in der ersten Operation gestattet hat, nahezu alle kritischen Funktionen bis auf eine zu verlagern (nur ein Kreuz befindet sich im Bereich des Tumors). Bei unserem Ansatz könnten wir den Tumor nicht vollständig entfernen und würden diese kritische Zone nicht anrühren. Wenn der Tumor dann im Laufe der Jahre wieder wächst, würde man eine zweite Operation durchführen. Wie wir sehen, hat sich die kritische Zone, die wir nicht entfernt haben, verschoben (»Shift«) und liegt jetzt ein Stück weit entfernt. Dadurch können wir den ganzen Tumor entnehmen. Irgendwann wird durch erneutes Wachstum ein weiterer Eingriff erforderlich, und wir beobachten wieder dasselbe. Das Gehirn kann sich immer wieder neu organisieren und auf diese Weise Funktionen von den Grenzen des Tumors wegverlagern. Darüber hinaus lässt sich erkennen, dass weiterhin neue kritische Regionen für die Gehirnfunktionen auftauchen.

Das ist vielleicht eine der erstaunlichsten Eigenschaften des menschlichen Gehirns. Dank der Neuroplastizität haben sich die kritischen Regionen neu organisiert, indem sie sich von einer Stelle auf eine andere verlagert haben und bis zur Stimulierung während der zweiten Operation anderswo neu entstanden oder aber ganz verschwunden sind. Auch dies läuft individuell unterschiedlich ab (womit wir bei der fünften Dimension wären, der *individuellen Variabilität*). Dennoch sollte man immer bedenken, dass Neuroplastizität ihre Grenzen hat und dass

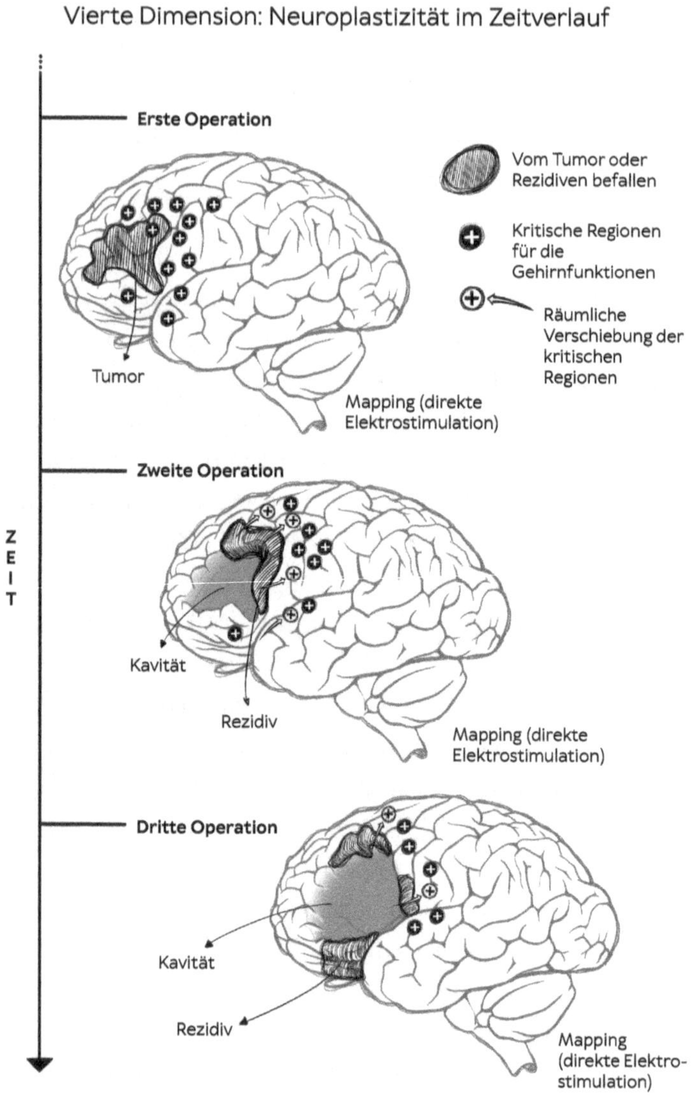

Abbildung 6. Darstellung der kritischen Punkte für kognitive Funktionen in verschiedenen Stadien. Wir sehen, wie die kritischen Punkte oder Regionen (Kreuze) sich verändern und im Laufe der Zeit verlagern. Dadurch lässt sich der Tumor erneut entfernen, obwohl er weiterwächst.

nicht das ganze Gehirn gleichermaßen plastisch ist. In diesem Modell differenzieren wir: Die Oberfläche oder Gehirnrinde besitzt ein enormes plastisches Potenzial (wenn auch innerhalb gewisser Grenzen, die wir als *minimal common brain* bezeichnen, ein Konzept, das wir hier nicht weiter vertiefen werden), und wenn wir zunehmend in Richtung der tiefen Bahnen im Inneren vorstoßen (den bereits beschriebenen Ozeanen), nimmt die Plastizitätskapazität erheblich ab. Wenn wir diese Bereiche verletzen oder mit dem Tumor herausnehmen, sind sie nicht in der Lage, sich zu reparieren. Insofern scheint die Neuroplastizität einer rostrokaudalen Achse zu folgen: Je weiter wir über den bestentwickelten Teil des Gehirns (die Gehirnhälften oder den Neokortex, wo ein Großteil der Tumoren auftreten) hinaus in Richtung des Diencephalons und des Hirnstamms vorstoßen, desto geringer wird die neuroplastische Anpassungsfähigkeit bei einer Schädigung.

Wenn wir schon einmal dabei sind, das Gehirn gründlicher kennenzulernen, sollten wir dem Nervensystem gerecht werden und uns klarmachen, dass eine derart offensichtliche Neuroplastizität, wie wir sie in Abbildung 6 gesehen haben, dem Gehirn nur gelingt, wenn es eine perfekte Dynamik seiner Netzwerke erhalten kann, die sich sekündlich neu konfigurieren. Dieser Gleichgewichtszustand – der Vogelschwarm, bei dem der Anteil der Vögel im Nest und denen in vollem Flug perfekt synchronisiert ist – ist das, was wir als Metastabilität der neuronalen Netzwerke bezeichnen. Mittlerweile gehen wir davon aus, dass genau diese ständige Bewegung, der Informationsaustausch zwischen den Netzwerken, der Türöffner zu dem ist, was wir erst dann klar sehen, wenn das Gehirn die kritischen Regionen vom Tumor weg verlagern konnte. Das reicht aus, um die vierte Dimension (oder vierte Variable) zu verstehen.

Wir können das Thema jedoch noch ein wenig vertiefen, um zu begreifen, wie die konstante, sekundenschnelle Interaktion zwischen Netzwerken abläuft (das gleichzeitig Aufleuchten von Städten auf verschiedenen Kontinenten), um so die kommenden Kapitel besser zu verstehen (siehe hierzu auch Abbildung 7).

Wir sehen, wie die vier Dimensionen sich grafisch integrieren, wenn zwei neuronale Netzwerke oder Systeme sich vereinen oder koppeln, so wie es alle Instrumente eines Sinfonieorchesters tun, jedes einzelne davon. Vom Ruhezustandsnetzwerk (*Default Mode Network*), das uns Selbstreflexion gestattet, war bereits die Rede. An dieser Stelle soll es um das frontoparietale Netzwerk und das Cingulum-Operculum-Netzwerk gehen. Die räumlichen Bezeichnungen sind nebensächlich, auch wenn sie uns immer interessante Hinweise liefern. Wenn wir von »frontoparietal« sprechen, liegen einige der »Städte«, die in diesem Netz aufleuchten, auf dem Kontinent des Frontallappens und andere auf dem des Parietallappens. Dank des frontoparietalen Netzwerks können wir uns auf den einen oder den anderen Reiz konzentrieren (also unsere Aufmerksamkeit und unsere Exekutivfunktionen einer Aufgabe zuwenden), wohingegen es im Bereich von Cingulum und Operculum (auch als *Salienz-Netzwerk* bezeichnet) darum geht, Informationen aufzunehmen und zu verarbeiten, die wir über uns selbst (körperliche Empfindungen und Emotionen) und die Außenwelt erhalten. Zahlreiche Studien zur Neurowissenschaft der Netzwerke legen nahe, dass die ständige Kontrolle und Anpassung unseres Verhaltens in hohem Maße darauf beruht, dass diese beiden Netzwerke parallel und auf breiter Basis aktiv sind. Aber auch ihre Beziehung zum Ruhezustandsnetzwerk spielt eine Rolle, worauf wir noch zu sprechen kommen. Diese Gehirnfunktion, die durch die konstante Interaktion eines Netzes mit einem anderen entsteht, ist das, was ich gern als ein dynamisches und flexibles *Metasystem* bezeichnen möchte, was den unendlichen Möglichkeiten unseres Gehirns eher entspräche. Es handelt sich um einen dynamischen Prozess der präzisen Selbstorganisation, bei dem sich Teile des Gehirns in synchronisierter Form verbinden und voneinander lösen.

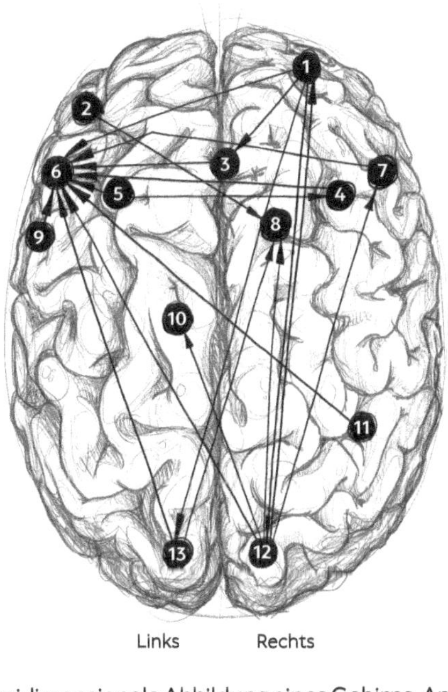

Abbildung 7. Dreidimensionale Abbildung eines Gehirns, Ansicht von oben. Jeder Kreis ist ein Knotenpunkt in einem Netzwerk. Wir sehen hier die Knotenpunkte von zwei Netzwerken, die für die kognitiven Funktionen von fundamentaler Bedeutung sind: dem Netzwerk für die zentrale Exekutive (Punkte 1, 6, 9, 7, 11, 13 und 12) und dem Salienz-Netzwerk (Punkte 2, 3, 4, 5, 8 und 10).

Diese Dimension dürfte der Schlüssel zum Verständnis des Gehirns als einem extrem interaktiven Organ sein, das metastabile

Zustände aufrechterhält, weil es in der Lage ist, sich sowohl kurzfristig (innerhalb von Sekunden) als auch langfristig (über die Neuroplastizität, die wir zwischen einer ersten und einer zweiten Operation beobachten) erheblich zu rekonfigurieren. Unter diesem theoretischen Rahmen verstehen wir allmählich, dass die Annahme, die Seele oder die Emotionen seien im präfrontalen Kortex verortet, unsinnig ist und dass alles von diesem »Tanz« abhängt, der sich zwischen Netzwerken abspielt, die pausenlos in Bewegung sind.

DIE FÜNFTE DIMENSION: INDIVIDUELLE VARIABILITÄT

Früher veröffentlichte Modelle über Netzwerke und ihre Dynamik kranken in meinen Augen an mangelnder Beachtung von Daten auf individueller Ebene. Allerdings gehe ich davon aus, dass die Studien zur Wachoperation eine neue Dimension beisteuern, nämlich den lebenden Beweis für die enorme Variabilität kritischer Zonen für die verschiedenen höheren Gehirnfunktionen, die wir nur über die Anwendung von Elektrostimulation am wachen Patienten verifizieren können. Nur so können wir sehen, ob wir an der Funktion, die wir gerade untersuchen, einen Fehler auslösen oder nicht.

Um zu verstehen, wie die Variabilität das jeweilige Gehirn beeinflusst, müssen wir uns auf die Gehirnfunktion konzentrieren, nicht auf den Ort ihres Erscheinens. Wenn wir uns das Gehirn mit seinen Falten und Windungen wie eine Walnuss vorstellen, werden wir kaum große Unterschiede feststellen. Individuell kann es natürlich anatomische Abweichungen geben, ein Areal kann größer oder kleiner ausfallen. Doch als Neurowissenschaftler sollten wir uns nicht von dem anatomischen Juwel täuschen lassen, das unser Gehirn darstellt (und es ist ein Juwel!), sondern es als komplexes elektrisches System verstehen, das den menschlichen Geist beherbergt. Und an diesem Punkt sollte die individuelle Variabilität zur Sprache kommen. Die kritischen Punkte für die Hirnfunktionen variieren von Patient zu Patient, und deshalb ist die Wachoperation so wichtig, denn sie vermittelt uns präzise Informationen in Echtzeit. Schließlich interessiert uns weniger der Kontinent (denn das Sehvermögen steckt nun einmal nicht im Frontallappen), sondern wir wollen den Eingang zu dem Haus der Stadt ausfindig machen, in dem das Licht aufleuchtet, das zusammen mit anderen Lichtern in anderen Städten jene weiträumigen Netzwerke bildet. Und diese Auskunft erhalten wir über direkte Elektrostimulation am wachen Patienten. Über keine andere Technik. Was nicht heißt, dass diese Technik nicht auch Grenzen hat.

Doch wie bereits angemerkt, gilt das nicht für alle Gehirnfunktionen gleichermaßen. Bewegung, sensorische körperliche Informationen und Emotionen sind ganz verschiedene Prozesse. Warum? Weil eine Bewegung über einfache Informationspakete des Gehirns (die »Outputs«) verläuft, die immer über ein- und denselben Ozean reisen, die Pyramidenbahn. Bei körperlichen Sinnesinformationen (Druck, Schmerz, Temperatur) geschieht etwas Ähnliches. Hier nimmt das Gehirn Informationspäckchen entgegen (»Inputs«). Diese Informationen stammen aus dem restlichen Körper und gelangen über das Rückenmark zum Thalamus und von dort aus in die Hirnrinde (Kortex). Angekommen. Solche Funktionen hängen nicht von Städten ab, die über alle fünf Kontinente verteilt sind, sondern sie sind weitgehend auf einem einzigen lokalisiert. Doch was ist mit den Emotionen? Dafür brauchen wir einen anderen Ansatz, der alle Funktionen einbezieht, aus denen sich der menschliche Geist zusammensetzt:

Emotionen, Aufmerksamkeit, Gedächtnis, Semantik, Exekutivfunktionen, Verhalten und so weiter. Hier geht es nicht mehr nur um Informationen, die eintreffen (Input) und nach außen gehen (Output). An dieser Stelle brauchen wir Städte, die auf allen Kontinenten aufleuchten und sich orchestriert gleichzeitig an- und ausschalten, damit unsere Kognition angemessen reagiert. Das sind die neuronalen Netzwerke, von denen wir gesprochen haben. Und nachdem wir nun verstehen, dass es sich bei Sehvermögen, Bewegung und körperlicher Wahrnehmung oder aber Emotionen und Gedächtnis um ganz unterschiedliche Funktionen handelt, sollten wir erstere als Schalter betrachten, die nur ein- oder ausgeschaltet sein können. Letztere hingegen sind als Kartendeck zu verstehen, das über das gesamte Gehirn verteilt ist, und in dem die vorhandenen Karten ständig ausgetauscht werden, ohne dass dabei das Gleichgewicht verloren geht.

Weil die einfachen Funktionen nicht über das gesamte Gehirn verteilt sind, sondern auf einem konkreten Netzwerk beruhen, besteht hierbei eine geringere individuelle Variabilität. Doch auch bei ihnen müssen wir immer im Blick behalten, dass die Neuroplastizität (als vierte Dimension) selbst bei diesen Funktionen unter Umständen eine Verlagerung gestatten kann. Aus diesem Grund kann man einen Tumor, der im Bewegungsareal wächst, mitunter operieren, ohne Defizite hervorzurufen.

Bei den komplexen Funktionen sieht es ganz anders aus. Sie lassen sich in der Regel nicht fixen Arealen im Gehirn zuweisen und sind alle miteinander verbunden: ein dynamisches Kartendeck, das über das gesamte Gehirn verteilt ist.

Betrachten wir hierzu folgende einfache Illustration zur Variabilität der kritischen Regionen für die Gehirnfunktionen bei zwei Patienten, deren Tumor in der gleichen Zone des rechten Frontallappens liegt (siehe Abbildung 8).

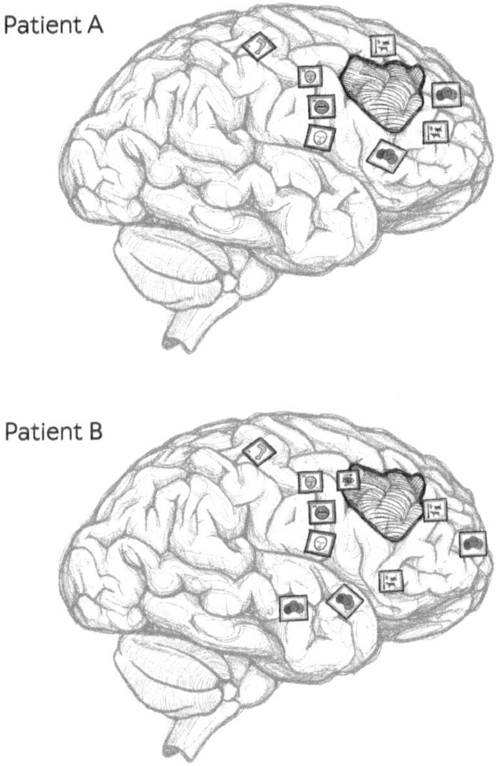

Abbildung 8. Wir sehen einen Tumor, der bei Patient A und Patient B die mittlere Windung des Frontallappens befallen hat. Erkennbar ist eine enorme Variabilität der komplexen Funktionen: der semantischen Kognition (Etiketten mit Tieren) und der Emotionserkennung (Etiketten mit drei Gesichtern), wohingegen die Basisfunktionen ungefähr gleich lokalisiert sind. An diesem Beispiel zeigt sich, wie die individuelle Variabilität je nach Art der Funktion während der Operation evaluiert wird und warum wir nicht von denselben Voraussetzungen ausgehen können.

WELCHE BEDEUTUNG HÄTTE DIESES FÜNFDIMENSIONALE MODELL FÜR DIE CHIRURGIE?

Dieses Modell könnte uns helfen, die Schlüsselfrage bei der Tumorneurochirurgie zu beantworten: Bis wohin können wir den Tumor entfernen, ohne Schaden anzurichten? Die Antwort würde zweifellos lauten: bis zu dem Punkt, an dem der nächste Schritt – ein klein wenig mehr Gewebeverlust – die Synchronisation und die normale Konnektivität zwischen den neuronalen Netzwerken unterbrechen würde, von denen die kognitiven Funktionen abhängen. Und wie finden wir diese Grenzen? Das sind die Bahnen der weißen Substanz, und es zeigt sich zunehmend, dass sie wie Tiefenströmungen in den Ozeanen die Konnektivität unseres Gehirns aufrechterhalten. Springen wir zum besseren Verständnis ein paar Abschnitte zurück. Auf diesen tiefen Bahnen, die sich aus Axonen von Neuronen zusammensetzen, reist eine Information von einer Zone im Gehirn zu einer anderen. Und das ist nur durch diese ständige Verbindung oder den synchronisierten Zustand möglich, der zwischen den fliegenden und den pausierenden Vögeln in unserem Schwarm im Optimalfall vorliegt. Eine Bruchstelle in diesem Bereich würde die Grenzen des Metasystems überschreiten. Und hier scheinen buchstäblich die Grenzen dieses Modells der Gehirnfunktion zu liegen, denn das sind die Punkte, an denen die langfristige Neuroplastizität (die vierte Dimension oder Variable) und die individuelle Variabilität (die fünfte Dimension oder Variable) ihren Nullpunkt haben. Rein technisch betrachtet hat das positive und negative Auswirkungen, die wir uns nun ansehen wollen.

Positiv ist, dass die Ozeane in jedem menschlichen Gehirn gleich benannt sind und dieselben Kontinente verbinden. Deshalb können wir sie lokalisieren und vorhersagen, wo sie liegen. So wie der Atlantische Ozean stets Amerika und Europa verbindet, stellt der *Fasciculus longitudinalis superioris* die Verbindung zwischen Frontallappen und Parietallappen dar. Der *Fasciculus uncinatus* wiederum verbindet Temporallappen und Frontallappen. Und so weiter. Innerhalb des Gehirns sehen die Kontinente und Ozeane auf den ersten Blick allerdings ziemlich ähnlich aus. In den Tiefen des Gehirns sehen wir nur ein gallertartiges weißlich graues Gewirr, weshalb wir uns von unseren Anatomiekenntnissen führen lassen müssen, um vorherzusagen, wann wir uns diesem einen Ozean nähern, der all die Netzwerke im Gehirn verbindet. Und die sicherste Methode dafür ist das Wissen, welchen Test oder welche Fragen man dem Patienten wann stellen muss und in welchem Moment wir in der Zone, wo wir diesen tiefen Ozean vermuten, den elektrischen Reiz setzen müssen. Dabei kann uns auch die Technik helfen, und wir können mithilfe passender Software vorab feststellen, wo diese tiefen Verbindungen liegen. Aber trotz aller Fortschritte sind die Methoden, diese Millionen Axone abzubilden, nach wie vor ziemlich begrenzt und variieren je nach eingesetztem Programm. Je nachdem, was wir verwenden, wird der IFOF also weiter oben oder weiter unten verortet. Einige der wichtigsten Studien zu diesem Aspekt beschreiben, dass die Planung über solche Software bei bis zu 50 Prozent der Axone, die diese Ozeane bilden, fehlerhaft ist, was auf Fehlinterpretationen von Daten beruht.[6] Deshalb ist es so wichtig, sich in den tieferen Bereichen des Gehirns anatomisch gut auszukennen und zu wissen, welche Fragen man dem Patienten in welchem Ozean stellen muss. Und darum sind diese tiefen Verbindungen, die den Schlüssel zur Konnektivität im ganzen Gehirn bilden, aus unserer Sicht die Stoppschilder des Konnektoms (siehe Seite 117f.).[7]

Wenn wir also einbeziehen, wie wichtig das Respektieren dieser Stoppschilder für die Erhaltung der Konnektivität zwischen den neuronalen Netzwerken sind (und für die Integrität unseres Metasystems insgesamt), bleibt die Wachoperation mit direkter Elektrostimulation die sicherste Form zur Erhaltung der Lebensqualität unserer Patientinnen und Patienten mit Hirntumoren.

Negativ ist hingegen, dass die Plastizität – die Fähigkeit, sich mit der Zeit anzupassen oder zu reparieren – sehr gering ist oder gegen null geht. Wenn man also die Stoppschilder nicht beachtet und diese Regionen zusammen mit dem Tumor entfernt, kann es zu irreversiblen neurologischen Defiziten kommen, weil die Konnektivität zwischen den neuronalen Netzwerken, in denen Fähigkeiten wie Aufmerksamkeit, Reflexion oder die Ausrichtung einer Emotion auf einen konkreten Reiz reagieren, der von dieser tiefen Konnektivität abhängt.[8] Ohne diese Unterstützung lassen sich zwischen den Netzwerken nicht mehr die nötigen Verbindungen herstellen, um jede unserer Gehirnfunktionen adäquat durchzuführen. Das heißt, dass wir bei einer Schädigung zwar im äußeren Bereich des Gehirns (dem Kortex) einen gewissen Spielraum haben – weil die Neuroplastizität eine Verlagerung von Funktionen an einen anderen Ort gestattet –, dass dies jedoch in den Ozeanen nicht möglich ist. Sie sind wie Porzellankabel. Deshalb müssen wir die Tumorentnahme an diesen Schnellstraßen abbrechen.

Ein gutes Beispiel dafür ist der IFOF (*Fasciculus fronto-occipitalis inferior*, siehe Abbildung 9; IFOF ist das in der Fachwelt geläufige englischsprachige Akronym). Als größter und ausgedehntester Axonen-Ozean in unserem Gehirn ist er mit einer Vielzahl der nächsten Hauptstädte verbunden. Dieses »Tiefseekabel« verbindet alle Gehirnlappen und sorgt damit für die

Verbindung und Synchronisation diverser unterschiedlicher Hirnregionen höherer Ordnung in einem Großteil unseres Gehirns – vom Okzipitallappen bis hin zum Frontallappen. Damit gleicht dieses Gebilde dem Pazifischen Ozean, der sich von der Westküste Amerikas bis zur Ostküste Asiens über endlose Kilometer erstreckt. In diesem Bild ist zu erkennen, dass der IFOF nach der Entfernung eines Großteils des tumornahen Gewebes im Rahmen der Wachoperation bei diesem Patienten das erste Stoppschild war. Hier traten während der Stimulierung nicht nur Störungen bei der Erkennung der Objektsignifikanz auf, sondern auch unvermitteltes Weinen oder Lachen, also Veränderungen der Emotionsregulation und -kontrolle. An diesem Punkt beziehen wir ein, dass die vierte und fünfte Variable (die Neuroplastizität als Fähigkeit, Funktionen vom Tumor weg zu verlagern, sowie die individuelle Variabilität) hier zum Kollabieren neigen und dass die Konnektivität der neuronalen Netzwerke in hohem Maße davon abhängt, dass wir diese tiefe Bahn erhalten.

Wir dürfen keinesfalls der menschlichen Neigung zum Lokalisationismus nachgeben, denn wir stoßen nicht in *jedem* Gehirn an dieser Stelle auf das Zentrum für Weinen oder Lachen. Vielmehr müssen wir uns klarmachen, dass wir bei der direkten Elektrostimulation dieser tiefen Bahn Gehirnregionen abkoppeln, die über diese Unterführung verbunden sind und zu einem der Netzwerke gehören, die sich mit Emotionsregulierung befassen. Das erklärt wiederum, wieso wir durch die Stimulation eine vorübergehende Störung bei der Kontrolle oder Regulierung von Emotionen auslösen können. Im Nachhinein werden die postoperative Magnetresonanztomografie und die Bilder, die wir nach der Resektion des Tumors mitsamt den Etiketten auf diesen Stoppschildern gemacht haben, verarbeitet und per Computeranalyse ausgewertet, um genau zu bestimmen, ob die Bahn, die während des Eingriffs stimuliert wurde, wirklich der IFOF war oder eine andere. Hinzu kommen weitere Analysen der neuronalen Netzwerke. Auf diese Weise kann die Neurochirurgie der Neurowissenschaft helfen, einen Schritt voranzukommen, denn die Wachoperation ist bisher die einzige Methode, die uns mit hoher Sicherheit und sehr detailliert verrät, was im menschlichen Geist geschieht, wenn wir eine Hirnregion virtuell oder vorübergehend schädigen (und die Verbindung kappen). Dafür müssen wir nur den Fokus verlagern. Die Grenze ist nicht der Tumor, sondern die Grenze sind die tiefen Bahnen der weißen Substanz (die Ozeane).

Dieses Modell vom Gehirn als einem fünfdimensionalen Metasystem könnte uns gestatten, das Nervensystem weitaus logischer zu verstehen: als komplexes biologisches System, dessen anatomische und funktionale Architektur eine große Flexibilität und Anpassungsfähigkeit innehat, und ermöglicht uns zudem zu verstehen, wie wir einen Tumor in Zonen operieren können, die bisher (nach dem modularen, lokalisationistischen Ansatz) als inoperabel galten. Dank der Neuroplastizität entlang der Zeitachse kann das Gehirn kritische Regionen, die wichtige Funktionen beherbergen, verlagern und öffnet uns damit das Tor für chirurgische Eingriffe. Genau das haben wir in vivo nachgewiesen und führen es in Wachoperationen durch, um möglichst viel Tumorgewebe zu entfernen und dabei stets die tiefen Ozeane zu erhalten, die für die ständige Verbindung verschiedener neuronaler Netzwerke oder Systeme zuständig sind, die nicht nur einzeln, sondern auch im Verbund funktionsfähig bleiben müssen.

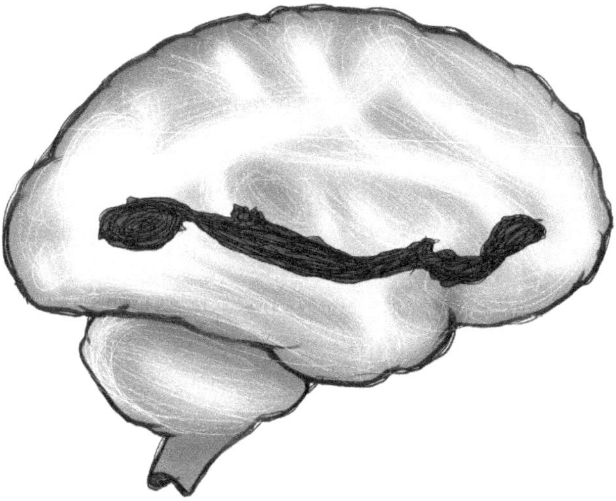

Abbildung 9. Fasciculus fronto-occipitalis inferior (IFOF) in seitlicher Ansicht. Diese Struktur durchquert das Gehirn in seiner Tiefe vom Okzipitallappen bis hin zum Frontallappen.

Wichtig ist, dass dieses Modell als theoretischer Rahmen zu verstehen ist, dessen Dimensionen variabel sind. Es entspringt der Sichtweise eines Neurochirurgen, der am Flaschenhals der Neurowissenschaft hängt und sich von diesem Modell eine Art Abkürzung durch die Komplexität des Universums in unserem Schädel erhofft. Das kann uns helfen, zwei Dinge zu verstehen: (1) Wie können über *ein* Neuron als elektrische Einheit (quasi eine Note oder ein Melodiefetzen innerhalb einer Partitur oder eine Tänzerin innerhalb des Ballettensembles), das sich mit anderen verbindet und dabei die Art der Verbindung der anderen verändert, all diese komplexen Gehirnfunktionen in unserem Geist zustande kommen? Und (2) wie soll die Neurochirurgie von dieser wissenschaftlichen Sichtweise aus mit Hirntumoren umgehen, wenn sie weiß, dass die neuronalen Netzwerke und ihre Interaktionen – im Gegensatz zum Tumor und der Gehirnsubstanz, in die er eindringt oder die er umschließt – weder sichtbar noch tastbar sind, aber dennoch existieren?

Heute arbeiten wir weiter an der Perfektionierung dieses Modells, um es zu begreifen, zu verbessern und als theoretischen Rahmen vorzuschlagen, der von der Computational Neuroscience (siehe Seite 55) bis zur Wachoperation reicht und uns besser verstehen lässt, wie man das Abstrakte der Gehirnfunktion auf ein Fach übertragen kann, in dem wir auf unsere Augen angewiesen sind: die Neurochirurgie. Es macht zudem nachvollziehbar, warum uns in der Chirurgie auch noch so gute Lupen oder Mikroskope keine elektrischen Informationen über die Beziehungen zwischen den Netzwerken bereitstellen können. Deshalb müssen wir während der Operation all dieses Wissen und diese Überlegungen im Kopf haben, um dem »Auftritt« des wachen Patienten, den wir während der Tumorentfernung beobachten und aufzeichnen, die relevanten Informationen zu entnehmen. So können wir den nötigen Schritt über die drei Dimensionen hinaus vollziehen.

VON DER TUMOROPERATION ZUR GEHIRNOPERATION À LA CARTE

20 Jahre lang versuchte Professor Duffau anderen klarzumachen, dass das Gehirn ein dynamisches System ist, das über die rein räumlichen Koordinaten weit hinausgeht. Einerseits erscheint dies offensichtlich, andererseits ist ein großer Teil der Neurochirurgie an diesem Punkt stehen geblieben. Nachdem ich über Jahre gelesen hatte, was Duffau und sein Team berichteten, und nachdem ich gesehen hatte, wie Neurochirurgen aus

der ganzen Welt nach Montpellier kamen und frustriert wieder gingen, weil sie nicht verstanden, was Duffau da tat, dachte ich, dass ich vielleicht in der Lage wäre, die Vorstellung meines Mentors vom Gehirn mit der Sichtweise der übrigen Neurochirurgen zu verknüpfen. Schließlich war klar, dass er ein Licht jenseits von dem gesehen hatte, was er uns erzählte. Uns allen war bewusst, dass niemand anders als er seinen Patienten eine so lange Lebensspanne bei so viel Lebensqualität verschaffen konnte. Ich habe Hunderte Patienten in seiner Sprechstunde erlebt, und ich schwöre, dass es keinen gab, der nicht wieder seine Arbeit und sein normales Leben aufgenommen hatte. Die Quote derer, die wieder ganz normal leben konnten, lag bei ihm bei 97 Prozent. Ich habe nicht einen oder eine gesehen, die Arm oder Bein nicht mehr bewegen konnten. Für Duffau war das normal, aber ich hatte erlebt, wie es im Rest der Welt zuging, wo ein Neurochirurg sich bei einer Tumoroperation bemühen muss, keine Ausfälle bei Sprache und Bewegung herbeizuführen.

Eines war mir klar: Professor Duffau operierte nicht den Tumor, sondern er operierte das Gehirn – als Matrix neuronaler Verbindungen. Die Kolleginnen und Kollegen, die Professor Duffau in seiner Sprechstunde für die von ihm Operierten erlebten, staunten, dass alle perfekt sprechen und sich bewegen konnten. Doch mein Mentor ging noch darüber hinaus: Er fragte sie, wie sie sich fühlten und wie sich ihre Emotionen oder aber ihr Verhalten gegenüber ihrem Umfeld oder in ihrem Privatleben verändert hätte. Ich erinnere mich an Augusto, einen Neurochirurgen aus Brasilien, mit dem ich mich in Montpellier anfreundete. Nachdem ich mich mit Duffau über die Metakognition unterhalten hatte, fragte er mich: »Dieses Wort höre ich heute zum ersten Mal: ›Metakognition‹. Lass uns unser Essen auf nächste Woche verschieben. Heute muss ich nachdenken.«

Nach Montpellier zu kommen, war das Eingeständnis, dass wir nicht einmal halb so viel wissen, wie wir zu wissen glauben. Und das beweisen die Ergebnisse – das ist keine Frage von Argument und Gegenargument. Es wurden über 2000 Eingriffe durchgeführt, bei einer Sterblichkeit von null und einer Wiederherstellung der Arbeitsfähigkeit zwischen 94 und 97 Prozent. Ich musste so oft wie möglich an Duffaus Seite sein.

Dabei wusste ich, dass ich anderen gegenüber vielleicht einen Vorteil hatte, denn ich hatte alle wissenschaftlichen Artikel von Professor Duffau gelesen. Ich hatte sie regelrecht verschlungen. Ich glaubte, dass ich einige abstrakte Konzepte über die Gehirnfunktion ansatzweise verstand und dass sie mir allmählich klarer wurden, aber dennoch habe ich bis heute einen Riesenrespekt vor der Ungewissheit, die mit der Erforschung des Gehirns einhergeht. Während meines gesamten Aufenthalts in Montpellier beschäftigte mich nur die Frage, wie man die Hirnfunktion ergründen könnte, das, was nicht sichtbar ist, und wie sich die Komplexität des menschlichen Konnektoms (siehe Seite 50ff.) entwirren ließe. Das war jedoch nicht leicht, weil andere mir gegenüber auf dem beharrten, was in der Weiterbildung zum Neurochirurgen vorrangig ist: Arterien, Venen und Nerven. Die Gyri für die Bewegungsfähigkeit. Das Broca-Areal. Und ich möchte mir gern einreden, dass ich irgendwie verstehe, warum man es uns so erklärt hat. Wer irgendwann dafür verantwortlich sein will, einen Schädel zu öffnen, um ein Leben zu retten, muss viel lernen, sich gewaltig anstrengen und sehr ehrlich sein. Danach jedoch wurde mir klar, dass ich mich den Ergebnissen von Professor Duffau vermutlich nur auf eine einzige Weise annähern konnte, nämlich indem ich mich in die Neurowissenschaft der Netzwerke, Neurophysiologie und Computermodelle vertiefte, um ein brauchbares Konzept zu erarbeiten.

Und so entstand das Modell des fünfdimensionalen Metasystems. Im Gegensatz zu unseren übrigen Organen, die komplexe dreidimensionale biologische Gebilde sind und im Körpersystem jeweils eine eigene Funktion erfüllen, ist das Gehirn etwas, das weit darüber hinausgeht. Es ist ein Gebilde, das es gestattet, in jedem einzelnen menschlichen Verstand unzählige subjektive Welten zu erschaffen. Es gestattet uns die Unterscheidung zwischen dem Ich und dem Du und steht für die Kernbedeutung der Bezeichnung *Homo sapiens sapiens*: Ein Lebewesen, das weiß, dass es weiß. Und so akzeptierte ich, dass ich den Rest meines Lebens mit dem Fakt ringen werde, dass ein dreidimensionales Gebilde, das äußerlich einer überdimensionalen Walnuss oder einem Fußball gleicht, diverse Eigenschaften besitzt, die seinem Besitzer gestatten, sich seiner selbst bewusst zu werden (als *Ich*) und seinerseits eine Sinfonie an Universen zu erdenken.

Darum ist es so wichtig, dass die Neurochirurgie ihren Fokus nicht mehr auf »Wo ist der Tumor?« richtet, sondern lieber das Konnektom des Patienten in vivo fragt, wo sie bei der Tumorentfernung stoppen muss, um die Lebensqualität zu erhalten. Wahrnehmen, Vorhersagen, Fühlen, Aufpassen oder Abspeichern – all das sind keine Funktionen, die an konkreten Orten im Gehirn zu finden sind, sondern es handelt sich um Kartenspiele, in denen die Spielkarten mit der Zeit ihre Position wechseln (vierte Dimension). Und das tun sie in jedem Gehirn auf eigene Weise (fünfte Dimension).

3

WACHOPERATION AN EINER FÜNFSPRACHIGEN DOLMETSCHERIN

Wer das Licht als Erster sieht, ist dazu verdammt, ihm zu folgen, was auch immer die anderen sagen.

CHRISTOPH KOLUMBUS

20. März 2023. Montpellier, 09:31 Uhr.
Das Telefon klingelt.

»Jesús, ich habe einen Fall, den ich mit dir besprechen möchte. Es geht um eine mehrsprachige Patientin. Sie ist Dolmetscherin und beherrscht fünf Sprachen. Sie hat ein Kavernom, das schon zweimal geblutet hat. Was würdest du tun? Glaubst du, wir können eine Wachoperation planen?«

Ich kenne Dr. Gloria Villalba seit einem Artikel, den ich 2021 veröffentlicht habe und in dem es darum ging, wie man bei mehrsprachigen Menschen während einer Wachoperation die Sprachen erhalten kann. Nach allem, was wir gemeinsam erlebt hatten, und wie sie mich unter ihre Fittiche nahm, als sie mich einlud, mit dieser »Philosophie« in Spanien zu operieren, war klar, dass ich bei Bedarf nach Barcelona kommen würde, um ihr zu helfen. Sie schickte mir die Aufnahmen, wir besprachen den

Fall, und ich sagte schnell zu. Bei Ani ging es um ein Kavernom, einen gutartigen Tumor, der entsteht, wenn bei Blutgefäßen im Gehirn ein anomales Wachstum einsetzt. Der positive Aspekt daran ist, dass eine vollständige Entfernung des Tumors die sichere Heilung bedeutet. Dauerhaft. Der negative Aspekt ist, dass solche Tumoren schnell bluten, wenn man sie nicht entfernt. Diese Patientin hatte bereits zwei Gehirnblutungen gehabt, die jeweils leichte Folgeschäden verursacht hatten. Nach einer weiteren Blutung in diesem Bereich würde sie womöglich nicht mehr sprechen können oder ihre Sprachen ganz verlieren. Hinzu kam die Gefahr einer vollständigen rechtsseitigen Lähmung.

Ani war damals 36 Jahre alt. Sie war in Armenien geboren und lebte in Barcelona, wo sie Mutter wurde und ein ganz normales Familienleben führte. Wegen der Position des Tumors in der Nähe von Insula, IFOF, Pyramidenbahn (Bewegungsbereich) und dem vermeintlichen Broca-Areal galt sie als inoperabel. Das Operationsrisiko war zu hoch, denn der Eingriff konnte ihre Gehirnfunktionen gefährden, zumal sie als Übersetzerin und Dolmetscherin ihre fünf Sprachen beruflich brauchte. Ich ging davon aus, dass wir uns dank unserer Arbeit in den Monaten davor sicher genug fühlen konnten, um den notwendigen nächsten Schritt zu wagen. Wir wussten, dass wir in der Lage waren, zum Tumor vorzustoßen, ihn zu entfernen und dabei so wenig Schaden wie möglich anzurichten. Denn auf die eine oder andere Weise ist eine Gehirnoperation immer eine Schädigung. Doch – und darin liegt der Schlüssel – bei einer Wachoperation geht es darum, nur kontrollierten und buchstäblich millimetergenauen Schaden in Kauf zu nehmen.

Als ich nach Barcelona aufbrach, wollte ich nicht nur den Tumor entfernen, sondern ich hatte zugleich den Ehrgeiz, keine einzige Hirnfunktion der Patientin zu beschädigen. Das war eine echte Herausforderung. Neben der anatomischen Position des Tumors – genau am Schnittpunkt wichtiger tiefer Bahnen – hatten wir es schließlich mit einer mehrsprachigen Patientin zu tun. Mehrsprachigkeit ist für die Neurowissenschaft bis heute ein Mysterium. Zu der Frage, wie das Gehirn verschiedene Sprachen speichern und verwenden kann, existieren unzählige Fachartikel, aber darüber, wie man bei einem polyglotten Patienten eine Wachoperation durchführt, gibt es in der Neurochirurgie kaum etwas. Solange wir uns weiterhin darauf fixieren, dass die Sprache im Broca-Areal sitzt, werden wir nur schwerlich verstehen können, wie unterschiedliche Sprachen abgespeichert werden. Unterschiedliche Systeme. Und wie wir diese im jeweiligen Kontext auf intelligente Weise einsetzen. Ich weiß noch, wie ich im fünften Studienjahr anfing, viel über Mehrsprachigkeit zu lesen. Das Thema faszinierte mich. Ich fragte mich, ob mehrsprachige Menschen womöglich eine größere sprachspezifische Gehirnoberfläche hätten, die all diese Sprachen abspeichern könne. Erstaunlicherweise scheint es nicht so zu sein. Bisherige Berichte zu Wachoperationen deuten darauf hin, dass die Oberfläche vergleichbar ist, dass das Gehirn diese jedoch auf die verschiedenen Sprachen aufteilt. Dennoch sollte man dabei bedenken, dass diese Studien in erster Linie den oberflächlichen Teil des Gehirns behandeln, den Kortex. Über den Einfluss der tiefen Ozeane auf die Beherrschung der verschiedenen Sprachen, die mehrsprachige Patienten abgespeichert haben, weiß man viel weniger.

Darum war mir klar, dass ich mich vor der Operation einer mehrsprachigen Person gründlich mit dem Wesen der Sprache befassen musste. Ich musste verstehen, warum eine Sprache weitaus mehr umfasst als das Sprechen, das Formulieren und Verstehen von Silben. Denn es geht um viel mehr als eine

Botschaft. Sprache ist eine extrem komplexe Gehirnfunktion, die zwar für sich keine höhere kognitive Funktion ist, aber für ihre normale Entwicklung und Funktion auf solche Funktionen zurückgreift. Für eine optimale Sprachbeherrschung, die uns unsere menschliche Entwicklung gestattet, müssen die verschiedenen linguistischen Ebenen perfekt koordiniert sein: das Hervorbringen von Klangmustern, die ein Wort bilden (phonetische Ebene), Zugriff auf die Wörter, also jenes »Wörterbuch« im Gehirn, das wir alle besitzen (das bezeichnen wir als Lexik), die Assoziation dieser Wörter mit ihrer Bedeutung, also das Verständnis für das Konzept »Was ist das und was macht das?« (semantische Ebene), und die Verwendung der Wörter in der richtigen Reihenfolge, damit jeder Satz logisch wird (Syntax). Hinzu kommen Sprachrhythmus, Betonung und angemessene Pausen zwischen den Wörtern, damit die Botschaft ankommt (Prosodie), sowie das Wissen, wie wir je nach Situation mit Sprache umgehen, also ob wir gerade einen Vortrag halten, ein Buch schreiben oder ein persönliches Gespräch in der Partnerschaft führen (Pragmatik). Und zu guter Letzt geht es bei mehrsprachigen Menschen darum, auf jede vorhandene Sprache bewusst zugreifen zu können, ohne dass die anderen Sprachen dazwischenfunken (Exekutivkontrolle über die Sprache). Mein Interesse daran, all diese Ebenen genau zu verstehen, wurde entfacht, als ich einen Fachartikel über eine Patientin las, die nach einem Schlaganfall unbewusst innerhalb eines Satzes die Sprache wechselte.[9] Sie hatte keine bewusste Kontrolle darüber, welche Sprache sie nutzte. Dennoch blieb die Reihenfolge der Wörter (Syntax) erhalten, und das, was sie sagte, behielt seinen Sinn, hatte also semantische Kohärenz.

»I cannot comunicare con you. Oggi I cannot say il mio nome to you. I am a disastro today.«

Mit solchen Sätzen antwortete eine mehrsprachige Patientin, die Italienisch, Englisch und Armenisch sprach, wenn man sie zu ihrem Leben befragte, nachdem ein Schlaganfall die weiße Substanz am *Nucleus caudatus* in ihrem Gehirn geschädigt hatte. An diesem Fall wird offensichtlich, dass Sprache nicht nur bedeutet, Wörter hervorzubringen und sie zu verstehen, sondern welche entscheidende Bedeutung der Koordination der verschiedenen Ebenen (Phonetik, Lexik und so weiter) zukommt und wie bei mehrsprachigen Menschen die Exekutivfunktion dazu beiträgt, Störeinflüsse anderer Sprachen zu verhindern.

Wie sollen wir bei all der beschriebenen Komplexität also weiterhin davon ausgehen, dass Sprache etwas ist, das in zwei konkreten Hirnarealen vorliegt, dem Broca-Areal für die Wortbildung und dem Wernicke-Areal für das Sprachverständnis? So funktioniert das nicht. Wenn wir jedoch nicht davon ausgehen können, dass die Sprache als bilaterales Ganzes funktioniert, wie sollen wir dann eine Tumoroperation planen? Nun, wir können Sprache als komplexes Konstrukt verstehen, das ein eigenes neuronales Netzwerk hat und seinerseits ständig mit anderen Netzen interagiert. In Kapitel 2 habe ich erwähnt, dass der Versuch, eine bestimmte Hirnfunktion mit einer konkreten Hirnregion zu assoziieren, aus der Phrenologie stammt. Von dieser Denkweise ausgehend, beschrieb Paul Broca 1861 den Fall des Louis Victor Leborgne, der als Patient »Tan-Tan« bekannt wurde, weil er nicht mehr sprechen konnte. Er konnte nur noch die Silben Tan-Tan hervorbringen. Das war das erste Mal, dass die Sprache einer konkreten Hirnregion zugeschrieben wurde, dem Broca-Areal. Aber wie kam es dazu? Und warum spiegelt diese Vorstellung nicht die Realität dessen wider, was Sprache ausmacht? Einige Monate zuvor hatte Paul Broca an dem jährlichen Treffen der Anthropologischen Gesellschaft in Paris teilgenommen, wo der Arzt Ernest Auburtin den Fall des Monsieur Cullerier vorstellte, eines Patienten, der mit einer klaffenden Stirnverletzung, bei der das Schädelinnere freigelegen hatte, in das Pariser Hospital Saint-Louis eingeliefert worden war. Bei diesem Expertentreffen sagte Auburtin, dieser Fall belege die Hypothese, dass die Sprache im Frontallappen »lokalisiert« sei, was sich aus Joseph Galls Phrenologie ableitete. Seinem Bericht zufolge brach das Sprechvermögen bei leichtem Druck auf den linken Frontallappen wiederholt ab, und selbst ein angefangenes Wort wurde unterbrochen. »Genauso prompt kehrte die Sprechfähigkeit zurück, sobald der Druck aufhörte.«[10] Nach der Autopsie des frisch verstorbenen Patienten Victor Leborgne nutzte Paul Broca die Gelegenheit, um (voreingenommen) die Aussage von Auburtin zu beweisen, denn er entdeckte dabei eine Schädigung in der linken unteren Frontalwindung (siehe Abbildung 10). Diese Ergebnisse präsentierte Broca der Anthropologischen Gesellschaft und publizierte sie noch im selben Jahr, um zu bekräftigen, dass diese Hirnregion der Sitz der Sprache sei. Damit war das Broca-Areal definiert.[11] Aber was an seinem Vorgehen war voreingenommen? Nun, unter anderem vollzog er keinen Schnitt in die Tiefe des Gehirns, um zu prüfen, wie weit die Läsion reichte. Er sah also gar nicht erst nach, ob auch jenseits der Hirnrinde eine Schädigung der tiefen Bahnen und Ozeane der weißen Substanz vorlag, die für die Gehirnfunktionen unverzichtbar sind, wie wir heute wissen. Vor einigen Jahren erklärte Michel Thiebaut de Schotten nach der virtuellen Analyse des Gehirns von Victor Leborgne (das im Musée Dupuytren in Paris konserviert ist) tatsächlich, dass in diesem Fall eine schwere Schädigung der tiefen Bahnen der weißen Substanz vorgelegen habe (also in den Ozeanen, die die oberflächlichen Areale verbinden), die das Sprachnetzwerk stark beeinflusst haben könnte, und zwar an *Fasciculus arcuatus*, *Fasciculus longitudinalis superioris* und dem Frontalen Aslant Trakt (FAT).[12] Diese tiefe Schädigung könnte die Sprachstörung von Patient Tan-Tan selbst ohne die von Broca beschriebene oberflächliche Läsion bewirkt haben.

Doch warum wird der modulare Aufbau des Gehirns an den Universitäten weiterhin gelehrt? Warum gilt er in einem Großteil der klinischen Medizin nach wie vor als Paradigma? Wie ist das möglich? Erinnern wir uns kurz an die Schlussfolgerung im letzten Kapitel: Komplexe Gehirnfunktionen befinden sich nicht an einem exakten Punkt im Gehirn, sondern entstehen aus der Interaktion diverser, räumlich voneinander getrennter Areale, die jedoch über diese Ozeane oder tiefen Bahnen miteinander in Verbindung stehen. So lässt sich nachvollziehen, dass eine Läsion an einem Punkt (räumlich durch die drei Dimensionen oder Koordinaten x, y, z definiert) in deutlicher Entfernung eine andere Störung auslösen kann (was wir als *Diaschisis* bezeichnen) oder dass eine Schädigung einer tiefen Bahn zum Komplettausfall der Regionen führen kann, die sie verbindet (dann sprechen wir von *Diskonnektion*). Beides lag im Gehirn von Victor Leborgne vor. Deshalb ist die Vorstellung, dass die Sprache auf zwei, drei oder vier Zentren basiert, überholt. Wir müssen zwingend in neuronalen Netzwerken denken. Schon der französische Neurologe Pierre Marie (1853–1940) stellte sich die Gehirnfunktion als Netzwerk vor und schrieb dazu: »Deshalb können diese Patienten aphasisch sein: Nicht wegen einer Läsion in einer konkreten Region des Gehirns, sondern wegen des Zusammenspiels komplexer anatomischer Strukturen.«[13] Seine Schlussfolgerungen wurden von der damaligen wissenschaftlichen Gemeinschaft jedoch zu Unrecht ignoriert, so ähnlich wie es wahrscheinlich heutzutage mein Mentor, Professor Hugues Duffau, erlebt hat. Und ich will Ihnen den Grund dafür verraten. Er ging nämlich darüber hinaus, einen ganzen Kontinent mit Sprache zu assoziieren. Er suchte weiter, Tür für Tür, Straße um Straße, wann welche Städte überall auf den verschiedenen Kontinenten aufleuchteten, weil er aufgrund seiner Erfahrung aus der Wachchirurgie wusste, dass das Broca-Areal eine reduktionistische Einschränkung war, die auf der Neigung der Medizin beruht, das »bereits Bekannte« und Etablierte beizubehalten, als wäre die Wissenschaft etwas Statisches und würde nicht ständig voranschreiten. Obwohl Duffau heftig kritisiert wurde, weil er Patienten mit Tumoren im Broca-Areal operierte (und bewies, dass sie weiterhin sprechen konnten), zeigte er letztlich den »Fehler« von Broca auf und demonstrierte, dass die Sprache weitaus komplexer ist, als wir dachten.[14,15] Der Ausgangsfehler bestand darin, Sprache komplett einer bestimmten Region zuzuordnen, während wir längst wissen, dass es dabei um weit mehr geht als um das Artikulieren von Wörtern und das Hervorbringen von Phonemen (das Hauptproblem von Leborgne) und dass dabei diverse Ebenen zusammenwirken. Hinzu kam, dass zunächst nicht beschrieben wurde, dass die tiefen Ozeane erheblich geschädigt worden waren, was schon für sich allein eine Diskonnektion oberflächlicher Areale innerhalb des Sprachnetzwerks bewirken und ihre Funktion aussetzen lassen konnte. Und obendrein bezog sich Paul Broca zwar nur auf die konkrete Ebene der Wortbildung (phonetische Artikulation), doch die kritische Region hierfür lag nicht am beschriebenen Ort, nämlich dem gesamten hinteren Bereich der linken unteren Frontalwindung (siehe Abbildung 10, oben), sondern in einer konkreten »Stadt«, dem ventralen prämotorischen Kortex (siehe Abbildung 10, unten). Diese Region befindet sich weiter lateral oder unterhalb des primär motorischen Kortex (Bewegungsareal) und ist eine der wenigen Ausnahmen von unserer Regel, dass es für komplexe Funktionen kein festgelegtes Areal gibt. Einerseits ist die Sprache ein Ganzes, das aus der Interaktion diverser Regionen erwächst, aber wenn wir den Ort suchen müssten, an dem die Sprache gebildet wird (die wahrscheinlich ursprünglichste Ebene), läge dieser exakt dort. Und als Teil des Bewegungsareals, an dem die Koordination der für die Sprachbildung zuständigen Muskeln und des Kehlkopfs stattfindet, ist die Sprachentstehung natürlich auf beiden Gehirnhälften verankert, links wie rechts. Da dieser Punkt in jedem Gehirn relativ konstant angelegt ist, nutzen wir ihn als Ausgangspunkt, wenn wir während einer Wachoperation die patientenspezifische Karte von der Lage der Gehirnfunktionen erstellen. Wenn es in den nächsten Kapiteln um einzelne Operationen geht, werden Sie sehen, dass wir immer zuerst den ventralen prämotorischen Kortex suchen. Und von diesem Punkt aus bestimmen wir den Rest.

Die verschiedenen Ebenen, die zu Sprache beitragen, hatten wir bereits erwähnt: den Zugang zu den Worten, ihre Bedeutung oder das Konzept von etwas, die Reihenfolge innerhalb der Sätze und so weiter. Damit dürfte klar sein, warum das Broca-Areal in dieser Form nicht existiert. Sich bei Sprache auf Broca zu berufen, wäre ziemlich verrückt. Es ist nicht der Ort, an dem Sprache gebildet wird, denn der liegt nicht nur in der linken Gehirnhälfte, und es taugt auch nicht zur Erklärung der übrigen Sprachebenen. Wir müssen vielmehr lernen, in dynamischen Netzwerken zu denken. Im Zusammenwirken. Aber wie? Sehen wir uns das nun bei der Wachoperation unserer mehrsprachigen Patientin an. Hier können wir diese Erkenntnis praktisch umsetzen und wirklich sehen, wie ein waches Gehirn uns erzählt, wie es die Puzzleteilchen zusammenfügt.

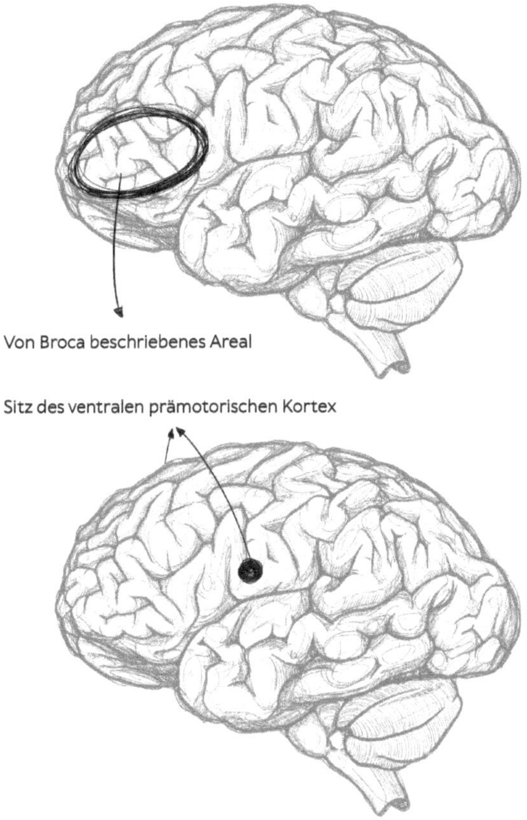

Abbildung 10. Oben sehen Sie das von Broca beschriebene Areal. Unten ist die Region hervorgehoben, die Hugues Duffau als diejenige definiert, wo der Patient nach einem elektrischen Reiz keine Wörter mehr bilden kann. Diese Region bezeichnet man als ventralen prämotorischen Kortex. Sie liegt auf beiden Gehirnhälften (nicht nur auf der linken Seite) und zählt zu den Regionen im menschlichen Gehirn, in denen eine geringere, individuelle Variabilität vorliegt. Und wie wir sehen, befindet sie sich etwas hinter dem so definierten Broca-Areal.

Das eigentliche Problem bei der Operation von Ani ging über die Lage des Tumors hinaus (der deshalb als inoperabel galt). Es ging auch darüber hinaus, dass sie eine junge Mutter war und dass sie ihre fünf Sprachen brauchte, um ihren Lebensunterhalt zu verdienen. Der begrenzende Faktor war jedoch die Zeit. In jeder Wachoperation haben wir nur ein Zeitfenster von ungefähr zweieinhalb Stunden, um die operierte Person wach zu halten und die Gehirnfunktionen genau zu kartieren. Nach dieser Zeitspanne setzt Erschöpfung ein, die Aufmerksamkeit geht zurück, und wir können nicht mehr zuverlässig feststellen, wo wir innehalten müssen. Deshalb muss das komplette Vorgehen vorher gut geplant werden. Zum Improvisieren bleibt keine Zeit. Und ohne klar zu wissen, wie Sprache wirklich funktioniert, ist es schon schwierig, jemanden zu operieren, der nur eine Sprache beherrscht – aber fünf?

Wir hatten alles vorbereitet, um die Welt zu begeistern und die Karte von Anis Gehirn zu erstellen.

»Zähle jetzt von eins bis zehn und bewege dabei den rechten Arm«, forderten wir Ani auf, während wir ihr Gehirn stimulierten, um unseren Ausgangspunkt zu finden, den ventralen prämotorischen Kortex. Wir wollten eine Sprachblockade provozieren (das Stoppschild), um zu wissen, wie viel Milliampere wir für die übrigen elektrischen Reize bräuchten, um die kritischen Punkte für jede Gehirnfunktion zu entdecken. Dafür dient diese Region als Referenz.

»Eins, zwei, drei, vier, fünf, sechs, sieben, acht, neun, zehn«, zählte die Patientin. »Eins, zwei, drei, vier.« Schweigen.

»Sprachausfall«, sagte die Neuropsychologin. Damit hatten wir den ventralen prämotorischen Kortex lokalisiert, jenen kritischen Bereich für die Sprachausgabe (die Ebene der phonetischen Artikulation).

Anschließend befragten wir jeden Quadratzentimeter der Hirnoberfläche nach den kritischen Zonen, damit Ani Zugriff auf die Wörter in jeder ihrer Sprachen behielte, angefangen bei ihrer Muttersprache, Armenisch, und dann in der Reihenfolge der Sprachbeherrschung: Englisch, Russisch, Spanisch und Französisch.

Wir wussten zwar nicht genau, wie sich der Zugang zu den Wörtern (Lexik) bei mehrsprachigen Menschen über die Hirnrinde verteilt, aber wir wussten immerhin, dass es für manche Sprachen konkrete kritische Zonen gibt, an denen eine Stimulierung lediglich Probleme beim Zugriff auf eine dieser Sprachen bedeutet, und andere, bei denen man den Zugriff auf die Wörter in mehreren oder gar allen beherrschten Sprachen verliert. Dieses Element ist variabel, und wir halten es vorläufig für ein unvorhersehbares Muster. Das Einzige, was uns die exakte Information liefern und die Unsicherheit ausräumen kann, ist die direkte Elektrostimulation während der Wachoperation. Dabei muss man sich klarmachen, dass das Hauptziel nicht darin besteht zu wissen, wofür jeder Quadratzentimeter des Gehirns zuständig ist – erstens, weil es um die Erstellung einer Karte geht, die uns zeigt, auf welchem Weg wir zum Tumor vorstoßen können, ohne größere Ausfälle zu verursachen, zweitens, weil wir sehr wenig Zeit haben, und drittens, weil die Stellen, die wir dabei entdecken, als Teil eines Netzwerks zu verstehen sind, nicht als isolierte Punkte. Auch hier sprechen wir nicht von getrennten, unverbundenen Modulen, sondern von Netzwerken. Das ist der Schlüssel zum Verständnis der Gehirnfunktion. Wenn wir genau diese Patientin zwei oder drei Jahre später noch einmal operieren würden, hätten sich diese Zonen mit hoher Wahrscheinlichkeit verlagert und neu konfiguriert, und das Mapping würde zumindest teilweise anders ausfallen. Das ist die vierte Dimension: die Neuroplastizität im Verlauf der Zeit. Alles bleibt in Bewegung.

Deshalb befragten wir mit diesem elektrischen Reiz von 60 Hertz und zwei Milliampere weiter Anis Gehirn nach den kritischen Regionen für den Zugriff auf die Wörter ihrer Sprachen (also die Lexik). Zum Glück konnten wir für die jeweiligen Sprachen wie Armenisch und Russisch auf Dolmetschpersonen zurückgreifen. Um diese kritischen Regionen zu finden, baten wir Ani, das gezeigte Objekt zu benennen, indem sie vorher sagte: »Das ist …« So stellten wir sicher, dass sie noch sprechen konnte und dass nicht etwa ein phonetisches Problem vorlag, sondern sie nur das konkrete Wort nicht finden konnte. Diesen Zustand bezeichnen wir als *Anomie*, den Verlust der Fähigkeit, sich zu erinnern, wie Dinge genannt werden.

Nachdem wir vier kritische Zonen für Armenisch und eine für Englisch identifiziert hatten, gingen wir an das Mapping für Russisch.

»Это … Это …«, sagte sie, ohne das Wort für »Feder« aussprechen zu können, das Objekt, das ihr gerade gezeigt wurde. Das war die zweite kritische Region in ihrem Gehirn für den Zugriff auf russische Begriffe.

»Weiter so, Ani! Du hältst dich unglaublich«, machte Gloria ihr Mut.

»Okay! Gehen wir zu Spanisch über!«, wies ich Ani und die Neuropsychologin an.

»*Esto es … una vela. Esto es … un coche. Esto es … un banco. Esto es … una cama.*«

Schweigen.

»*Esto es …*«, stotterte sie.

»Okay. Hier Anomie«, sagte ich zu Gloria.

Ani hatte keinen Zugriff mehr auf das Wort *silla* (Sessel). Es war die dritte kritische Region, die wir für den Zugang zu Begriffen auf Spanisch fanden, und sie saß im hintersten Bereich der oberen Temporalwindung, gleich neben einer kritischen Zone für Armenisch. Uns blieben noch 40 Minuten Zeit für die Operation, und wir hatten mit der Resektion des Tumors noch nicht begonnen. Denn noch immer zählte jeder Punkt. Die Sekunden summierten sich, aber wir mussten ruhig bleiben. Das ist enorm wichtig. Daher gingen wir nach der letzten Sperre für die kritischen Zonen für Französisch (hier fanden wir eine Region) zur Analyse der semantischen Kognition über, also der Fähigkeit, die Bedeutung von Dingen zu erkennen. Dafür legten wir ihr den Pyramids and Palm Trees Test (PPT) vor, während wir ihren Kortex stimulierten. Sie musste nicht nur die Objekte benennen, sondern sie auch Oberbegriffen zuordnen. Wenn sie also eine Raupe, einen Schmetterling und eine Libelle zu sehen bekam, musste sie sagen: »Raupe und Schmetterling«. Und diesen Test musste sie absolvieren, während wir elektrische Reize auslösten. Es gab nicht eine Zone in ihrem Kortex, wo sich das Netzwerk so verzerrt hätte, dass sie Objekte nicht mehr zuordnen konnte, was sie vermutlich der Neuroplastizität ihres Gehirns und dem langsamen Tumorwachstum verdankte. Als das geschafft war, gingen wir zu Phase zwei über: Den Tumor entfernen und dabei über »freie« Zonen in der Karte der Gehirnoberfläche dorthin vorstoßen. Das hatten wir noch vor uns. Wir mussten in die Tiefe gelangen, den Tumor vollständig entnehmen und dabei die tiefen Bahnen und Ozeane erhalten, über die alle Netzwerke miteinander in Verbindung stehen, damit die Karte an der Hirnoberfläche noch stimmig bleibt.

An diesem Punkt sah Gloria mich an, zeigte auf das Broca-Areal und sagte: »Uns bleibt nur diese Zone, um den Tumor zu erreichen.«

»Das Broca-Areal existiert nicht ... Es hat nie existiert. Wir gehen dort rein«, sagte ich mit einem komplizenhaften Lächeln, während Gloria noch einmal zeigte, dass wir in dem angeblichen Broca-Areal kein einziges der sterilen Etiketten angebracht hatten, mit der wir jede einzelne kritische Zone markiert hatten (also dort, wo wir eine Störung oder eine Fehlfunktion auslösen konnten).

So gelangten wir zum Tumor. Gleichzeitig musste Ani verschiedene Aufgaben ausführen: Objekte benennen, die wir ihr auf dem Laptop zeigten, auf Aufforderung immer wieder die Sprache wechseln (damit wir ihre Exekutivkontrolle für die verschiedenen Sprachen überwachen konnten, ohne ihr eine vorhersagbare Reihenfolge zu geben) und dabei ständig den rechten Arm bewegen. Dieses Multitasking gab uns Informationen über ihre Aufmerksamkeit, über die Fähigkeit, mehrere Dinge gleichzeitig zu tun, über die Flexibilität, zwischen verschiedenen Sprachen hin und her zu wechseln, und über die Bewegungsfähigkeit, denn wir arbeiten in unmittelbarer Nähe der tiefen Bewegungsbahn.

Der Tumor saß in ungefähr drei Zentimeter Tiefe, weshalb wir auch einen Teil der gesunden Nervenfasern absaugen mussten. Das war der Preis, den sie zahlen musste. Wichtig war, dabei keine unverzichtbaren Verbindungen zu erwischen, und dafür hatten wir unseren Zauberstab, die Elektrode. Doch mit Magie hat diese wenig zu tun. Man muss wissen, wann man sie einsetzen muss und welche Fragen man dem Gehirn vorlegen muss, damit ihr Einsatz Sinn macht. Und man muss erkennen können, ob die gelieferte Information jeweils passt. Mit einem Spatel und dem Sauger schufen wir eine Öffnung und gelangten zum Tumor. Ein Kavernom ist normalerweise an seiner bräunlichen Färbung zu erkennen, weil in seinem Inneren Blut ist. Wir waren angekommen. Während alledem muss ich als Chirurg nicht nur meine Hände exakt bewegen, sondern gleichzeitig auch jede minimale Veränderung bei den Aufgaben registrieren, die die Patientin absolviert. Nicht nur in Bezug auf Irrtümer, sondern auch in Bezug auf nachlassende Aufmerksamkeit, plötzliche Verlangsamung, unerwartete Reaktionen und so weiter. Und gleichzeitig muss das dreidimensionale Sehen aktiv sein, um weiterhin festzustellen, wann und wo wir uns den tiefen Bahnen nähern.

Als wir den untersten und seitlichen Teil des Kavernoms entfernten, fiel uns auf einmal auf, dass die Patientin weinte. Obwohl sie alle Aufgaben problemlos bewältigte, weinte sie, beschwerte sich aber über nichts.

»Was ist los, Ani? Tut es weh?«, fragten wir sie.

»Nein. Es geht mir gut. Das ist gleich vorbei«, antwortete sie und setzte dabei ihre Aufgaben fort.

Hyperemotionalität? Allein durch Aspiration dieser Zone? Ich war mir nicht sicher, was gerade geschah. Ich bat um die bipolare Elektrode und applizierte den Reiz wie bisher für vier bis fünf Sekunden. Währenddessen kam es bei der Patientin zu einer sogenannten semantischen Paraphasie, in der sie ein Wort durch ein anderes mit ähnlicher Bedeutung ersetzte. Demzufolge waren wir bereits am IFOF, unserer unteren und seitlichen Begrenzung. Dem ersten Stoppschild. Wir waren noch nicht mittendrin, aber offenkundig in dem Bereich, der zum dorsolateralen präfrontalen Kortex »verlief«. Und obwohl es Spekulation ist und nicht als konsistenter Befund gewertet werden darf, gehe ich jetzt, da ich dieses Kapitel schreibe, davon aus, dass diese Krise der Hyperemotionalität nur stattfinden konnte, weil wir während der Manipulation am IFOF eine Art Störung im frontoparietalen Netzwerk hervorgerufen haben, das für die Emotionsregulation zuständig ist. Zudem transportiert der IFOF semantische Informationen in den verschiedenen Sprachen. Damit war klar, dass wir hier abbrechen mussten. Also tasteten wir uns bei der Tumorresektion an die anderen Grenzen heran.

Wir saugten weiter Tumorgewebe ab und behielten dabei die übrigen Stoppschilder im Blick. Mit einer Reizung im hinteren Bereich erzeugten wir eine unwillkürliche Bewegung des rechten Arms und konnten damit die Pyramidenbahn identifizieren, jene tiefe Verbindung, die Bewegungsinformationen transportiert. Inzwischen hatten wir schon zwei Stunden und zehn Minuten operiert. Uns blieben nur noch knapp 20 Minuten, in denen Ani aufmerksam mitarbeiten konnte. Wir hegten gewisse Zweifel bezüglich des hinteren Bereichs, obwohl schon ziemlich klar war, dass hier kein Tumor mehr saß. In der Tiefe des Gehirns ist der Neuronavigator, den wir bei so einer Operation als Hilfsmittel einsetzen, nicht einmal ansatzweise unfehlbar. Es gibt keinen Navigator, der unser Wissen über die tiefen Verbindungen ersetzen kann. Aber in bestimmten Momenten kann er nützlich sein.

»Esto es … una mariposa. Esto es … una escoba.«

Während Gloria den Tumor resezierte und Ani weiter Aufgaben absolvierte, aber schon gewisse Schwierigkeiten mit der Aufmerksamkeit auftraten, bat ich um die Elektrode. Wir näherten uns der vorderen Grenze. Ich war sicher, dass hier das nächste Stoppschild war.

»Est-to-to-to e-e-es.«

»Sie stottert. Hier ist der Frontale Aslant Trakt. Nur zu, Ani, mach weiter. Wir haben es fast geschafft. Du machst das unglaublich gut«, munterten wir sie auf.

Hier war er. Wir hatten den Frontalen Aslant Trakt (FAT) stimuliert, ein weiteres unserer Stoppsignale. Konkret war es die Grenze des vordersten Teils des Tumors, die auf Stimulation mit Stottern reagierte. Durch den Reiz und die entsprechende sekundenlange Unterbrechung der Verbindung hatten wir eine Störung bei der Planungsfähigkeit der nachfolgenden Bewegung erzeugt, eine Form der Unfähigkeit, einen Satz flüssig zu Ende zu bringen.

Etwas weiter oben würden wir dann auf den *Fasciculus arcuatus* stoßen, mit dem wir noch nicht in Kontakt gewesen waren. Inzwischen waren zwei Stunden und 40 Minuten verstrichen. Uns lief die Zeit davon. Ich wollte nur noch sicherstellen, dass wir diesen Punkt erreicht hatten. Unser letztes Stoppschild.

»Esto es … un árbol.«

»Perfekt. Wir sind fertig, Ani. Wir schließen es jetzt ab, nur noch zwei Minuten.«

»Esto es … una baza.«

»Ich hab's. Phonetische Paraphrasie. Hier ist der *Fasciculus arcuatus*.«

Ani hatte *baza* statt *taza* gesagt. Das Austauschen eines Wortes durch ein ähnliches anderes oder eine Veränderung der Reihenfolge der Phoneme werden als phonetische Paraphrasie bezeichnet. Wenn eine solche Veränderung durch einen elektrischen Reiz ausgelöst wird, ist das typisch für diese tiefe Bahn, den *Fasciculus arcuatus*.

»Geschafft, Juan. Wir sind fertig. Wir können Ani wieder schlafen legen«, sagte ich zu Juan, dem Anästhesisten aus Gloria Villalbas Team.

»Wir sind fertig, Ani. Du darfst stolz auf dich sein! Du hast dich super geschlagen. Herzlichen Glückwunsch«, sagte Gloria.

Was ich beschrieben habe, ist die letzte und vielleicht wichtigste Phase des Eingriffs, der Nachweis, dass diese Abertausende neuronaler Fasern in den Tiefen des Gehirns, inmitten der Ozeane und tiefen Bahnen, noch alle in Verbindung stehen. Nachdem lange Zeit nur das Mapping des oberflächlichsten

Teils des Gehirns im Vordergrund stand (die erste Phase), wissen wir heute, dass die Respektierung der tiefen Bahnen absolut entscheidend ist, um ein Maximum an Lebensqualität zu erhalten. Wenn es eine Lampe in Buenos Aires gibt und eine zweite in Tokio und die beiden durch ein Unterseekabel miteinander verbunden sind, würde ein Durchtrennen dieses Kabels beide erlöschen lassen, nicht wahr? Genauso ist es mit den Netzwerken im Gehirn. Jede Identifikation und Erhaltung der kritischen Zonen auf der Oberfläche des Gehirns wird sinnlos, wenn wir die tiefen Kabel kappen, die diese verbinden. Wir können noch so genau wissen, wo diese Lichter sitzen – wenn wir durchschneiden, was sie eint, werden sie unbrauchbar. Und wir können sie nur erhalten, wenn wir sie identifizieren. Dafür jedoch müssen wir wissen, wo sie sind, und angesichts unseres dreidimensionalen Abbilds vom Gehirn jederzeit im Blick behalten, dass wir uns diesen tiefen Bahnen und Ozeanen nähern. Trotz der großen Fortschritte bei Systemen zur Neurobildgebung, die uns gestatten vorherzusagen, wo exakt wir auf diese Autobahnen im Gehirn stoßen sollten, hat sich nichts als so effektiv erwiesen wie die Wachoperation. Und der Schlüssel liegt in dem Wissen, wie man diese Bahnen erkennt.

Wir können uns das Gehirn nicht nur dreidimensional vorstellen, wenn der IFOF eine multimodale Bahn ist, die mehrere Dinge gleichzeitig am selben Ort vollbringen kann! Es besteht kein Zweifel: Das Gehirn lässt sich nicht als statisches, dreidimensionales Element begreifen. Bis jetzt hat noch niemand eine einleuchtendere Methode gefunden, mit der man auf jeder Konferenz und jedem Kongress eigenständig erklären und vertreten kann, warum wir im Wachzustand operieren und dabei die Unsicherheit der beiden zusätzlichen Dimensionen hinnehmen müssen. Warum es uns nicht hilft, nur zu sehen, wo der Tumor liegt. Warum wir vor der eigentlichen Operation stundenlang mit den Patienten sprechen müssen, um herauszufinden, was für sie im Leben wirklich zählt. Warum man in solchen Teams speziell ausgebildete Neuropsychologen benötigt, um zu prüfen, welche Defekte der Gehirnfunktion sich bei Patienten mit Hirntumoren schon in der frühesten Phase abzeichnen. Warum wir als Neurochirurgen mehr brauchen als die Technik, denn wir können mit den Händen noch so begnadet sein – wenn wir nicht diesen beständigen Drang haben zu verstehen, wie das Gehirn funktioniert, werden wir weder die besten Ergebnisse erzielen noch die komplizierten Phänomene begreifen, die sich im menschlichen Geist abspielen. Und darum muss ich mich nicht nur darum bemühen, dass meine Patientin oder mein Patient weiterhin spricht und sich bewegt, sondern auch um die Emotionen, das Verhalten und ihr oder sein Sozialleben. Zumindest sollte ich die Herausforderung annehmen, so schwer uns all dies auch fällt. Ich will mich nicht damit begnügen, dass meine Patienten sprechen und sich bewegen können. Ich will, dass sie wieder arbeiten können und in ihrer Familie sie selbst sind – gesetzt den Fall natürlich, dass die Tumorbiologie und der gesunde Menschenverstand das zulassen.

Auf unseren Aufnahmen aus Operationen ist zu erkennen, dass das Gehirn-Mapping nicht nur Etiketten für jede Sprache hat. Man sieht auch bunte Gesichter, welche die kritischen Zonen für die Emotionswahrnehmung während des Tests markieren. In diesem Fall gab es vier kritische Regionen, in denen wir reproduzierbar mit jedem elektrischen Reiz eine Störung der Emotionserkennung hervorrufen konnten. Ja. In der *linken* Gehirnhälfte. Das habe ich bei der Schilderung der einzelnen Schritte der Operation nicht erwähnt, um den Bericht nicht zu stören und um klarer herauszuarbeiten, wie wir im menschlichen Gehirn die Sprache kartieren, was schon für sich allein kompliziert genug ist.

In Montpellier ist das Mapping solcher komplexen Funktionen praktisch Routine, doch ich hatte den Eindruck, dass hier noch einiges zu tun wäre, um die Überwachung von Funktionen im Zusammenhang mit Emotionen während der Operation zu verbessern. Auf dieses Thema gehe ich in Kapitel 5 genauer ein. Es ging nicht nur darum, dass mir ein Test vorschwebte, der die drei Elemente der Empathie von ganz einfach bis sehr schwierig abdecken würde, sondern auch darum, dass derartige Tests normalerweise nur die rechte Gehirnhälfte berücksichtigen. Dennoch legen manche Studien bei der Analyse von Defiziten im Bereich der Emotionen und des Verhaltens von Patienten mit Hirntumoren nach der Operation nahe, dass die Beeinträchtigung bei Tumoren in der linken Gehirnhälfte schwerwiegender ist. Als mich Gloria ins Hospital del Mar rief, um diese Operation mit ihrem Team durchzuführen, schrieb ich deshalb vorab eine Nachricht an das gesamte Team, in der ich ankündigte, dass wir erstmals den Nachweis von kritischen Zonen für die Emotionen an der Oberfläche der linken Gehirnhälfte erbringen würden. Das passte perfekt zur Erforschung der neuronalen Netze und ihrer Bedeutung für komplexe Funktionen wie die Emotionen, die breit verstreut in beiden Gehirnhälften liegen. Unser Hauptproblem bestand darin, dass wir jede Zone des Gehirns nur vier Sekunden stimulieren konnten und deshalb eine Strategie festlegen mussten, um den Umstand, dass jemand keine Worte mehr bilden konnte, nicht mit der Emotionserkennung beim Avatar zu verwechseln. Nichts davon war bis dahin in der Literatur beschrieben worden. Niemand hatte in der Neurochirurgie je eine Emotionsüberwachung an der Oberfläche der linken Gehirnhälfte probiert, oder zumindest war so ein Vorgehen noch nicht beschrieben oder publiziert worden. Deshalb betraten wir komplettes Neuland, als wir jeden Zentimeter der Hirnoberfläche stimulierten, um die kritischen Zonen für die Sprache (sowohl den Zugriff auf die Wörter als auch auf deren Bedeutung) zu finden und uns zu vergewissern, dass eine von uns ausgelöste Störung der Emotionserkennung definitiv nicht in Wahrheit ein sprachliches Problem wäre. Und obendrein mussten wir Ani bei jedem Fehler gezielt fragen, was sie fühlte und warum sie Schwierigkeiten hätte oder es ihr gar unmöglich sei, die Emotionen der Avatare zu erkennen.

»Er ist … ich weiß es nicht«, sagte Ani während des Eingriffs frustriert.

»Was ist gerade passiert?«, fragte ich sie.

»Ich konnte nicht genau feststellen, für welche Emotion der Avatar stand«, sagte sie, während ich Gloria Villalba bestätigte, dass wir gerade das Gehirn stimulierten.

Vor uns liegt noch ein langer Weg. Wissenschaft setzt sich nicht aus isolierten Experimenten zusammen, und es ist wichtig, sich beim Lesen in diesem Tagebuch vor Augen zu führen, dass man mitunter eine Hypothese entwickelt, der wir im Prozess der Beweisführung nachgehen. Dennoch wurde es nach der Operation von Ani etwas klarer. Ja, es gab kritische Zonen für die Emotionserkennung. Vier Regionen, um genau zu sein, die wir mehrfach nachgewiesen hatten. Alles passte zusammen. Je komplexer eine Funktion, desto breiter ist sie über die gesamte Gehirnoberfläche verteilt. Die Netze sind bilateral. Auf das Kartieren der Emotionserkennung für die linke Gehirnhälfte kommen wir später noch zu sprechen (siehe Kapitel 9).

Wie wir gesehen haben, zählt die Sprache zu unseren komplexesten Funktionen. Sie lässt sich nicht auf isolierte Regionen herunterbrechen, die bei allen Patienten am gleichen Ort liegen. Wir müssen uns immer vor Augen führen, dass die Stelle, auf die wir oberflächlich das Etikett für die jeweilige Sprache setzen, nicht der Ort ist, an dem diese Sprache als solche verankert ist, sondern sich nur auf eine ihrer Ebenen bezieht: den Zugang zu den Wörtern. Das Broca-Areal als solches existiert nicht. Es ist ein reduktionistisches Konzept. Das haben wir deutlich gesehen. Broca ist ein Konzept, das sinnlos geworden ist. Das steht objektiv fest. Wagen wir daher den Schritt weg von Broca und hin zu breit angelegten neuronalen Netzwerken, die mit individuell unterschiedlicher Dynamik einen Großteil des Gehirns durchziehen.

4

GIBT ES ETWAS HERRLICHERES, ALS MUSIK ZU MACHEN?

Ist die Musik nicht das Wichtigste,
was wir je vollbracht haben?

IAN CROSS

19. April 2023. Madrid. 12:00 Uhr.
In meinen Kopfhörern läuft Mozarts *Klavierkonzert in d-Moll, KV 466.*

Warum lieben wir Musik? Warum ist unser Gehirn perfekt darauf gepolt, Freude an einer Notenfolge zu empfinden, die erklingt und gleich darauf wieder verschwindet? Welcher Sinn liegt darin? Diese Frage stelle ich mir schon seit vielen Jahren.

Das menschliche Gehirn ist darauf programmiert, sich an allem zu erfreuen, was ihm evolutionäre Vorteile verschafft, und zwar im Sinne des Überlebens der Spezies: Essen und Sex. Es geht uns letztlich unweigerlich um dieses übergeordnete Ziel, bei dem wir wenig Mitspracherecht haben: uns zu reproduzieren. Ich behaupte nicht, dass das die zwangsläufige Folge wäre. Aber bei kurzem Nachdenken zeigt sich, dass nicht nur die anderen, sondern auch man selbst es hinterfragt, wenn man keine

Kinder bekommt. Es gibt einen biologischen Druck, der aus dem eigenen Ich und von unseren Mitmenschen herrührt. Alle Spezies verfolgen dieses ursprüngliche Ziel – sich fortzupflanzen und dabei die eigenen Erbinformationen mit denen einer Person des anderen Geschlechts zu vermischen (auch wenn wir zum Glück intelligente, fühlende Wesen sind, die über den spontanen Impuls hinausdenken können).

Dass das Gehirn sich an Essen, sexueller Aktivität oder einer Gehaltserhöhung erfreuen kann, ist eine echte Kunst. Evolutionär betrachtet ist es genial! Nichts bleibt dem Zufall überlassen. Das, was uns die besten Überlebenschancen – und Fortpflanzungschancen – sichert, macht uns schlauerweise am meisten Spaß. Diverse Studien mit Magnetresonanztomografie zeigen sogar, wie dabei dieselben Hirnregionen anspringen: alles, was mit den Schaltkreisen für Lust und Belohnung zu tun hat, darunter die Basalganglien und der *Nucleus accumbens*.

Aber welchen evolutionären Vorteil hätte es, bei Musik Vergnügen zu empfinden? Darin sehe ich keinen Sinn. Andererseits ist vielleicht genau das der Schlüssel: dass die Musik »zweckfrei« in allen menschlichen Kulturen und Zivilisationen vorhanden ist. Sie ist womöglich das Einzige, was wir Menschen »einfach so« lieben, ohne uns etwas davon zu erhoffen. Diese Frage stellte sich auch Ian Cross, Professor für Musikwissenschaft an der Universität Cambridge: Ist die Musik womöglich das Beste, was wir als Spezies je hervorgebracht haben? Ich halte das für denkbar.

Doch nicht das ist das Unglaubliche daran. Das Unglaubliche ist, dass die Musik erst existiert, wenn dein Gehirn sie erzeugt. Wenn du deinen Lieblingssong suchst und einschaltest, passiert einiges: Durch das Vibrieren der Kopfhörer, in denen die Töne in bestimmten Frequenzen erschallen, wird eine Störung der

Luft in Gang gesetzt. Diese mechanische Energie erreicht dein Trommelfell und gelangt über die verschiedenen Gehörknöchelchen im Innenohr zur Cochlea. Die Cochlea ist der Bereich im Innenohr, in dem die mechanische Energie, die das Trommelfell beim Vibrieren erzeugt, in elektrochemische Energie umgewandelt wird. Hier beginnt die Übersetzung in die Sprache, die das Gehirn versteht, nämlich elektrochemisches Konzentrationsgefälle (elektrochemischer Gradient). Auf diesem Weg reist die Information in den Hirnstamm, wo unsere primitivsten Funktionen angesiedelt sind, zum Beispiel die Atmung oder das Wachsein, und von dort aus wiederum in die auditiven Areale. Diese Bereiche befinden sich beidseitig auf den Temporallappen und zählen zum auditiven Netzwerk. Und hier wird jedes kleinste Detail dieser elektrochemischen Information, die über die Neuronen ankommt, in Klang umgewandelt, und aus der Vielzahl der Töne wird schließlich Musik. Ich kann nicht beantworten, warum Musik entstanden ist und warum unser Gehirn in der Lage ist, sich anzupassen und so umzukonfigurieren, dass es uns in die Lage versetzt, fast alles wahrzunehmen, aber da ich weiß, dass wir Maschinen sind, die ständig auf maximale Wirkung bei möglichst wenig Einsatz bedacht sind, kann es kein Zufall sein, dass es ein System gibt, das perfekt dazu taugt, in dem Universum innerhalb unseres Schädels Musik zu erzeugen.

DOKTOR, ICH BRAUCHE EINE WACHOPERATION, BEI DER ICH KLAVIER SPIELE

»Jesús, ich bin Davide. Vor einer Woche hatte ich einen epileptischen Anfall. Plötzlich hörte ich für wenige Sekunden sehr schrille Töne, gemischt mit sehr tiefen, wirklich unangenehmen.

Außerdem wurde mir übel und schwindelig. Daraufhin wurde eine Magnetresonanztomografie durchgeführt, bei der man ein niedriggradiges Gliom fand. Die Ärzte sagen, es würde komplexe Bereiche im Gehirn angreifen und ich müsse operiert werden, ehe die Aggressivität des Tumors zunimmt. Man will mich operieren, während ich Klavier spiele. Ich bin so durcheinander. Ich weiß nicht, was ich machen soll. Aber ich weiß nicht, wie ich weiterleben soll, wenn ich womöglich nie wieder spielen kann.«

Davide und ich kennen uns aus Oxford. Er ist ein italienischer Pianist und Komponist, mit dem ich mich mal drei, vier Stunden über die Komplexität des kreativen Prozesses unterhalten habe, darüber, wie Ideen entstehen und wie wir sie auf Notenpapier festhalten, über das Geheimnisvolle an diesem schöpferischen Prozess, bei dem eine Notenfolge am Ende in diese oder jene Emotion umgewandelt wird. Wir hatten gemeinsam das Werk eines Komponisten analysiert, der uns faszinierte. Er war bestimmt nicht unser größtes Vorbild, aber in jedem Fall ein Komponist, mit dem man sich befassen musste. Es ging um die Oper *The Turn of the Screw* von Benjamin Britten. Ich setzte mich sehr gründlich mit diesem Werk auseinander, um es dirigieren zu können, und prägte mir alles genau ein, weil ich beim Dirigieren später nicht auf die Partitur zurückgreifen wollte. Ehrlich gesagt glaube ich, dass diese Oper das Werk ist, das mich am meisten weitergebracht hat. Sie ist gleichermaßen komplex wie schön. Ich hatte noch über einen Monat Zeit, sie mit meinem Lehrmeister Roberto Montenegro vorzubereiten. Er war einer der fortgeschrittensten Schüler von Sergiu Celibidache, neben Herbert von Karajan einer der einflussreichsten Orchesterdirigenten des 20. Jahrhunderts. Ich konnte mich glücklich schätzen, denn irgendwie beeinflusste sein Wissen meine Entwicklung als Musiker. Ich hatte angefangen, Dirigieren zu studieren, weil ich unbedingt ein Werk dirigieren wollte, das ich selbst komponiert hatte. Und ich halte es für einen Irrtum, wenn Komponisten meinen, nur weil wir ein Werk geschrieben haben, könnten wir es auch dirigieren, denn das stimmt nicht. Es ist ein Riesenunterschied, ob man ein Werk für ein Sinfonieorchester schreibt oder es dirigiert. Ein Dirigent muss ganz andere Dinge beherrschen. Das ist eine andere Welt, und ich hatte den Eindruck, bei einem der Besten zu lernen. Viele glauben, der Dirigent würde nur den Taktstock schwingen, um das Tempo vorzugeben, aber das ist nicht wahr. Wenn du den Einsatz anzeigst, dem Orchester das Tempo und die Interpretation vorgibst, dann ist genau das der Moment, in dem die Musik entsteht. Dort. Genau dort. Sergiu Celibidache trieb das auf die Spitze. Er weigerte sich, Aufnahmen zuzulassen, weil er der Ansicht war, dass jegliche Reproduktion von Musik keine Musik mehr ist, sondern ein Großteil der Information im Prozess verloren geht. Und das übertrug sich auf seine Form der Werkanalyse. Sie war unglaublich mathematisch, alles genau berechnet, aber gleichzeitig legte er größten Wert auf jedes noch so kleine Detail des Ausdrucks und der Harmonie. Ihm ging es um den Höhepunkt des Werks und darum, dass du eine Probe abbrichst, wenn du den Eindruck hast, dass ihr die »Substanz« fehlt. Er hielt wenig von weit ausholenden Bewegungen und betrachtete sich nicht als Hauptdarsteller, sondern wollte das Orchester als Dirigent zusammenführen, als wäre es ein einziges Instrument. Das war eine Methode, die mich ansprach, denn dieses Verständnis von der Rolle eines Dirigenten ist zweifellos ungewöhnlich. Vielleicht, weil es in mir etwas zum Klingen brachte, weil Celibidache und Duffau ihr Wissen auf ähnlich revolutionäre Weise weitergaben, mit einer Leidenschaft, die ihre Botschaft hervorhob. Sogar die Sprechweise ähnelte sich. Die Folgen waren ihnen gleichgültig. Sie versuchten gar nicht erst, die Massen oder auch nur ihre Berufskollegen zufriedenzustellen. Bis zu Celibidache ging es beim Dirigieren um die Partitur, aber er machte den nächsten Schritt und dirigierte über das Papier hinaus. Ihm ging es um die »Substanz«, die Emotionen transportiert und die wir mit dem Intellekt kaum definieren können. Er wusste, dass die Noten nichts als das Stenogramm einer Botschaft sind. Duffau wiederum operiert nicht Hirntumoren, sondern das menschliche Gehirn. Er weiß, dass man die Funktion nicht nur am Sichtbaren ablesen kann. Das, was man sieht, also die äußerliche Struktur, ist bei allen Menschen relativ ähnlich. Doch wenn man die unendliche Menge an Welten bedenkt, die jeder Mensch im Kopf hat, und an die großen Unterschiede, wie wir die Realität verstehen oder was uns rührt, fehlen einem die Worte. Glauben Sie mir, dass all dies nicht in einer, zwei oder drei Regionen des Gehirns liegt! Duffau gab diesem Etwas einen ersten Namen und bemühte sich, es einzubeziehen: das, was man nicht sieht. Zufälligerweise verfolgen Celibidache und Duffau bei der Erforschung ihres Gebiets denselben Ansatz: Sie betrachten die Musik und das Gehirn als komplexes System im buchstäblichen Sinne. Der Biologe und Philosoph Ludwig von Bertalanffy definiert ein System als ein »Konstrukt aus Elementen, die miteinander interagieren« und aus deren Interaktionen ein Verhalten »wie ein Ganzes« erwächst, das über jedes einzelne Element hinausgeht.[16] Und die Systeme können real oder abstrakt sein, das heißt, wir können sowohl die Musik (abstrakt) als auch das Gehirn (biologisch real und lebendig) als System begreifen. Obwohl Celibidache und Duffau niemals in dieser Form über die allgemeine Systemtheorie gesprochen haben, wendeten sie sie zweifellos an. Auf die Frage: »Was ist Musik?«, antwortete Celibidache beispielsweise: »Bewegung.«

Aber was *ist* die Musik? Wo im Gehirn ist sie verankert? Ist sie in einer Region zu verorten? Musik ist eine komplexe Fähigkeit des Menschen, womöglich eine der komplexesten. Sie ist nicht nur perfekt dazu geeignet, Emotionen auszulösen, sondern die Fähigkeit, Musik zu machen und zu interpretieren, erfordert neben motorischen und auditiven Fähigkeiten eine optimale Interaktion diverser kognitiver Funktionen höherer Ordnung, die von Wahrnehmung und Aufmerksamkeit bis hin zu Kreativität und Emotionskontrolle reichen.

Ein gutes Beispiel für die Musik als System ist das Hören eines Akkords in C-Dur (siehe Abbildung 11).

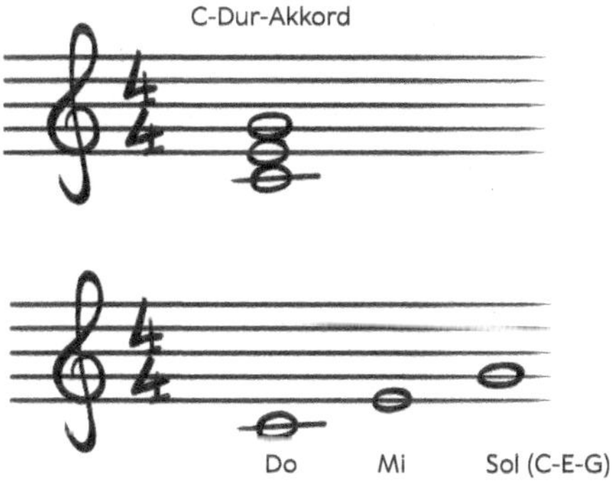

Abbildung 11. Wir können den C-Dur-Akkord sehen, der durch die Noten C-E-G (als individuelle Elemente des Systems) entsteht. Wenn diese drei Elemente miteinander interagieren, bilden sie ein neues Element, das aus dieser Interaktion erwächst.

Wenn ein Klavier oder ein Sinfonieorchester einen C-Dur-Akkord spielt, hören wir das »Ganze«, auch wenn jeder es individuell wahrnimmt. In Wirklichkeit jedoch setzt sich der Akkord aus bestimmten, sich überlagernden Elementen zusammen, nämlich den Tönen C, E und G mit ihren jeweiligen Eigenarten. Aus der

Interaktion dieser drei Töne erwächst somit ein neues Element: der C-Dur-Akkord. Das lässt sich auf das menschliche Gehirn übertragen und hilft uns zu verstehen, warum es unsinnig ist, eine Gehirnregion isoliert mit einer Funktion zu assoziieren, ohne sich vor Augen zu führen, dass diese Region mit anderen zusammen ein Netzwerk bildet. Das wiederum mit anderen Netzwerken zusammenwirkt. Wie könnten wir das Gehirn auf drei räumliche Dimensionen begrenzt definieren oder die Musik nach dem Papier, auf dem sie steht?

Wann immer mir jemand sagt, dass er oder sie einen Hirntumor hat, krampft sich etwas in mir zusammen, obwohl ich das nun schon so oft gehört habe. Es erinnert mich daran, wie bei meinem Onkel ein Glioblastom gefunden wurde. Diese emotionale und sensorische Erfahrung, dieser Stich im Magen, hat sich bei mir irgendwie erhalten und tritt immer wieder auf. Es ist, als würde ich das bei allen Personen empfinden, die mich aus diesem Grund aufsuchen oder mit mir Kontakt aufnehmen. Das war ein prägendes Erlebnis, und ich werde wohl auf Dauer damit leben müssen.

Es ist schwer zu verarbeiten, dass jemand im eigenen Alter einen Tumor hat und operiert werden muss, oder ihm das zu erklären. So lag der Fall bei Davide. Ich lege großen Wert darauf, immer die Realität zu unterstreichen – und dass es auch schlimmer sein könnte. Als er uns seine MRT-Aufnahmen schickte, konnte ich die Läsion erkennen, die klare Anzeichen für ein niedriggradiges Gliom aufwies. Im Gegensatz zu einem Glioblastom wächst ein solches niedriggradiges Gliom deutlich langsamer, aber wenn es weiterwächst und eine bestimmte Größe erreicht, steigt das Risiko, dass es in ein Glioblastom übergeht (maximaler Grad der Aggressivität). Deshalb versuchen wir bei niedriggradigen Gliomen immer, diese präventiv frühzeitig zu entfernen. Man könnte natürlich auch auf »abwarten und zusehen« setzen, aber wenn der Tumor zum Glioblastom fortschreitet, ist es zu spät. Bei einem Glioblastom beträgt die Lebenserwartung in den meisten Fällen maximal 15 Monate. Doch unabhängig davon, ob es um drei Monate, 15 Monate oder zehn Jahre geht, halte ich Emotionen und die Lebensqualität für gleichermaßen wichtig. Der Tumor von Davide erstreckte sich über die Oberfläche von Temporal- und Parietallappen, begann in die Tiefe zu wuchern, schien die tiefen Bahnen jedoch noch zu respektieren. Im Geiste stelle ich mir längst automatisch die Frage: »Wo müssen wir bei der Entnahme des Tumors Halt machen, um die Konnektivität zu erhalten?« Angesichts der Symptome und der Bilder wusste ich, dass der Tumor an einen wichtigen Bereich angrenzte, wo wir auf den IFOF und auf die Hörstrahlung (*Radiatio acustica*) stoßen könnten. In dieser Bahn verlaufen Fasern, die Schallinformationen vom Thalamus zur Hörrinde transportieren (und die daher von zentraler Bedeutung für die Verarbeitung von Schall sind). Über die Hirnrinde an der Oberfläche des Gehirns hinaus, die an der Verarbeitung gehörter Informationen beteiligt ist, kam es in diesem Fall darauf an, die tiefen Bahnen zu respektieren, um die Konnektivität der neuronalen Netzwerke zu erhalten. Die Hirnrinde besitzt eine phänomenale plastische Kapazität, aber beim IFOF oder dem *Fasciculus arcuatus* ist das nicht so. Dort müssen wir die Resektion abbrechen, um die Lebensqualität zu erhalten! Und die einzige Methode, dies exakt zu vollbringen, ist eine Wachoperation. Darin liegt der Schlüssel. Man muss während der Operation diese tiefen Bahnen suchen, bis sie beim Stimulieren den Ausfall melden, der bei einer vorübergehenden Störung jeder dieser Nervenbahnen erwartbar ist. Nur so können wir wissen, wo wir stoppen müssen.

All das ging mir durch den Kopf, während ich mit Davide sprach und mir seine MRT-Aufnahmen ansah.

»Und du operierst mich, während ich Klavier spiele, ja? Wie können wir dafür sorgen, dass ich hinterher noch alles kann, was ich jetzt kann?«

In den letzten Jahren sind immer wieder Videos viral gegangen, in denen Patienten Geige spielen oder singen, während ihnen ein Hirntumor entfernt wird. Ich hatte oft mit Duffau darüber gesprochen. Wir hatten nicht verstanden, warum jemand so etwas versuchte. Jetzt kann ich Ihnen den Grund dafür verraten.

Wenn ich in einem Satz zusammenfassen müsste, wie sich unser Wissen über das Gehirn in den letzten Jahren entwickelt hat, würde ich sagen, dass die Vorstellung, die Gehirnfunktionen seien an festen Orten verankert, der Vorstellung gewichen ist, dass sie sich mit verschiedenen Regionen im Gehirn zusammenschließen – wie Städte auf verschiedenen Kontinenten, in denen orchestriert das Licht an- und ausgeht. Ich weiß, das ist schwer zu verstehen und schwer vorstellbar. Wir können das kaum nachvollziehen, denn die Tasse auf meinem Tisch ist weiß – nicht schwarz und weiß gleichzeitig. Und der Kaffee darin ist heiß – nicht kalt und heiß zur selben Zeit. Aber diesen Sprung müssen wir machen. Als wir in Yolandas Gehirn (siehe Kapitel 1) einen kritischen Punkt zur Emotionserkennung fanden, bedeutete dies nicht, dass genau dort die Emotion saß, die sie gerade nicht deuten konnte – ganz und gar nicht! Es handelte sich vielmehr um einen Punkt, der in diesem Netzwerk oder Schaltkreis, wo ständige Bewegung herrscht, um die Emotionserkennung zu gewährleisten, elektrisch wichtig ist. Hier lässt sich das Netzwerk stören. Der Punkt direkt daneben, den wir reizen können, ohne einen Ausfall zu provozieren, ist hingegen unkritisch. Auch er ist aktiv, aber er ist nicht entscheidend und lässt sich ohne größere Konsequenzen entfernen, weil der Bereich kompensierbar ist. Insgesamt befinden sich die komplexen kognitiven Funktionen und ihre Ableitungen – wie Gedächtnis, Selbsteinschätzung, Vernunft, Planungsfähigkeit, Entscheidungsfindung, Emotionen und vieles mehr – nicht an einem »Punkt«. Sie erwachsen aus der Interaktion verschiedener, über das gesamte Gehirn verteilter Regionen.

Um die kognitiven Funktionen höherer Ordnung besser zu verstehen, muss man die jüngsten Fortschritte in den Neurowissenschaften der Netzwerke zur Kenntnis nehmen und in die moderne, onkologische Neurochirurgie einbeziehen. Gemäß den neueren theoretischen Modellen, die Thiebaut de Schotten und Forkel[17] sowie Herbet und Duffau[18] vorgeschlagen haben, kommt es darauf an, bestimmte Punkte zu identifizieren, die irgendwie das zusammenfassen, was wir bereits besprochen haben, aber gestatten Sie mir dazu zwei Anmerkungen. Erstens: Genau wie bei anderen komplexen Lebewesen müssen wir im menschlichen Gehirn nicht nur auf die Elemente (Regionen) achten, aus denen es sich zusammensetzt, sondern auch auf die Eigenschaften, die aus der Interaktion dieser Elemente erwachsen (wie wir an dem Beispiel mit dem C-Dur-Akkord gesehen haben). Und zweitens: Die komplexen kognitiven Funktionen (Emotionen, Gedächtnis, Empathieverarbeitung) könnten aus der vorübergehenden Interaktion zwischen mehreren Netzwerken herrühren. Das wiederum bedeutet, dass ein komplettes Netzwerk mit einem anderen Netzwerk zusammenarbeitet, weil ein vorübergehender, nur Sekundenbruchteile währender Zustand eingetreten ist, der angesichts bestimmter Stimuli zielgerichtete Verhaltensweisen ermöglicht. In diesem Fall spricht man von einem *Metanetz* – einem Netzwerk, das durch die Interaktion verschiedener Netze entsteht (siehe Abbildung 12). Greifen wir zu einem Beispiel: Wenn ich zu Hause etwas Bestimmtes tue, zum Beispiel konzentriert ein Buch lese, und plötzlich merke ich, dass mir eine musikalische Idee kommt – was passiert da gerade alles in meinem Gehirn? Mir kommt dieses Thema in den Sinn, und es wird mir bewusst. Ich konzentriere mich auf mein Ich und schalte auf Selbstbeobachtung (Ruhezustandsnetzwerk), um zu überlegen, wie die Melodie weitergeht. Gleichzeitig klappe ich das Notebook auf und fange an, die Melodie aufzuschreiben (Frontoparietal-Netzwerk), damit ich mich auf die Aufgabe konzentrieren kann, parallel dazu habe ich emotionale Empfindungen, wie es klingen wird (Salienz-Netzwerk), und ich muss mich entscheiden, ob ich weiterschreibe oder ob ich mich lieber damit befassen will, die Melodie in meinem Kopf weiterzuspinnen. Obendrein brauche ich Zugriff auf meine motorischen Fähigkeiten (motorisches Netzwerk) und die Körperwahrnehmung, um zu wissen, wo ich meine Hände auf das Klavier oder die Gitarre legen muss (Aufmerksamkeitsnetzwerk für die räumliche Kognition), damit ich die Melodie ausprobieren kann. Und aus all diesen Netzwerken erwachsen Interaktionen, die zum Beispiel eine irritierte oder hoffnungsvolle Emotion erzeugen, wenn die Melodie so erklingt, wie ich sie den Instrumenten des Orchesters zuweise. Vielleicht kann uns dieser Vergleich eine bessere Vorstellung vom Zusammenwirken der Netzwerke vermitteln. Und wie alles andere ist auch dieses Zusammenwirken ständig in Bewegung.

Wie können wir nun mit diesem Wissen auf die Idee kommen, dass wir während der Aufführung eines musikalischen Werkes einen Punkt finden könnten, der dafür zuständig ist, dieses Werk zu spielen oder die Partitur zu lesen oder zu singen? Das wäre doch absurd!

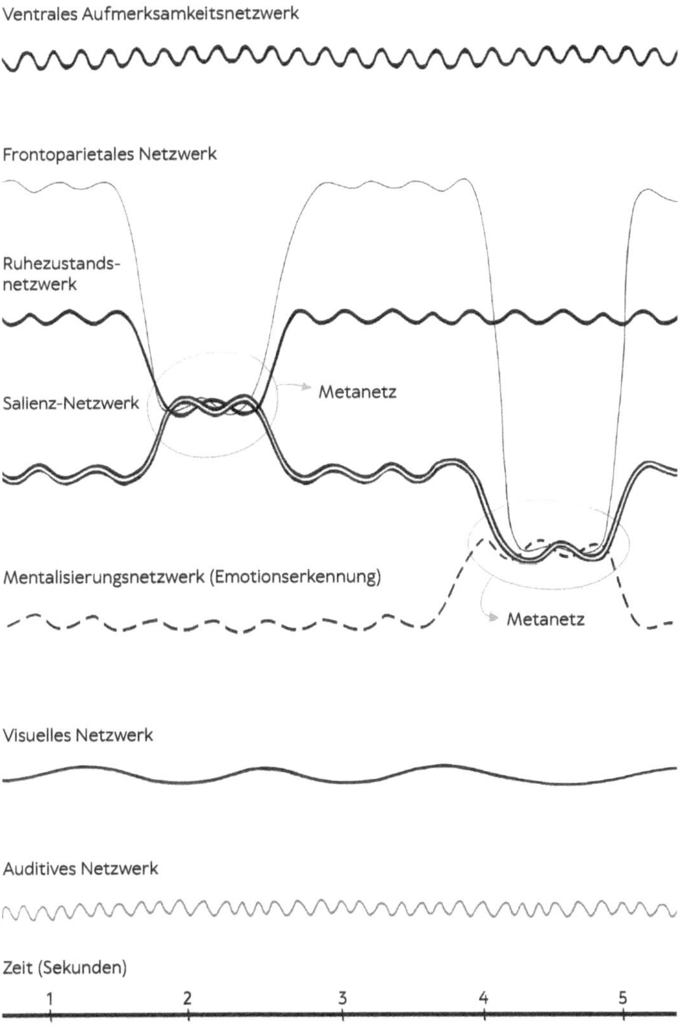

Abbildung 12. Grafische Darstellung, wie wir die Interaktion verschiedener Netzwerke »sehen« könnten. Jede Welle entspricht einem Netzwerk. Entlang der Zeitachse verlaufen die Elemente parallel, und einige interagieren in bestimmten Momenten und erzeugen dabei ein neues Netzwerk. Die Darstellung basiert auf der Theorie neuronaler Metanetze, die Herbet und Duffau im Jahr 2020 beschrieben haben.

Der erste Bericht von einem chirurgischen Eingriff an einer Wachpatientin stammt von 1942. Damals entnahm der Neurochirurg Marcel David der berühmten rumänischen Konzertpianistin Clara Haskil einen suprasellären Tumor (das ist ein Tumor, der nicht direkt im Gehirn wächst). Haskil war eine der besten Interpretinnen von Mozarts Werk aller Zeiten. Als sie während des Zweiten Weltkriegs Kopfschmerzen und Sehstörungen entwickelte, wurde ein Hirntumor entdeckt. Noch ehe die Symptome schlimmer wurden, reiste Marcel David extra für diese Operation von Paris nach Marseille, denn er wollte versuchen, Haskils musikalische Fähigkeiten zu erhalten. Zur damaligen Zeit steckte die Technik der Wachoperation mit direkter Elektrostimulation, wie wir sie heute einsetzen, noch in den Kinderschuhen (auch wenn die erste Elektrostimulation der Hirnoberfläche beim Menschen angeblich schon 1874 von Robert Bartholow durchgeführt wurde). Dennoch hielt man die Wachoperation für die einzige Möglichkeit, irgendwie sicherzustellen, dass Clara Haskil ihr Können behielt. Also forderte Marcel David sie auf, während des gesamten Eingriffs im Geiste das *Klavierkonzert Nr. 9 Es-Dur, KV 271*, von Mozart zu »spielen«. Die Berichte von dieser Operation wurden nie veröffentlicht, weshalb wir nicht genau wissen, was damals geschah und wie er dabei vorging. Wir wissen jedoch, dass der Tumor nicht direkt im Gehirn wuchs, sondern in einer Region in der Nähe der Hypophyse, dem sellären und suprasellären Bereich. Die Durchführung einer Wachoperation mit Elektrostimulation hatte somit gar keinen Sinn gehabt: Der Tumor wuchs nicht in die Gehirnsubstanz ein, weshalb die neuronalen Netzwerke noch gesund waren.

Der Nutzen der Wachoperation für die Kognition und die komplexen Funktionen wurde gewissermaßen links liegen gelassen. Abgesehen von der Arbeit des Teams um Professor Duffau gab es kaum Fortschritte. Wir haben uns lange darauf konzentriert (und tun dies vielerorts noch immer), weder Bewegungseinschränkungen auf der gegenüberliegenden Körperseite (Hemiplegie) noch Einschränkungen beim Sprechen oder Verstehen (Aphasie) zu provozieren. Die Funktionen höherer Ordnung wurden jedoch nicht konkret berücksichtigt – obwohl das Mapping kritischer Regionen für die kognitiven Funktionen beispielsweise mit einer besseren Wiedereingliederung in den Beruf einhergeht, die bei einer Resektion einer Läsion in den von Duffau veröffentlichten Studien 94 bis 97 Prozent erreicht.

Obwohl uns die Operation von Clara Haskil heute vielleicht unzureichend oder aus verschiedenen Gründen suboptimal erscheint, sollte man doch anerkennen, dass Marcel David mitten im Zweiten Weltkrieg ohne die nötige Ausrüstung und Infrastruktur persönlich nach Marseille reiste, um einer Patientin zu helfen, die – wie alle – ihre Besonderheiten hatte. Er hat eine Operation à la carte durchgeführt, so gut er es nur vermochte. Drei Monate später spielte Haskil bereits wieder unter freiem Himmel das *Klavierkonzert Nr. 21 in d-Moll, KV 466*, von Mozart, auch wenn sie dabei noch einen Verband um den Kopf hatte und gerade erst von den Strapazen der Operation genesen war. Seither wurden in der medizinischen Fachliteratur verschiedene Fälle der Wachoperation an Profimusikern mit Gehirntumoren beschrieben, bei denen das Gehirn während des Musizierens elektrisch stimuliert wurde, zum Beispiel beim Spielen einer Gitarre oder Violine, beim Singen oder Summen, beim Erkennen von Melodien oder beim Lesen von Partituren, als ob sich diese musikalischen Fähigkeiten auf eine Zone oder ein spezifisches Netz reduzieren ließen, das wir während der Operation kartografieren könnten. Angesichts der Erkenntnisse der Neurowissenschaft der Netzwerke erscheint das unsinnig. Wie oben ausgeführt beruht Musikalität auf einem Mosaik kognitiver und emotionaler Prozesse, die unablässig orchestriert zusammenwirken und einander in verschiedenen Netzwerken unterstützen. So haben wir es auch erst kürzlich anhand von verschiedenen klinischen Fällen publiziert.[19] Aus diesem Grunde bestand unser primäres Ziel bei Davides Operation nicht darin, die »Punkte« für Musik zu finden, sondern wir wollten seine Fähigkeit zur Emotionserkennung, Aufmerksamkeit, Multitasking und Semantik (die Bedeutung von Dingen) erhalten. Denn Musik entspringt der Interaktion all dieser Elemente. Die Erhaltung dieser Netzwerke und das Zulassen ihrer Interaktionen, bei denen ständig räumlich-zeitliche Neukonfigurationen entstehen, ist es, was unserer Konation (siehe Seite 28), Kognition und Emotion gestattet, komplexe Verhaltensweisen zu erzeugen, die an die sich ständig verändernde Umgebung angepasst sind.

Die perfekte Operation für Davide beinhaltete weder Klavierspielen noch Notenlesen, sondern stützte sich auf drei Phasen.

In Phase eins erfolgte über die Funktionen, die auf der Hirnoberfläche zu orten sind, im Einklang mit den »gefährdeten« neuronalen Netzwerken eine Vorauswahl, sowohl innerhalb des Tumors als auch drum herum.

Nachdem uns eine »Karte« der kritischen Punkte für die Gehirnfunktionen vorlag, gingen wir zu Phase zwei über, der Tumorresektion. In dieser Phase musste Davide dieselben Tests durchführen wie in Phase eins. Auch hier war die Stimulation jeweils auf vier Sekunden begrenzt, während derer wir abwechselnd semantische Kognition (Objekte oder Dinge einer Bedeutung oder einem Konzept zuordnen), soziale Kognition (Emotionserkennung) und Metakognition (Selbsteinschätzung) testeten. Das heißt, er musste uns auch sagen, wie sicher er sich seiner Antwort war, und dazu sich selbst überprüfen und sich seiner selbst und seiner Antworten bewusst sein. Für all dies würden wir ungefähr zwei Stunden Zeit haben, in denen wir online Informationen erhielten, ob die Dynamik der neuronalen Netzwerke stabil war oder nicht, damit wir den Verlauf des Eingriffs stoppen oder anpassen konnten, falls sich seine Antworten oder seine kognitiven Fähigkeiten veränderten. An diesem Punkt musste ich im Geiste während der Extraktion des Tumors mit dem chirurgischen Sauger unablässig jede Antwort analysieren, um zu erkennen, ob er plötzlich langsamer wurde, sich irrte, aufhörte, sich zu bewegen, und so weiter. Darum ist es so unverzichtbar, immer einen oder mehrere hierfür ausgebildete Neuropsychologen im Team zu haben.

In Phase drei würden wir schließlich die Stoppschilder identifizieren, um festzulegen, bis wohin wir beim Operieren gehen durften.

Denken wir noch einmal an die in Kapitel 1 vorgestellten Stoppschilder im Konnektom zurück. Diese Punkte sind die Stellen im Gehirn, an denen die Plastizität sehr gering oder gleich null ist und wo es individuell wenig Variabilität gibt. Im Grunde sind es die Ozeane oder tiefen Bahnen, die alles in Verbindung halten. Es sind funktionell komplexe Strukturen, von denen einige unterschiedlich geartete Informationen gleichzeitig transportieren und die bei jedem Menschen auf bestimmte Weise reagieren, wenn man sie mit einer Elektrode reizt, um sie zu identifizieren – Strukturen, die »immer dort sind«. Und wir gehen davon aus, dass die Erhaltung dieser Strukturen eine optimale Konnektivität zwischen den neuronalen Netzwerken für die korrekte Funktion der menschlichen Kognition gewährleistet. Daher überlegen wir beim Anblick eines Tumors auf der MRT-Aufnahme automatisch, welche tiefen Bahnen in dieser Umgebung verlaufen und welche Aufgaben oder Tests wir benötigen werden, um diese Bahnen zu identifizieren. Unsere Grenze dürfen nicht die Tumorränder sein, sondern genau diese Stoppschilder. Natürlich ist es keineswegs unwichtig, wo der Tumor sitzt! Aber wir suchen nicht danach, wo der Tumor aufhört, sondern nach der Stelle, wo mit dem nächsten Schnitt die Konnektivität des Systems zusammenbrechen würde, und damit maximieren wir die Chancen, möglichst viel Tumorgewebe bei bestmöglicher Lebensqualität zu entfernen. Wir halten es für wichtig, in der onkologischen Neurochirurgie die Perspektive der neuronalen Metanetze einzubeziehen.

Als wir diese erste Phase durchführten – bei der wir zunächst wie immer den ventralen prämotorischen Kortex als Ausgangspunkt für unsere Karte ermitteln –, fanden wir zwei kritische Bereiche für die semantische Verarbeitung (Davide konnte zwischen den Objekten und ihren Bedeutungen keinen Bezug mehr herstellen) und schließlich eine kritische Zone für die Emotionserkennung. Sobald die Karte seiner oberflächlichen Gehirnfunktionen vorlag, gingen wir zum zweiten Schritt über. Denn über die freien Bereiche innerhalb der Karte, also die Stellen, wo keine kritischen Regionen liegen, kann man zum Tumor vorstoßen.

Ich verlange den bipolaren Koagulator und koaguliere diesen Teil der Gehirnoberfläche, um hier einzudringen, ohne dass es blutet. Danach benötige ich das kalte Skalpell, Größe 11, und eröffne die Pia mater, jene zarte Bindegewebsschicht, die das Hirngewebe überzieht. Ich bin drin. Ich spüre das Adrenalin anhand der Geschwindigkeit, mit der mein Geist sich bewegt, wobei ich hoch konzentriert bleibe. In der linken Hand halte ich eine feine Pinzette, in der rechten den chirurgischen Sauger und beginne sehr vorsichtig, den Tumor zu entfernen. So arbeite ich mich durch Davides Kopf, während er ständig Aufgaben zur Emotionserkennung, zur Koordination beider Hände und zur Selbstevaluation ausführt. Davide reagiert unglaublich schnell und braucht für jede Aufgabe nur zwei Sekunden. Er weiß, dass dieser Wettlauf gegen die Zeit das Wichtigste seines Lebens ist.

»Alles in Ordnung?«, fragt er mich plötzlich.

»Es läuft fantastisch! Wir haben schon mehr als die Hälfte. In einer halben Stunde sind wir so weit. Mach weiter so!«

Obwohl ich meine eigenen Emotionen in einem solchen Moment unmöglich bewusst wahrnehmen kann, wird mir jetzt beim Schreiben schwindelig, wenn ich darüber nachdenke. Seien wir ehrlich: Ich war dafür verantwortlich, dass alles gut ausging und wir nicht nur den Tumor entfernten, sondern auch nach der Operation innerhalb weniger Wochen alles wieder perfekt sein sollte. Tatsächlich ist die Operation selbst der einzige Moment, in dem ich absolut emotionslos bin, weil dann eine Blockade einsetzt, damit ich tun kann, was ich tue. Ich weiß, dass ich nur zweieinhalb Stunden Zeit habe, um den Tumor zu entfernen und die Grenzen zu finden. Das ist ein Wettrennen, bei dem es nicht zählt, ob man als Erster ins Ziel kommt. Du musst Erster sein und einen Rekord aufstellen. Jedes Mal. Immer.

»Mein Mund ist trocken. Ich bin erschöpft«, sagte er irgendwann.

Das ist normal. Wenn unsere Patienten so lange sprechen und Aufgaben ausführen, entwickeln sie ein Verlangen, sich wenigstens die Lippen und die Zunge zu befeuchten, um weiterzumachen.

»Ich nähere mich den Grenzen. Noch fünf Minuten«, sagte ich, um ihn zu einer letzten Anstrengung zu ermuntern.

Ich wusste, dass ich mich der medialen Grenze näherte. Der IFOF war ganz nahe, deshalb bat ich darum, nur noch Aufgaben zur Emotionserkennung durchzuführen. Als ich merkte, dass wir kurz vor dem Stoppschild waren, nahm ich die Elektrode in die linke Hand und den Sauger in die rechte, und während ich die Zonen stimulierte, die keine Veränderung bei meinem Patienten bewirkten, saugte ich weiter ab.

Fehler!

»Hast du gemerkt, dass du bei der letzten Emotion nicht reagiert hast?«, fragte ich, obwohl ich schon wusste, dass ich den IFOF stimuliert und damit eine vorübergehende Störung seiner Fähigkeit zur Emotionserkennung verursacht hatte.

»Ich weiß nicht. Es ist mir unklar«, antwortete er.

Ich stimulierte die Stelle noch einmal, um sicherzugehen.

Fehler!

»Und wie hat es jetzt geklappt, Davide?«, fragte ich, um zu bestätigen, dass sich hier die Emotionserkennung änderte, und um seine eigene Aussage zu evaluieren.

»Ich weiß nicht. Wie viel noch?«, antwortete er, ohne zu registrieren, dass er die Aufgaben während meines Impulses nicht mehr erfüllte. Er entwickelte Schwierigkeiten mit der Selbstwahrnehmung.

Ich setzte die Aspiration nach hinten fort und stimulierte erneut.

»Ich habe dasselbe Gefühl wie bei meinem ersten Anfall«, sagte er zu mir.

»Welches?«

»Ich höre schrille und tiefe Töne durcheinander. Wie eine ohrenbetäubende Dissonanz.«

»Immer noch?«

»Nein, es war nur ganz kurz.«

Ich wiederhole die Stimulation, nur zur Bestätigung.

»Jetzt war es wieder da.«

Nachdem derselbe Eindruck sich zweimal durch Stimulation auslösen und wieder abstellen ließ, war mir klar, dass wir die *Radiatio acustica* erreicht hatten, unser nächstes Stoppschild. Die Operation war abgeschlossen.

»Wir sind fertig. Du hast es super gemacht. Jetzt darfst du dich ausruhen. Wir lassen dich schlafen, und in ein paar Tagen wirst du nach Hause gehen können. Herzlichen Glückwunsch. Ich bin sehr stolz auf dich. Wir sehen uns später.«

Hotel Only You, Atocha, Madrid. 16:58 Uhr.
Seit drei Stunden schreibe ich an diesem Kapitel. Noch einmal mit Davide zu sprechen und mich zu vergewissern, dass alles gut ist, war in jeder Hinsicht vernünftig. Auf meine Frage, wie es ihm ginge, folgte kurzes Schweigen, dann setzte er sich ans Klavier. Er spielte eine Jazzversion von »What a Wonderful World«, und zwar die Fassung, die ich selbst vor ein paar Monaten als Geschenk für Duffau geschrieben hatte. Sie war mir unglaublich wichtig. Mir liefen die Tränen. Das war der Impuls, den ich brauchte, um diese Zeilen zu schreiben. Vielleicht verstehe ich heute, warum das alles 2013 geschehen ist. Ja, vielleicht. Es war ein Zeichen für: Es ist hier!

Gleichzeitig frage ich mich, ob es etwas Unglaublicheres gibt, als Musik zu machen. Wer Musik macht, gibt etwas, das schon existiert – dem Schall –, eine Ordnung, und Schall ist nicht dasselbe wie Musik. Damit aus Schall Musik wird, braucht er eine Ordnung. Und diese Gabe ist unseres Wissens exklusiv dem Menschen geschenkt. Ich kann John Cage nicht zustimmen. Ich glaube nicht, dass die Musik immer schon da ist. Vielleicht habe ich eine anthropozentrische Sichtweise, aber ich bin eher auf der Seite von Strawinsky. Ich liebe es, dem Gesang der Vögel zu lauschen. Ich kann die Stille genießen. Die Ruhe beim Rauschen der Wellen. Ich stamme von einer Insel. 15 Jahre habe ich am Meer gelebt. Ich trage den Klang des Meeres in mir. Aber das ist keine Musik. Musik ist das Ordnen der Klangelemente, um eine Emotion hervorzurufen, ganz gleich, ob Barock, Romantik oder atonale Musik. Von Bach bis Schönberg. Ich frage mich ein weiteres Mal, ob es etwas Großartigeres gibt, als Musik zu machen. Und ich glaube, das gibt es. Es ist das Gefühl, dass du einem anderen Menschen mit dem, was du tust, helfen kannst.

Ich fühle mich gesegnet.

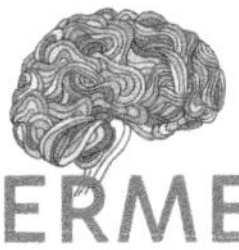

INTERMEZZO

RESILIENZ

Mein Leben lang habe ich der Autorität misstraut, wie ich es von klein auf gelernt hatte. (...) Das Leben ist der Lärm zwischen der abgrundtiefen doppelten Ruhe. Der Ruhe vor der Geburt, der Ruhe nach dem Tod.

ISABEL ALLENDE, CHILENISCHE AUTORIN UND JOURNALISTIN

5. Mai 2023. 06:45 Uhr.
Ich sitze im Zug nach Madrid und höre »Now We Are Free« von Hans Zimmer. Dieser Song ist schon fast zu einem Ritual geworden. In meinem Dauergewitter aus Ideen und ungeordneten Gedanken gibt es Dinge, die immer demselben Muster folgen. Während ich diese Zeilen schreibe, geht mir die Stimme von Lisa Gerrard unter die Haut, und ich frage mich, wie es möglich ist, einen derartigen Soundtrack zu erzeugen. Auf all meinen über fünfeinhalbstündigen Fahrten zwischen Montpellier und Madrid lauschte ich dieser Hymne aus dem Film *Gladiator*, die viele von uns berührt hat. Ich war empfindlich, nostalgisch und melancholisch. Ehrlich gesagt glaube ich, dass ich nur eines brauchte, nämlich meine Eltern zu umarmen. Ich war schon vor Jahren ausgezogen, um meine Kindheitsträume zu verwirklichen, und obwohl ich immer eine sehr starke Beziehung zu ihnen hatte, denke ich, dass ich durch eine gewisse Distanz vor

dem Schmerz geflohen bin, denn zu meinen Achillesfersen zählt, dass ich hochsensibel bin. Und davor wollte ich mich schützen. Mir war klar, dass sie deshalb einen Großteil dessen, was ich in den letzten Monaten erlebt hatte, verpasst hatten. Zum Glück glaube ich, dass sie nur das »Gute« gesehen haben: die Presseberichte, die Nachrichten und das alles. Zumindest dachte ich, dass nur das bei ihnen angekommen wäre, obwohl ich doch gelernt habe, dass man den sechsten Sinn einer Mutter nie unterschätzen darf. Sie hatten mich in den Zeitungen der ganzen Welt entdeckt und in den meistgesendeten Podcasts. Millionenfach angeklickt. Aber ich hatte kaum mit ihnen telefoniert oder erzählt, wie es mir ging, sondern mich auf meine jeweiligen Reisen wegen dieses oder jenes Projekts beschränkt. Was sie nicht wussten, war, dass dieser plötzliche Umschwung wohl einen dauerhaften Verlust der Anonymität mit sich bringt. So etwas macht nicht nur Rockstars zu schaffen. Ich erinnere mich an einen Anruf von meinem besten Freund Pedro, der ebenfalls Neurochirurg ist. »Herzlichen Glückwunsch zu deinem Podcast bei Jordi Wild, aber du wirst nie wieder der Alte sein.« Ich erinnere mich auch an eine Nachricht des Physikers und Influencers José Edelstein, mit dem ich auch befreundet bin: »Jetzt ist jedenfalls Schluss mit der Anonymität. Seit ich bei Jordi Wild war, erkennt mich selbst im hintersten Winkel jeder Barkeeper.« Das machte mir Angst.

Ich musste das alles gründlich mit meinen Eltern besprechen. Das hatten sie verdient. Und Madrid schien mir ein guter Ort dafür zu sein, genauer gesagt das Restaurant Angelita, wo die große Käseauswahl und ein Wein mit einem Anflug von Erdbeeraroma mich die schlimmsten Albträume vergessen ließen. Auch den, den ich irgendwie gerade durchlebte. Mit diesem Ort waren schöne Erinnerungen verbunden.

Wir alle wissen, was passiert, wenn ein junger Mensch mit weltbewegenden Ideen auftaucht, der sich nicht scheut zu sagen, dass das bisherige System nicht gut läuft. Der glaubt, dass er irgendwie eine Lösung beisteuern kann, ganz gleich, auf welchem Gebiet. Ich begriff, dass das jedem passieren konnte, als ich *L'erreur de Broca* (wörtlich: *Der Fehler von Broca*) von Duffau las, Fragmente aus dem Werk von Galileo Galilei, Interviews mit dem revolutionären Chirurgen Diego González Rivas oder die Lebensgeschichte von Federico García Lorca. Es gibt etwas, das sich wiederholt: Diejenigen, die etwas verändern, werden mit überschäumender Begeisterung aufgenommen. Oder zum Abschuss freigegeben. Professor Duffau konnte zwar die Lebenserwartung bei niedriggradigen Gliomen erhöhen (von wenigen Jahren auf über 15 Jahre), wurde jedoch in den Vereinigten Staaten und in Frankreich auch kritisiert. Gleichzeitig wurde er weltweit immer stärker prämiert, weil er einen Schritt weitergegangen war. Er hatte gesagt, dass das Broca-Areal nicht existiert! Häresie oder ein junger Mediziner, der zum Glück von Veränderungsdrang beseelt war und das Wissen über das Gehirn vorantreiben wollte? Es ist eigenartig, dass manche Dinge in der Gesellschaft sich auch nach Jahrhunderten nicht geändert haben. Galileo Galilei verbrachte seine letzten Jahre hinter Gittern, weil er gesagt hatte, dass die Himmelskörper nicht der Physik des Aristoteles gehorchen und sich nicht um die Erde drehen. Häresie! Und am Ende sollte er recht behalten.

Anders zu denken, erzeugt normalerweise Misstrauen, oder man wirft dir vor, du seist größenwahnsinnig. Ich fühle mich verpflichtet, in diesem Tagebuch ganz besonders der jungen Generation zu berichten, was ich erlebt habe, damit sie aus meinen Fehlern lernen kann und keinesfalls mittendrin aufgibt, wenn die ersten Hindernisse auftauchen. Erschrick dich nicht! Lass dich von der Kluft zwischen übertriebenen Schmeicheleien und heftiger Kritik nicht abschrecken! Geh weiter deinen Weg. Halte durch. Denn genau dort findest du die Wahrheit. Wir sind weder vollkommen gut noch vollkommen schlecht. Es ist ein langer Weg. Und die Lüge mag noch so schnell und der Wahrheit noch so weit voraus sein – am Ende ist es die Wahrheit, die die Ziellinie erreicht. Wer eine neue Idee präsentiert, muss damit rechnen, dass er dazu verdammt sein wird, seine Hypothese zu beweisen. Auf diesem Weg lauern viele Fehler. Galileo räumte ein, dass von den über 60 Teleskopen, die er konstruierte, nur wenige brauchbar waren. Seine Theorie zur Bewegung der Gezeiten und einige andere Theorien trafen nicht zu, doch wieso sollte sich der Rest der Menschheit nicht irren? Zweifel nicht zuzulassen, sollte verboten sein! Wir Jungen müssen nicht aus Prinzip gehorchen (Sokrates, der die Jugend verwünschte, die den Meistern nicht blind diente, möge mir verzeihen). Ich glaube, man muss Zweifel säen, damit sich die Welt verändert, nicht aber Furcht, auf der der Autoritarismus gedeiht. Fragen wir ruhig Isabel Allende. Heute bedauere ich, dass mir die Verantwortung zukommt, diesen Lautsprecher bestmöglich einzusetzen.

Eigentlich habe ich nicht einmal wirklich etwas entdeckt. Ich glaubte nur daran, dass ich über das hinausblicken kann, was alle sahen. Wenn du ständig mit solcher Hingabe auf denselben Punkt starrst, erscheint etwas. Das ist keine Frage von Genialität. Ganz und gar nicht, das läge mir fern! Es ist eine Frage der Hartnäckigkeit und der festen Entschlossenheit, zur anderen Seite des Flusses zu rudern. Ich habe sozusagen Teleskope gebaut, um zu sehen, was da drüben sein könnte – in dem Wissen, dass ich mich irren kann. Denn ich bin davon überzeugt, dass Hingabe (und die nachfolgende harte Arbeit) das Einzige ist, das Talent übersteigen kann. Um es mit Camilo José Cela zu sagen: »Inspiration heißt, mich jeden Tag zehn Stunden zum Schreiben hinzusetzen. Wenn man so lange an der Schreibmaschine sitzt, kommt etwas dabei heraus.« Aber zwischen Februar und Mai habe ich ganz unterschiedliche Dinge erlebt, die vielleicht charakteristisch für die Polarisierung sind, die wir als Gesellschaft gerade durchlaufen. Das ist zugegebenermaßen das einzige Kapitel, das ich noch einmal umgeschrieben habe, ohne mich an die chronologische Reihenfolge zu halten. Ich habe es überarbeitet und Stellen verändert. Ich habe es komplett gelöscht und ganz neu geschrieben. Von allem ein bisschen. Musste ich all das wirklich in einer Gesellschaft ertragen, die sich dem Wandel widersetzt und in der die Kritik darin besteht, dass man einen Ohrring trägt oder nebenher komponiert? Ich glaube, jetzt, da ich dies schreibe, am 23. Dezember 2023, während ich das gesamte Buch noch einmal überarbeite, hat bei mir der Prozess eingesetzt, der den Groll in Resilienz verwandelt. Groll erwischt dich brutal aus dem Hinterhalt und macht dir den Weg sehr viel schwerer. Ich habe keine Zeit, denen zu grollen, die mir nicht die Hand gereicht haben, oder an die Türen zu denken, die mir vor der Nase zugeschlagen wurden, denn das wäre ungerecht. Im April wusste ich noch nicht, dass in dem Moment, in dem sich bestimmte Türen für mich schlossen, die Fenster zur Welt aufgehen würden. Ich wusste nicht, dass es mir gelingen würde, das andere Flussufer zu erreichen. Die Anrufe, die Nachrichten und andere Dinge von damals möchte ich lieber vergessen. Vielleicht erkläre ich das in ein paar Jahren. Mir bleiben die unendlich vielen Nachrichten derer, die mir dankbar waren. Ich kann mich überaus glücklich schätzen, dass ich den einen oder anderen inspirieren durfte, und wenn es auch nur eine Handvoll Leute ist. Das dürfte schon reichen, damit alles seinen Sinn hatte.

Nachdem ich in Montpellier gesehen hatte, was möglich ist, und allmählich verstand, warum diese Ergebnisse besser waren als anderswo, hatte ich den Eindruck, ich müsste all dies bekannter machen. Mein Test war nur ein Werkzeug zur Validierung, das daraus entstand, dass ich die Neurochirurgie aus einem anderen Blickwinkel sah. Duffau steuert nicht nur eine Expertenmeinung bei, wie so viele andere, sondern hat als Wissenschaftler über 500 Artikel geschrieben, die die Neurochirurgie komplett verändert haben. Das ist unbestreitbar. Und er verstummt nicht. Ganz ohne technische Instrumente oder millionenschwere Investitionen. Stück für Stück findet er über die Wachoperation heraus, was die tiefen Bahnen im Gehirn leisten, und hat damit die Lebenserwartung bei niedriggradigen Gliomen von fünf bis sechs Jahren auf über 15 Jahre erhöht. Er hat darauf insistiert, dass es keine allgemeingültigen Behandlungsprotokolle geben kann und dass die Neurochirurgie ihr Vorgehen immer individuell planen muss – mit einer maßgeschneiderten Wachoperation, weil jeder Mensch eine Welt für sich ist. Duffau ist der einzige Neurochirurg, den ich sagen hörte, dass er nicht besonders stolz auf sein Metier ist, sondern dass es für ihn am wichtigsten sei, das Gehirn zu verstehen und die Lebensqualität seiner Patienten zu verbessern. Ihm geht es darum, in ihrem Kopf den kleinstmöglichen Schaden anzurichten. Er hat mich gelehrt, dass es bei Gehirnoperationen auf weit mehr ankommt als auf das rein motorische Absaugen des Tumors (das wir in weiten Teilen der Welt während der Facharztausbildung erlernen). Nach der Zeit an seiner Seite konnte ich nicht verstehen, warum die Wachoperation nicht weiter verfeinert und über den Erhalt von Sprache und Bewegung hinaus eingesetzt wird. Wie hätten wir Yolandas Tumor im Cingulum operieren sollen, ohne in Echtzeit zu prüfen, ob wir mit der Extraktion fortfahren durften oder nicht?

Es belastet mich, dass viele unserer Patienten keine normale Lebensqualität genießen können, weil bei über 30 Prozent anschließend Störungen bei Emotionen, Verhalten oder im Privatleben zurückbleiben. Und ich gehe davon aus, dass ich nicht jedes Problem auf der Welt lösen werde, aber wir können uns zumindest weiter darum bemühen. Natürlich winkt nicht bei jedem Hirntumor eine Überlebenszeit von zehn, 15 oder 20 Jahren. Bei sehr aggressiven Tumoren, die schon vor der Operation viele kognitive Funktionen beeinträchtigen, kann man selbst mittels Wachoperation wenig ausrichten, um diese zu erhalten. Aber was ist mit all den anderen? Warum geben wir uns zufrieden, anstatt weiterzusuchen? Ich will weiterkommen!

10. Mai 2023. Hospital Gui de Chauliac, Montpellier. 07:30 Uhr. Wie üblich stand Professor Duffau da und starrte auf den Boden wie in die Unendlichkeit, während er innerlich die komplette Bildgebung für das Konnektom des Patienten, den er gleich operieren sollte, aufrief. Es war ein Moment der Introspektion. Ich erinnere mich, wie ich damals ankam und ihn etwas fragen wollte. »Dieser Moment ist heilig, tut mir leid«, wehrte er ab. Ich erstarrte zu Eis, auch wenn ich es später verstand. Nach über acht Monaten an seiner Seite gab es etwas, das mich noch immer überraschte. Bis heute benutzt Duffau kein chirurgisches Mikroskop (ein System, das wir zur Vergrößerung oder zum Zoomen benutzen, um das Gehirn aus nächster Nähe zu betrachten), keine Neuronavigation (die uns zeigt, wo genau der Tumor sitzt und welche wichtigen Strukturen ihn umgeben) oder den bipolaren Koagulator für tiefere Schichten (das chirurgische Instrument, mit dem wir Blutgefäße veröden, wenn sie während der Tumorextraktion zu bluten beginnen). Sein zentrales Augenmerk gilt den tiefen Bahnen, den Ozeanen. Denn obwohl die Neurowissenschaft uns noch nicht gestattet, genau zu verstehen, wie die neuronalen Netzwerke in Verbindung stehen, weiß er, dass die tiefe Konnektivität für die kognitiven Funktionen ausschlaggebend ist. Deshalb zieht er es vor zu »leiden« (es ist üblich, alles Blut im Operationsfeld sofort abzusaugen, weil Blut die Visualisierung des Gewebes erschwert) und operiert lieber mit etwas Blut (solange es nicht zu viel ist), als die Neuroplastizität des Konnektoms zu zerstören, die für die anschließende Genesung und die Rückkehr in den Alltag erforderlich sein wird.

Um ehrlich zu sein, wünschte ich mir an diesem Tag nur, die Operation wäre endlich vorbei, damit ich ihm von meiner Idee erzählen konnte. Aus Respekt vor ihm wollte ich ehrlich sein. All die Ängste, die Unsicherheit, die Schwierigkeiten auf dem Weg ... Ich konnte nicht mehr. Ich stand kurz davor, alles hinzuschmeißen und Álvaro zu schreiben, dass ich die Medizin aufgeben und mich nur noch mit Soundtracks befassen wollte. Ich hatte mit meinem Vater geredet, weil ich überlegte, auf die Kanaren zurückzugehen, aber er erinnerte mich an meinen Kindheitstraum und sagte: »Du machst das gut. Bald bist du am Ziel deiner Träume, du kannst dich glücklich schätzen.« Ich hatte auch mit Pedro gesprochen, auf den ich mich in Sachen Neurochirurgie immer verlassen konnte: »Du bist in einer privilegierten Situation.« Hin und wieder ist ein Tief wohl unausweichlich.

Nach der Operation wollte ich zwar immer noch unbedingt einen Termin bei Duffau, um ihm zu erzählen, was los war, aber er sorgte dafür, dass ich das alles für zehn Minuten vergaß. Wir führten wieder einmal diese faszinierende Diskussion, in der es in den letzten acht Monaten immer wieder darum gegangen war, ob der Verlust der Selbstwahrnehmung (das Erkennen seiner selbst oder dessen, was uns geschieht) mit dem Verlust der

Metakognition (dem Wissen über das Wissen über unsere verschiedenen Fähigkeiten der Kognition wie Gedächtnis, Aufmerksamkeit und Sprache) gleichzusetzen war. Ich weiß nicht, ob ich je wieder jemanden haben werde, mit dem ich voller Begeisterung über solche Dinge diskutieren kann. Dort zu sein, zwischen all diesen klugen Köpfen, machte mich sehr glücklich. Der positive Umgang in diesem Team gestattete es, auch bei unterschiedlichen Ansichten über bestimmte Konzepte konstruktiv weiterzuarbeiten und Neurowissenschaftler, Neuropsychologen und Neurochirurgen zu inspirieren, einen Schritt weiterzugehen. Deshalb genießt das Zentrum in der Wachoperation weltweit einen derart guten Ruf. Ganz ohne drei Millionen teure Neuronavigatoren, ohne Tricks oder Feuerwerk.

Am Ende dieser Diskussion sagte ich mit diesem Gefühl, das man hat, wenn man mit jemandem reden möchte, aber nicht weiß, wie man anfangen soll: »Professor, ich muss mit Ihnen reden.«

»Um 14 Uhr in meinem Büro«, sagte er mit einem Blick, der mich beruhigte.

»D'accord«, sagte ich in meinem rudimentären Französisch.

Um 13:59 Uhr stand ich bei ihm vor der Tür.

Er rief mich herein. *»Please, come in.«*

Als ich Platz nahm, hörte ich donnernd laut meinen eigenen Herzschlag. Ich war furchtbar aufgeregt, obwohl es eigentlich kein Drama gab, nichts, was nicht zu lösen wäre. Aber es sollte unser erstes Gespräch auf Augenhöhe werden, nicht zwischen Schüler und Mentor. Alles niederzuschreiben, worüber wir sprachen, würde in meinen Augen eine Grenze überschreiten, denn manches erlebt man nur einmal im Leben, und wenn man davon erzählt, verliert es seinen Sinn. Und es ist eine Frage des Respekts. Es ließe sich jedoch mit den Worten zusammenfassen, dass ich nie erwartet hätte, von jemandem Empathie zu erfahren, der mein Weltbild umgekrempelt hat. Denn über die Musik hinaus verbindet uns vieles. Ich bewundere Menschen, die sagen, was sie denken und was sie wissen, ohne sich darum zu scheren, was andere von ihnen denken. Menschen, die ernsthaft etwas verändern. Einfach so. Weil wir alle einen Bezug brauchen, um weiterzugehen. Und ich werde ihm ewig dankbar sein.

Wir schauten einander lange an. Und ich konnte nur sagen: »Danke, Professor.« Diese Umarmung mit den Augen erinnerte mich an meinen Vater. Ich stand auf und ging hinaus. Und als meine Hand auf der Türklinke lag, sagte ich zu ihm:

»Ich glaube, ich habe verstanden, dass im Spiel des Lebens eines gilt: Wenn du einen Schritt weitergehen willst, musst du das Risiko in Kauf nehmen, jemanden zu kränken.«

5

WIR HABEN DIE ERGEBNISSE

14. Juni 2023. Institut Guttmann, Barcelona. 09:00 Uhr.
Um 03:50 Uhr bin ich in Montpellier in den Bus gestiegen, um rechtzeitig für die Besprechung am Institut Guttmann einzutreffen. Nur so kann ich das Pendeln bewältigen: mit Reisen in den frühen Morgenstunden. Das ist mir schon fast zur Gewohnheit geworden.

06:40 Uhr. Während ich kurz vor Girona in Ruhe aus dem Busfenster schaue, klingelt das Telefon. Es ist María aus Los Angeles.

»Wir wollen das Drehbuch *El último verso* von Raquel Trujillo über den Tod von Lorca fürs Theater adaptieren. Und wir brauchen für Film und Theaterstück einen Soundtrack.«

»María, ich kann mir nicht noch mehr Projekte aufhalsen, das geht einfach nicht. Und ich kann es dir auch deshalb nicht zusagen, weil ich davon ausgehe, dass der Rest des Jahres bei mir sehr turbulent verlaufen wird. Außerdem muss ich noch meinen Master im Dirigieren abschließen«, sagte ich ihr mit einem Knoten in der Kehle. Es ist sehr hart, ein schöpferisches Werk abzulehnen, für das du deiner Meinung nach geboren bist. Entsetzlich hart.

»Wir lieben deine Musik. Knaps dir die Zeit dafür ab, egal wie. Wir schicken dir das Drehbuch.«

»María, ich kann nicht!«

»Du kannst alles.«

Bei allem, was geschieht, ist nicht der Umgang mit der Situation das Schwierigste, sondern die Ängste und Unsicherheiten, die damit einhergehen. Ich wusste nicht, ob ich noch einmal in der Lage wäre, vor dem leeren Blatt zu sitzen, keine einzige Note zu schreiben und nicht rechtzeitig fertig zu sein, zumal dies eines jener Projekte sein würde, von denen ich bis dahin nur zu träumen wagte. Jeder Kunst- und Literaturfreund würde alles darum geben zu wissen, wie Lorca starb. Wir alle glauben, dass es wegen seiner politischen Einstellung und sexuellen Orientierung war, aber ist das auch die Wahrheit? Das würden wir so gern wissen. Ich wusste, dass das Drehbuch mich begeistern würde, aber ich hatte Bedenken, nicht alles zu schaffen. Hinzu kam die Sorge, nicht zu wissen, wie ich gerade mit einer kreativen Blockade umgehen sollte, vor der alle Komponisten irgendwann stehen.

Eine Viertelstunde später erreichte mich die Mail mit dem Drehbuch. *El último verso*. Ich öffnete die Datei und hörte erst auf zu lesen, als wir den Nordbahnhof von Barcelona erreichten. Dort stieg ich aus dem Bus, gönnte mir einen doppelten Espresso und ging zum Institut Guttmann. Es war das erste Mal, dass ich persönlich dort war, und mir war bewusst, welche Ehre es war, dass eine derart angesehene Institution mich als Neurochirurg und Neurowissenschaftler im Team haben wollte, mitsamt meinem Interesse an der intraoperativen Kartierung der Emotionen beziehungsweise der sozialen Kognition. Wir waren innovativen Zielen mit potenziell großartigen Ergebnissen auf der Spur. Denken wir vor diesem Treffen darüber nach, was es bedeutet, die Neurowissenschaft verständlich zu machen. Wir leben in einer Epoche, in der die Presse über Kortisol, Oxytocin oder die Suche nach unserer »Vitaminperson«, dem Gegenstück zum toxischen Menschen, berichtet. In der wir glauben, künstliche Intelligenz sei wirklich intelligent, und in der wir bald Roboter mit Bewusstsein haben. Das sehe ich, aber ich glaube, dass wir den Menschen nicht die reale Welt zeigen, sondern nur einen sehr kleinen Ausschnitt. Es mag kategorisch klingen, aber wenn du im Gehirn arbeitest, es dabei in Echtzeit befragst und zu begreifen beginnst, wie diese Netze aus der Interaktion mit anderen Netzen erwachsen und wie daraus unser Verhalten entsteht, wer wir sind, kommst du ins Grübeln. Einen Großteil dessen, was im Gehirn des jeweiligen Patienten abläuft, kann ich nicht erfassen, aber eines weiß ich: Emotionen und soziale Kognition auf Kortisol und Oxytocin zu reduzieren, ist zumindest ungenau. Um nicht zu sagen, ungerecht.

Um 11:05 Uhr bietet mir der Neurowissenschaftler Kilian Abellaneda Pérez den dritten Kaffee an diesem Tag an. Den ganzen Morgen haben wir über die Patienten nachgedacht, die zuvor im Rahmen der klinischen Studie PREHABILITA unter der Leitung von Dr. Josep M. Tormos und Mitwirkenden vom Niveau des Harvard-Professors Dr. Álvaro Pascual-Leone befragt wurden. In nur drei, vier Monaten ist so viel passiert (und, um ehrlich zu sein, das waren die längsten Monate meines Lebens). Mir ist klar geworden, dass Zeit relativ ist. Aber alles schien sich wie ein imaginäres Puzzle zusammenzufügen. Inzwischen wussten wir, dass der Emotionstest (mein *e-motions test*) funktionierte und es uns ermöglichte, bei den operierten Patienten und Patientinnen die Emotionsverarbeitung zu erhalten. Wir mussten die Validierung nur beharrlich fortsetzen. Aber ich glaube, dass die erzielten Ergebnisse nicht nur an dem Test lagen. Es wäre eine absurde Vorstellung, allein durch seine Anwendung derartige OP-Ergebnisse zu erzielen. Vielmehr kommen mehrere Faktoren zusammen. Der Test ist ein Instrument, das aus der intensiven Auseinandersetzung mit den Emotionen und der sozialen Kognition in Zusammenarbeit mit einem großartig koordinierten OP-Team entstanden ist und vor allem auf dem Wissen beruht, wo die Operation beendet werden muss: auf den Stoppschildern. Aber ich wollte noch einen Schritt weitergehen, und dafür brauchte ich ein Team mit Menschen, die eine ähnliche Lebensphilosophie hatten. An diesem Punkt begegnete ich Kilian Abellaneda Pérez, einem brillanten Doktor der Neurowissenschaften, der für die Studie PREHABILITA mitverantwortlich war. Er arbeitet am Institut Guttmann, unterrichtet an verschiedenen Universitäten und kooperiert mit der Universität Harvard. Seine Begabung und seine Abstraktionsfähigkeit sind einmalig. Er war der Kopf, den ich brauchte und den ich in der Welt der Neurochirurgie nicht gefunden hatte. Er dachte in Zahlen! Netzwerke sind keine Zeichnungen, ein Netzwerk ist eine Datenmatrix. Es ist, als würden wir »schöne« Bilder aus dem Sonnensystem sehen – aber die Bilder sind erst der letzte Schritt nach einer starken Verarbeitung von Zahlen, die auf Datenverknüpfungen beruhen.

Es gab bereits den RME-Test (*Read the Mind in the Eyes*), der in der Neurochirurgie dazu diente, jemandem die Gedanken und Impulse an den Augen abzulesen, und aus anderen Bereichen angepasst war, zum Beispiel Störungen aus dem autistischen Spektrum. Die statistische Konsistenz dieser Methode war jedoch gering, und bis zu 25 oder 30 Prozent der Patienten wiesen im Anschluss an eine Wachoperation eine gestörte Empathie auf, selbst wenn man diesen Test während der Operation eingesetzt hatte. Er hatte sich also als einigermaßen nützlich erwiesen, aber wir glaubten, man könne das noch besser machen. Deshalb wollte ich einen neuen Test austüfteln. Es ging nicht um kleine Anpassungen, sondern um einen qualitativen Schritt. Aus dem bisher geschilderten Antrieb heraus erwuchs das Ziel, den ersten Test zu entwickeln, der eigens auf den OP-Saal und die Neurochirurgie zugeschnitten war. Ohne andere Tests anzupassen. Mit einem vor 30 Jahren entwickelten Test, der nur ein statisches, blickvermitteltes Entweder-oder ermöglichte und eigentlich für Menschen mit Störungen aus dem autistischen Spektrum entwickelt worden war, würden wir nicht weiterkommen. Ich fand, dass wir mehr brauchten. Ich wollte das millimetergenaue Beobachten von Akteuren ermöglichen, die komplexe Emotionen darstellen, und dabei das gesamte Gesicht und die Bewegungen zeigen, um so nah wie möglich an das heranzukommen, was wir täglich erleben, wenn wir jemandem ins Gesicht sehen. Und das probierte ich. Erfolgreich. Aber die Validierung wurde zusätzlich dadurch erschwert, dass ich sie unbedingt auch in verschiedenen Sprachen und Ländern vornehmen wollte. Ich war fest davon überzeugt, dass wir das erreichen könnten. Bei dieser Validierung ging es nicht nur um den Nachweis, dass die Patienten weiterhin Emotionen erkennen und empathisch reagieren können, sondern auch um Datenanalyse, um herauszufinden, welches Netzwerk oder welche Netzwerke sich damit während der Operation identifizieren lassen.

»Und wenn wir die Koordinaten jeder Zone, die für die Emotionen der von uns mit dem Test operierten Patienten kritisch ist, erfassen und überprüfen, ob sie einem bestimmten elektrischen Modell für neuronale Netzwerke entspricht?«, fragte ich Kilian etwas zaghaft. Plötzlich war die Angst vor dem Scheitern da. Diese Angst, die wir spüren, wenn wir etwas erschaffen haben und unser Verstand die Hürde des »Und wenn nun alles umsonst war?« vor uns aufbaut. Aber ich spürte, dass der Zeitpunkt gekommen war.

Ich nahm die Daten von jeder kritischen Region für die Emotionserkennung, die wir bei den von uns operierten Patientinnen und Patienten identifiziert hatten. Im Grunde genommen war meine Schlussfolgerung klar: Es schien kein Muster zu existieren. Kein Quadratzentimeter oder Punkt in den verschiedenen Gehirnen entsprach dem eines anderen Patienten. Nicht ein einziges Mal. Man möchte meinen, das müsse bei derart komplexen Funktionen so sein, oder? Wie sonst könnten wir behaupten, dass die Funktionen im Gehirn klar verortet sind? Die fünfte Dimension war zwar bisher nur ein Konzept, aber dennoch klar.

Ich glaube, Kilian und mir ging damals dasselbe durch den Kopf. Was hatte es zu bedeuten, dass wir kein klar erkennbares Muster hatten? Was passierte auf der »elektrischen« Ebene in den wichtigsten elektrischen Netzwerken im Gehirn? Was, wenn es doch ein Muster gäbe und der Test wichtige Punkte in den Netzen identifizierte und wir dazu nur einen anderen, weiteren Blickwinkel bräuchten? Womöglich sahen wir gerade, dass es in Wahrheit keine elektrischen Unterschiede bei der Emotionsverarbeitung in der linken und der rechten Gehirnhälfte gab, auch wenn bisher nur eine Handvoll Patienten analysiert war? Das war eine unserer Hypothesen. Und wir hatten das Gefühl: Gut, wir sehen uns das an. Aber es wurden die schlimmsten 30 Minuten meines Lebens. Denn wenn wir keine auch nur annähernd schlüssigen Daten fanden, obwohl wir wussten, dass der Test funktionieren konnte – weil die operierten Patienten ihre soziale Kognition behielten (Emotionswahrnehmung und Entscheidungsfindung in sozialen Alltagssituationen) –, hätten wir neurowissenschaftlich kein klares Ergebnis. In Zahlen. Greifbar. Als Koordinaten.

»Und wenn wir nun nicht nur analysieren, ob die Daten mit irgendeinem elektrischen Netzwerk im Gehirn übereinstimmen, sondern womöglich für kritische Punkte stehen, an denen verschiedene kognitive Netzwerke zusammenlaufen?«, fragte mich Kilian, ohne selbst an diese Frage zu glauben.

»Du meinst, die Punkte, die der Test findet, könnten jene kritischen Zonen sein, an denen verschiedene große Netze sich vereinen, die für die Kognition maßgeblich sind?«

Für mich klang das wie Science-Fiction. Ja, natürlich hoffte ich, dass die Punkte, die wir elektrisch identifizierten, beispielsweise zum Ruhezustandsnetzwerk gehörten, weil wir die Emotionen anderer nicht wahrnehmen können, wenn uns die eigene Basis, unser »Ich«, fehlt. Aber Punkte, an denen die drei wichtigsten neuronalen Netzwerke höherer Ordnung zusammenliefen? Nicht in meinen kühnsten Träumen! Ich war kurz davor zu sagen: »Nein, einfach eine Analyse, ob eines der Muster mit einem der Hauptnetzwerke übereinstimmt.«

»Es ist fast unmöglich, dass wir solche Daten finden, speziell in Anbetracht einer mehrsprachigen Patientin mit einem Tumor auf der linken Seite, wo die Sprache so vorherrschend ist. Es ist schwer vorstellbar, dass diese kritischen Bereiche für die Emotionen mitten durch so viele Sprachareale dem Muster folgen sollten, das in den Arealen der rechten Gehirnhälfte existieren kann. Aber wir sollten es versuchen«, antwortete Kilian skeptisch.

Sofort klappte er sein Notebook auf, öffnete die Programme, tippte die Koordinaten ein und begann mit der Berechnung und Analyse der Netzwerke. Staunend sah ich ihm bei der Arbeit zu. Unabhängig vom endgültigen Ergebnis hatten wir es getan. Wir hatten versucht, einen Schritt weiterzugehen, und wir würden weiter an dem Nachweis arbeiten, dass alles in Verbindung stand. Aber dafür brauchten wir objektive Daten. Wir mussten etwas finden, das uns anspornte weiterzumachen. Und hier war es – im Institut Guttmann. Das Leben hat mir unglaubliche Menschen zur Seite gestellt. Kilian beendete seine Analysen.

»Ich bin fertig«, sagte er mit einer Miene, die Überraschung oder auch Enttäuschung bedeuten konnte.

»Sag schon. Was hast du gefunden?«, drängte ich und dachte dabei an all das, was wir in den letzten Monaten erlebt hatten.

»Die meisten Zonen, die der Test bei deinen Patienten identifiziert hat, sind Regionen, die die drei Hauptnetzwerke höherer Ordnung betreffen: das Ruhezustandsnetzwerk, das Salienz-Netzwerk und das frontoparietale Netzwerk. Ich schwöre dir, dass ich dieses Ergebnis nicht erwartet hatte. Deshalb will ich es ein weiteres Mal überprüfen. Gib mir die Koordinaten noch einmal, alle einzeln«, verlangte Kilian mit einem freudigen Eifer, den wir nie vergessen werden.

»Bist du sicher? Diese drei Netzwerke? Das heißt, wir können die Hypothese bestätigen?«

»Ich will es noch einmal überprüfen«, sagte er.

Sein Stuhl drehte sich. Er sah mich an. Wir waren in einem Großraumbüro, umgeben von vielen Leuten, aber einen Augenblick vergaß ich die Existenz aller anderen. Ich starrte nur auf den Bildschirm.

»Im Moment sind es nur wenige Patienten, aber ja. In allen Fällen können wir sagen, dass wir konsistente Ergebnisse haben. Ich schwöre dir, damit habe ich nicht gerechnet. Aber es scheint sehr deutlich.«

»Auch in der linken Gehirnhälfte? Sicher?«, hakte ich nach.

»Sicher.« Er grinste über das ganze Gesicht.

Innerlich kamen mir die Tränen. Ich weiß, es waren nur vorläufige Daten. Natürlich. Bis zu diesem Zeitpunkt hatten wir lediglich acht Menschen mit dieser Technik operiert. Natürlich. Aber wir sprachen von Zahlen. Und wenn Zahlen signifikant sind, dann sind sie es. Sie sind selbstverständlich interpretierbar, aber nicht verhandelbar. Zahlen sind, was sie sind. Und auf den ersten Blick erschienen sie solide und belastbar. Wir setzten alle bei solchen Analysen üblichen Filter und Grenzwerte ein. Dreimal kamen wir zu demselben Schluss. Es schien zu stimmen.

Ich überlegte. Wie sollten wir weiterhin Bücher schreiben, in denen es hieß, alle Emotionen passieren die Amygdala? Wie über den präfrontalen Kortex sprechen? Vielleicht stießen wir gerade in mancherlei Hinsicht Veränderungen an. Wenn wir über Gehirnfunktionen sprächen, würden wir das Gehirn nicht mehr als ein aus isolierten Kontinenten bestehendes Gebilde betrachten können. Wir kennen die Kontinente des Planeten Erde. Wir wissen auch, dass wir verschiedene Gehirnlappen besitzen. Aber die Gehirnfunktion müssen wir auf elektrischem Wege ermitteln, nicht darüber, wie das Gehirn von außen aussieht. Wir sollten über die Verbindungen zwischen den Städten reden, die quer über die Kontinente verteilt synchron aufleuchten. Wir sollten über weiträumige, sich bewegende Netze reden, die sich jede Sekunde neu konfigurieren. Wie konnte es dazu kommen, dass wir uns das Gehirn wie etwas Statisches erklären?

»Haben wir mit dem Test tatsächlich eine Karte der Stellen erstellt, in die das frontoparietale Netzwerk, das Salienz-Netzwerk oder das Ruhezustandsnetzwerk verwickelt sind?«, fragte ich Kilian.

»Ja. Besonders deutlich erscheint die Beteiligung des Salienz-Netzwerks, das gewissen neurowissenschaftlichen Modellen zufolge als Schiedsrichter zwischen den beiden anderen fungiert.«

»Okay. Das heißt, wenn diese drei Netzwerke ständig in Schwingung sind und dann an einem konkreten Punkt der elektrische Reiz gesetzt wird und der Patient dann die Emotion nicht erkennt, liegt das daran, dass diese kritischen Punkte irgendwie die ständige Verknüpfung dieser Netze stören?«, fragte ich weiter.

»Ich glaube, ja. Sie wären dann wie diese Punkte, an denen die Stabilität des Zusammenspiels dieser drei Netzwerke höherer Ordnung zusammenbricht«, sagte er und deutete damit auf etwas hin, das bisher in dieser Form kaum untersucht worden war.

Die Bereiche, die wir mit dem Test identifizieren können, gingen über das Mentalisierungsnetzwerk hinaus (bei dem es zum Beispiel um Gesichtserkennung geht). Studien zufolge ist der RME-Test in der Lage, unsere kritischen Knotenpunkte in diesem Netz zu kartieren. Wir hingegen identifizierten gerade die Punkte, an denen die drei wichtigsten Netzwerke für die menschliche Kognition zusammenliefen! Das ging weit über das Mentalisierungsnetzwerk hinaus! *Allein dafür hatte sich all die Mühe gelohnt.*

Es waren vorläufige Daten. Hypothesen. Aber greifbar und momentan schlüssig.

Was bedeutete das alles? Welche Folgen würde es haben? Welchen mentalen Prozess bestimmte der Test, wenn wir damit die Verknüpfung der drei Netze »kartieren« konnten?

»Ich glaube, mir wird gerade etwas klar«, sagte ich zögerlich zu Kilian.

Womöglich ermittelte der Test nicht nur die Wahrnehmung oder das Erkennen von Emotionen, sondern die drei Prozesse, die der Empathie zugrunde liegen: Emotionen erkennen (erste Stufe), sie gespiegelt nachempfinden (zweite Stufe) und als dritte und höchste Stufe das kognitive Reflektieren. Als ob ich dem Patienten in den vier bis fünf Sekunden der Stimulation auch noch Zeit gäbe, kurz darüber nachzudenken, was wir mit dem anfangen könnten, was dieser über den Avatar gezeigte Profischauspieler gerade präsentierte. Das hatte viel zu bedeuten. Es war der entscheidende Schlüssel. Es war tatsächlich eine elektrische Demonstration von etwas, das wir möglicherweise im weitesten Sinne in dem gesamten Prozess, der mit den Emotionen zu tun hatte, gemessen hatten, auch wenn diese These noch durch weitere Patienten gestützt werden musste. Sie mussten die Emotionen sehen, verstehen und je nach Kontext einordnen. Und in den vier bis fünf Sekunden, die unsere »Frage« an das Patientengehirn dauerte, konnten wir keine Wunder vollbringen oder alles messen, aber dennoch geschah etwas, vielleicht sehr viel, und das sehr schnell.

Was wir bis dahin geleistet hatten, war nützlich, aber wir würden um bessere Ergebnisse kämpfen müssen. Warum? Weil bisher bei über 20 Prozent der operierten Patienten, teilweise auch bei denen, die wieder arbeiten können, Familien- und Privatleben und die Emotionen beeinträchtigt sind. Etwas verändert sich. Genau darum wollen wir weiterkommen. Aber auch, weil ich nicht zulassen kann, dass ein Pianist beim Spielen nicht mehr die Melancholie von Joe Hisaishi spürt, das Heroische in der *Neunten Sinfonie* von Beethoven oder das Monumentale in der *Dritten Sinfonie* von Mahler. Weil ich nicht zulassen kann, dass eine Patientin mit einem niedriggradigen Gliom, der ich zu über 15 Jahren Lebenszeit verhelfen kann, zwar ganz normal arbeitet und kommuniziert, im Alltag aber nicht mehr die Emotionen ihres Partners wahrnimmt. Oder dass Davide die Emotionen erkennen kann, die man ihm zeigt, sich aber nicht mehr täglich in ein Sinfonieorchester einfühlen kann, wo das Schwierigste nicht das Dirigieren der Partitur ist, sondern das Wissen, wie man andere anleitet und wie man sich je nach Umständen zu verhalten hat, also die höchste Komponente im Prozess der Empathie.

Doch was ist mit denjenigen Patienten, bei denen nicht der vollständige Prozess der Empathie erhalten bleibt, sondern nur ein Teil? Unterzieht man solche Patienten Tests für die verschiedenen Einzelprozesse der Empathie, so lässt sich beobachten, dass sie bei der Überprüfung der Reaktion in einer bestimmten sozialen Situation (dritte Stufe, Reflexion) zwar normale Werte aufweisen, aber bei Tests, die lediglich die Emotionswahrnehmung ermitteln (erste Stufe, Perzeption), keine normalen Werte erzielen, sondern unterdurchschnittliche. Wie ist das möglich? Es scheint daran zu liegen, dass diese drei Komponenten im Empathie-Prozess einander kompensieren können. Wenn eine dieser Säulen versagt, übernehmen die beiden anderen und halten stand. Wohingegen bei einem anderen Teil dieser Patienten genau das Gegenteil geschieht: Sie können die Emotionen in den Gesichtern perfekt wahrnehmen und innerlich spiegeln, aber im sozialen Kontext nicht die richtigen Entscheidungen treffen. Und bedenken Sie, dass wir in den meisten Kliniken dieser Welt nicht auf Neuropsychologen hoffen dürfen, die bewerten, wie es unseren Patienten später geht und wie sie sich entwickeln!

Auf einem Kongress hörte ich einmal die Aussage: »Die komplexen kognitiven Funktionen erholen sich nach der Operation irgendwann von selbst.« – »Wirklich?«, dachte ich. »Das stimmt doch nicht! Aber wo sind die neuropsychologischen Tests? Hast du ausgewertet, wie sich das Privatleben deiner Patienten qualitativ entwickelt hat? Und *welchen* Test hast du dafür verwendet? Hast du deinen Patienten gefragt, ob er wieder arbeitet? Hast du mit den Kindern gesprochen, um herauszufinden, ob ihr Vater sich vielleicht schwerer beherrschen kann? Was meinst du, wenn du von kognitiven Funktionen sprichst? Wie sollen wir das nachvollziehen, wenn wir nur überprüfen, ob ein Patient spricht oder sich bewegt? Das ist unmöglich. Man bräuchte viele Stunden, um zu wissen, was für einen Menschen man vor sich hat und wem man den Schädel aufmacht. Eine mehrstündige neuropsychologische Evaluation, denn solche mentalen Funktionen sind unsichtbar. Es sind jede Menge Tests erforderlich, um nicht nur jeden Prozess, sondern auch die Unterprozesse dahinter zu bewerten.« Über solche Fragen redete ich mit Anne-Laure Lemaitre, der überaus intelligenten und liebenswürdigen Neuropsychologin von Duffau. Als sein Schüler (der ich mein Leben lang bleiben werde) fühlte ich mich verpflichtet, den nächsten Schritt zu wagen.

»Du bist nicht hier, um Montpellier zu verlassen und meine Ergebnisse zu reproduzieren.« Er legte eine Pause ein und sah mir in die Augen. »Du bist hier, um sie zu verbessern. Um weiterzugehen. Und damit du dich weiter um die Emotionen, die Kognition und den menschlichen Geist kümmern kannst. Damit du als Neurowissenschaftler weitermachen kannst, der neurochirurgisch tätig ist, nicht bloß als Neurochirurg. Weil das Gehirn nicht dazu da ist, damit wir es vereinfachen. Das Gehirn ist kompliziert, und ich will meine Botschaft nicht vereinfachen, damit andere sie verstehen. Denn nach über 30 Jahren in diesem Metier verstehe ich so langsam gewisse Dinge.«

Er lächelte. Ich nickte.

»Ich werde nicht stehen bleiben, Professor. Das schwöre ich. Ich ziehe hinaus in die Welt und nehme Ihre Herangehensweise mit. Ich weiß, wer ich sein will«, antwortete ich.

»Und vergiss nie, dass jede Operation deine wichtigste Komposition ist und in dem Moment beginnt, in dem du dem Patienten in die Augen siehst.«

6

WARUM HAST DU GEWEINT?

Fecho os olhos, vejo-te perto
Quero por tudo que isto dê certo
Vai-me contando do aí dentro
Oxalá digas que sentes o mesmo
Sei que o amanhã pode não ser
Pois vivamos agora o que tem de ser
E pensa-me esta noite
Sei que estou longe mas conto
os dias p'ra te ver

»OXALÁ«, MARO, PORTUGIESISCHE SÄNGERIN[20]

15. Mai 2023. Sète, Frankreich. 14:00 Uhr.
In meinen Kopfhörern läuft »Oxalá« von Maro.

Bei meinem letzten Aufenthalt in Sète, dem Venedig des Languedoc, hatte mich Augusto Esmeraldo begleitet, ein brasilianischer Neurochirurg, der für einen Monat bei Duffau weilte. Es war sein zweiter Aufenthalt in Montpellier gewesen. Irgendwie fanden wir uns sympathisch und wurden Freunde. Und da saß ich nun, ein gutes halbes Jahr später, die Füße im Wasser, und trank meinen Kaffee, erfüllt von Heimweh und Melancholie. Ich dachte darüber nach, dass ich mich nach fast einem Jahr in Frankreich, obwohl Hunderte von Neurochirurgen in der Klinik zu Gast gewesen waren, mit fast niemandem ernsthaft angefreundet hatte. Vielleicht war das meine Wesensart oder dieser Lebensabschnitt. Als ob Erwachsensein einen an einen Ort führt, den man nicht mehr mit der ganzen Welt teilen möchte. Aber mit Augusto fühlte ich mich trotz der unterschiedlichen Lebensabschnitte komplett im Gleichklang. Wir wussten vom ersten Moment an, dass gerade eine großartige Freundschaft begann. Ich habe mich bei Freunden mit deutlich mehr Lebenserfahrung stets sicherer gefühlt. Es ist wohltuend, wenn jemand uns auf Gefahren hinweist, uns Chancen bietet und uns daran erinnert, dass das Leben ein Marathonlauf ist, auf dem Glück eine Frage der Entscheidung ist.

Auf den Kanaren hatte ich alles zurückgelassen. Ich löste einen Arbeitsvertrag, der mir die nächsten 20 Jahre ein ruhiges Leben garantiert hätte. Dort hatte ich eine Universität und hätte auch problemlos weiter forschen können. Ich hatte meine Freunde. Aber ich musste gehen. Ich konnte mich nicht mit alledem begnügen, obwohl es keineswegs wenig war. Als Kind glaubte ich, wenn ich einmal Arzt wäre, wäre alles perfekt. Dieser Gedanke erfüllte mich auch während meines Studiums, und ich freute mich auf den Moment meines Examens, darauf, meine Eltern zu umarmen. Danach merkte ich, dass ich dieses Ziel zwar erreicht hatte, aber noch nicht glücklich war. Ich dachte, vielleicht wäre mein eigentliches Ziel die Neurochirurgie. Wenn ich das schaffen würde, wäre alles perfekt und ich glücklich. Aber auch das reichte nicht. Mir wurde bewusst, dass wir noch so angestrengt den Berg hochsteigen können, immer in der Hoffnung, dass auf dem Gipfel alles gut wird, es aber in Wahrheit darauf ankommt, den Weg voll auszukosten. Wenn du oben bist, geht es nicht weiter. Das ist eine Tür ins Leere. Wegen dieser mangelnden Reife musste ich in Wahrheit erst einen anderen Schritt machen und irgendwie lernen, den Weg zu schätzen. Genau das geschah in Montpellier, wo ich mich noch einmal mit etwas auseinandersetzen musste, das uns allen schwerfällt: der Einsicht, dass wir nichts wissen. Erst als ich Duffau aus nächster Nähe operieren sah und begriff, wie er alles so klar durchschaute, verstand ich, dass es mir in Wahrheit um den Prozess ging zu wissen, dass ich nichts wusste. Ihm war alles klar, wenn er sich rechts oder links neben dem OP-Tisch vor seinen Patienten stellte und von außen all die tiefen Bahnen visualisierte, die in dessen Gehirn verliefen. Er wusste genau, wann er mit der Resektion des Tumors aufhören musste, weil er all die tiefen Verbindungen perfekt identifiziert hatte und darum begriff, was wie geschehen würde. Diese Form der Neurochirurgie war etwas ganz anderes als das, was man mich gelehrt hatte.

Aber zeitweise frustrierte sie mich auch. Ich kam voran, als gelänge mir alles ganz schnell und auf Anhieb, obwohl ich frustriert war oder mir gar wie ein Hochstapler vorkam. Ein Verlag hatte mir angeboten, über mein Leben und die von uns angepeilten Fortschritte der Neurochirurgie ein Buch zu schreiben. Ernsthaft? Es war doch erst wenige Jahre her, dass ich den Ort verlassen hatte, an dem die Sonne in Europa zuletzt unterging, eine Insel mit 80 000 Einwohnern, La Palma. Mich beschlich das Gefühl: »Und wenn es nun nicht reicht?« Es macht einem Angst, wenn man auf einmal hört: »Du bist mein Vorbild.« Anfangs wusste ich nicht, wie ich damit umgehen sollte, und beim Schreiben dieses Tagebuches erging es mir ebenso. Und bis in dieses Kapitel 6 entdecke ich noch immer mich selbst. In diesen kurzen Sätzen. Wenn ich die Dinge so erzähle, wie ich sie erlebe. Ich kann mit 30 Jahren kein Lehrbuch der Neurochirurgie verfassen; das versuche ich auch gar nicht. Aber ich kann erzählen, was in meinem Kopf vorgeht und warum ich glaube, dass wir in der Neurochirurgie und in unserem Verständnis für die Gehirnfunktion weiterkommen können. Das ja!

Ich erinnere mich an meine ersten Gespräche mit Guillaume Herbet, einem Neuropsychologen aus dem Team von Professor Duffau und einem der genialsten Neurowissenschaftler unserer Zeit. Als ich aus seinem Büro kam, sagte ich: »Ich weiß gar nichts. Ich muss nachdenken.« Aber ich verstehe nicht, wieso ich das manchmal als etwas Negatives angesehen habe. Wieder einmal hatte ich vergessen, dass es darauf ankommt, den Weg zu genießen. An keinem anderen Ort auf der Welt fände man mehr Wissen auf diesem Gebiet, das schwöre ich. »Wenn ich erst einmal mit den anderen zusammen drei Artikel geschrieben habe, werde ich ruhiger sein«, sagte ich mir. Nein! Der Schlüssel liegt darin, voll auszukosten, dass sich alles derart gefügt hat. Als ich nach Montpellier kam, hatte ich keine Ahnung, ob ich ganz auf mich gestellt zurechtkommen konnte. Ich wusste auch nicht, wovon ich nach den nächsten sechs Monaten leben sollte. Nichts war mehr sicher. Ich wusste nicht, dass auf einmal etwas geschehen würde, worüber ich an Universitäten und auf Kongressen in aller Welt Vorträge halten würde oder dass man mich zu drei TEDx-Talks einladen würde. Ich weiß nicht, was passiert ist oder wann genau das war. Aber vor ein paar Wochen hat es klick gemacht, und ich hatte auf einmal das Gefühl, dass etwas aus meinem Leben die Leute vielleicht wirklich angesprochen hat und etwas von meiner Erkenntnis durchgedrungen ist. Ich merkte es an den freundlichen Worten, die mich per E-Mail, über Instagram oder auf der Straße erreichten. Plötzlich kam in Madrid jemand auf mich zu, um mir zu sagen, wie sehr ich ihn inspiriert hätte, etwas aus sich zu machen. Oder ich saß mit meinem Vater in De María beim Abendessen, und eine Mutter bat mich um ein Foto für ihre Tochter, die gerade ihr Studium abschloss und Neurochirurgin werden wollte. Ich weiß nicht, wie es dazu kam oder wann genau das war, aber jedenfalls ist das der Zeitpunkt, an dem man die Verantwortung akzeptiert und den Weg genießt. Das Leben wird schon wissen, was uns erwartet.

WARUM HAST DU GEWEINT?

Ich saß schon zwei Stunden so da, die Füße im Wasser. Während ich das Drehbuch las, für das ich die Musik schreiben sollte, wurde der Nachmittag allmählich kühler. Parallel dazu hatte ich inzwischen mehr über Federico García Lorca und die Generación del 27 gelesen, der er angehörte. Da kam eine Nachricht. Es war Louis, der Sohn von Juliette, der mir mitteilen wollte, dass es seiner Mutter gut ginge. Seit ein paar Tagen ging sie wieder zur Arbeit und konnte ein normales Leben führen. »Danke, dass ich meine Mutter zurückhabe.«

Ein paar Wochen früher. 10:30 Uhr.
Wir haben die erste Phase abgeschlossen, das heißt alle kritischen Funktionen im Gewebe rund um Juliettes Tumor im linken Frontallappen kartiert. Wieder einmal zeigte sich die neuroplastische Kapazität des Gehirns, denn es war in der Lage, die neuronalen Netzwerke so umzustrukturieren, dass alle kritischen Punkte außerhalb der vom Tumor befallenen Zone lagen. Trotz der beträchtlichen Größe des Tumors war uns ein Zugangsweg geblieben, sogar ein relativ einfacher. Die Schwierigkeit bestand wie üblich darin, von Anfang an im Blick zu behalten, wo wir innehalten mussten – welche Stoppschilder wir im Konnektom vorfinden würden. Auch in diesem Fall war

das entscheidend, um die Konnektivität zu erhalten, damit die Städte auf den verschiedenen Kontinenten (die großräumigen neuronalen Netzwerke) sich weiter synchronisieren und gleichzeitig an- und ausschalten konnten. Eine korrekte Kartierung der Hirnrinde hilft nichts, wenn wir die Kabel zwischen den Leuchten in den Städten durchtrennen. Gar nichts.

Nachdem wir fast 90 Prozent des Tumors entfernt hatten, näherten wir uns den tief liegenden kritischen Punkten. Wie immer in dieser zweiten Phase (der Aspiration des Tumors) musste die Patientin Aufgaben ausführen: Objekte benennen, die sie auf dem iPad gezeigt bekam, immer wieder Assoziationsaufgaben zur Bedeutung lösen (verbale Semantik) und ständig den rechten Arm bewegen (immer die Gegenseite zur Lage des Tumors). Auf diese Weise überwachten wir Aufmerksamkeit, Exekutivfunktionen, Sprache und Bewegung. Jede Veränderung, jeder Fehler gestattete uns, die Operation in Echtzeit umzulenken, innezuhalten oder zu Plan B überzugehen. Das Ziel ist immer ein Gleichgewicht zwischen höchstmöglicher Tumorresektion und Bewahrung der Lebensqualität.

Ganz unten seitlich war ich neben der unteren Frontalwindung schon tief eingedrungen, als Juliette erste Schwierigkeiten mit der Artikulation entwickelte. Mit der bipolaren Elektrode überprüfte ich, ob ich mich gerade meinem ersten Stoppschild näherte. Ich suchte nach dem FAT (Frontaler Aslant Trakt).

»Wir machen den Boston-Test [Test zur Objektbenennung] und machen mit der ständigen Armbewegung weiter«, sagte ich zu Natalia, der Neuropsychologin.

»Das ist ... ein Glas«, fuhr Juliette fort. »Das ist ... eine Schere. Das ist ... ein Schraubenzieher. D-d-das-i-i-ist ...«

»Hier Stottern«, warnte die Neuropsychologin.

»Gut. Ich bin am FAT. Wir machen weiter.«

»Das ist ein Ha-ha-ha-me-mer.«

»Wieder Stottern.«

Ich hatte die untere Grenze identifiziert, an der der FAT die untere Frontalwindung erreichte. Wir markierten dieses Stoppsignal in der Tiefe des Gehirns, um es visuell zu kennzeichnen, und gingen auf die Suche nach der nächsten Grenze. Dieser Moment, in dem es darum geht, die Stoppschilder zu erkennen, ist die Phase, in der das Gehirn *dich* prüft. An dieser Stelle liegen die tiefen Nervenbahnen, die du erhalten musst, und es gibt keinen unfehlbaren Neuronavigator, der dir exakt sagen kann, wo sie sind. Wenn du den elektrischen Reiz zu früh oder zu spät einsetzt, wirst du ihn nicht finden und nicht wissen, wo du stoppen musst, und wenn du es zu spät tust, weil du es nicht rechtzeitig gemerkt hast, bedeutet das, dass du bereits geschnitten hast und die Sache erledigt ist. Das darf nicht passieren! In diesem Moment bin ich wie in Trance, so als würde der Rest der Welt nicht existieren und als hätte sich meine zeitliche Wahrnehmung verschoben.

Der Tumor reichte bis zum *Nucleus caudatus* (einem Neuronenbündel, das zu einer sehr ursprünglichen Hirnregion gehört und das wir immer respektieren müssen). Dieser Bereich ist an wichtigen Funktionen wie der Bewegungsabfolge oder den Exekutivfunktionen beteiligt. Um dorthin zu gelangen, ihn zu identifizieren und zu erhalten, muss man den seitlichen Ventrikel öffnen, eine Gehirnstruktur, die einen erheblichen Teil der Zerebrospinalflüssigkeit beherbergt. Dort war neben dem Tumor eine gräuliche Substanz zu sehen, in der wahrscheinlich der *Nucleus caudatus* steckte, der immer diese Farbe aufweist – etwas dunkler als der Tumor. Ich brauchte den Nachweis. Während Juliette weiter die ihr gezeigten Objekte benannte, nahm ich die Elektrode zur Hand.

»Das ist ... ein Baum. Das ist ... ein Baum. Das ist ... ein Baum.« Sie wiederholte sich zweimal, obwohl sie in Wirklichkeit erst einen Baum, dann einen Schmetterling und dann ein Schlüsselbund gesehen hatte.

»Hier Perseveration!«, rief die Neuropsychologin, als sie hörte, dass die Patientin beharrlich am letzten Wort festhing.

Wir hatten den *Nucleus caudatus* stimuliert. Das war mein tiefes Stoppschild. Bei der Stimulierung dieses Punktes war die Patientin nicht mehr in der Lage, die nächste Aufgabe durchzuführen, nämlich das nächste Objekt zu benennen, das wir ihr zeigten. Anstatt uns zu sagen, dass sie einen Schmetterling sah, blieb sie beim vorherigen Reiz: dem Baum. Wahrscheinlich hatte die Stimulierung den *Nucleus caudatus* vorübergehend abgeschaltet und damit das frontoparietale Netzwerk unterbrochen (das auch als Netzwerk für die zentrale Exekutive bezeichnet wird, weil seine Aufgabe darin besteht, eine Aufgabe auszuführen oder zu realisieren). Deshalb konnte die Patientin sich nicht auf die neue Aufgabe »konzentrieren«. Sie blieb bei der vorherigen, ohne von diesem Reiz ablassen zu können. Das ist eine sehr spezifische Eigenschaft des *Nucleus caudatus*, die uns gestattet, ihn zu identifizieren, damit wir ihn nicht mit dem Tumor entfernen.

Damit blieb nur noch der letzte Haltepunkt, der IFOF. Er lag gleich neben dem *Nucleus caudatus* und erstreckte sich von hier aus wie eine Schnellstraße zur Hirnoberfläche, konkret zum dorsolateralen präfrontalen Kortex. Wir erinnern uns: Der IFOF ist eine Neuronenverbindung, die praktisch das gesamte Gehirn durchzieht und Informationen zu den verschiedenen Hirnlappen bringt. Gleichzeitig erhält er in einem großen Teil der weiträumigen neuronalen Netzwerke das elektrische Gefälle aufrecht. Er übermittelt (oder transportiert) Informationen zur sprachlichen Semantik (Bedeutung von Dingen), zur Emotionserkennung oder zur Selbstevaluation. Deshalb bezeichnen wir ihn als multimodale Verbindung, vermutlich die wichtigste in den Tiefen unseres Nervensystems.

»So, wir sind an der tiefen Grenze. Wir nehmen den PPT-Test [Test zur semantischen Assoziation], denn ich nähere mich dem IFOF«, sagte ich, fast ohne nachzudenken.

Ich wollte sicher sein, dass ich mit dieser Bahn den IFOF gefunden hatte, der zum dorsolateralen präfrontalen Kortex führte. Im gleichen Moment begannen wir mit der Suche nach unserem letzten Stoppschild, um exakt festzustellen, wo wir mit der Tumorentnahme aufhören mussten. Die Operation war aufwendiger gewesen als sonst. Schon die Textur der Läsion war etwas »härter« gewesen als bei einem niedriggradigen Gliom üblich. Das hatte das normale Absaugen erschwert, und es hatte auch etwas mehr geblutet. Es war also keine leichte Arbeit gewesen. Aber ich musste den IFOF finden, um zu wissen, ob wir unsere Grenzen erreichten. An diesem Punkt hatte ich die Elektrode ständig in der linken Hand und den Sauger in der rechten.

Juliette begann mit dem PPT-Test, bei dem sie jeweils zwei von drei Elementen auswählen musste, die miteinander in Verbindung standen. Ich stimulierte wiederholt, um sicherzugehen, dass die Grenze erreicht war, während ich den Tumor absaugte.

»Katze und Hund«, sagte die Patienten sehr schnell, obwohl sie seit über zwei Stunden Aufgaben ausführte. »Iglu und Eskimo. Vorhang und Tür.« Sie antwortete mit Überzeugung, obwohl sie gerade nicht das Fenster, sondern die Tür mit dem Vorhang assoziiert hatte. Das war falsch.

»Semantischer Fehler«, warnte die Neuropsychologin.

»Tafel und Kaninchen«, ging es weiter, anstatt mit Tafel und Kreide.

»Wieder semantischer Fehler.«

»Sag mir, wie es dir geht, Juli. Hast du gemerkt, dass du ein paarmal falsch geantwortet hast?«, fragte ich sie.

»Nein. Ich finde, ich habe es richtig gemacht. Ich bin müde, aber ein bisschen länger kann ich noch«, antwortete sie. Da wusste ich, dass die Patientin erste Schwierigkeiten hatte, ihre eigenen Fehler wahrzunehmen. Sie konnte sich selbst nicht mehr überprüfen. Sie hinterfragte sich nicht mehr (Metakognition).

Mir war klar, dass ich den IFOF gefunden hatte. Das letzte Stoppschild. Dennoch war weiter vorn noch eine kleine Zone übrig, die wir untersuchen mussten. Ich musste herausfinden, ob ich dort weitermachen durfte, ohne den IFOF zu schädigen.

»Ich brauche noch mal die bipolare Elektrode. Wir machen mit dem PPT-Test weiter.«

»Ich habe stimuliert.« Es folgt Schweigen. Und plötzlich beginnt Juliette zu weinen. Als die Stimulierung abbricht, hört das Weinen automatisch auf.

»Jesús, hast du stimuliert?«, fragt Natalia.

Ich antworte nicht. Ich bin zu konzentriert. Ein paar Sekunden später stimuliere ich erneut. In diesem Moment lacht Juliette während der fünf Sekunden Stimulierung laut los. Als ich die Elektrode vom Hirngewebe löse, hört sie auf.

»Was ist los, Juli? Sag mir, was du spürst«, fordere ich sie auf.

»Alles in Ordnung, Doktor. Dauert es noch lange?«, fragt sie, als hätte sie nichts von dem mitbekommen, was gerade passiert ist.

Juliette erlebte etwas, das wir als »Anosognosie« bezeichnen: Dass sie gerade wie aus heiterem Himmel erst geweint und dann laut gelacht hatte, war ihr ebenso wenig bewusst wie der vorherige Ausfall bei der semantischen Assoziation (PPT-Test). Ihre Fähigkeit zur Selbstbeobachtung und zur Überprüfung dessen, was sie gesehen hatte, war irgendwie unterbrochen worden. Das ist ein Fehler der Metakognition, also des Ich-Bewusstseins, das sich während der Stimulierung des IFOF verzerren kann.

Damit war klar, dass die Operation beendet war. Wir hatten alle Grenzen ausgelotet, die ihr Gehirn vorgab. Ich sah auf die Uhr: Es waren zwei Stunden und 43 Minuten vergangen. Inzwischen war Juliette sehr erschöpft. Wir mussten aufhören.

»Juli, wir haben die tiefen Bahnen in deinem Gehirn erreicht, genau wie wir es besprochen hatten. Herzlichen Glückwunsch. Du hast großartig mitgemacht. Wir machen jetzt noch ein paar ganz kurze Tests, um sicher zu sein, dass alles perfekt ist. Dann darfst du wieder schlafen. Ruh dich aus. Bald hast du das alles hinter dir«, sagte ich mit Blick zur Anästhesistin.

Aus neurowissenschaftlicher Warte gab es bei diesem Fall zwei interessante, relativ unbekannte Aspekte. Der eine betraf jene Veränderung der Metakognition, die üblicherweise mit der Stimulierung und nachfolgenden Diskonnektion des IFOF einhergeht. Der andere war natürlich die vorübergehende Auslösung einer so komplexen Reaktion wie Lachen oder Weinen. In beiden Fällen müssen wir meiner Meinung nach in Bezug auf weitere Studien und eventuelle Schlussfolgerungen bedenken, dass derartige Phänomene selten auftreten, was ihrer Erforschung Grenzen setzt. Ohne ausreichende Datenmengen kann man in der Wissenschaft keine Schlüsse ziehen. Zudem müssen wir das Paradox des Lokalisationismus vermeiden: Wenn ich die Elektrode auf einen Punkt setze, erfolgt dort eine elektrische Störung, und das bringt uns leicht auf die Idee, dass dieser Punkt bei *allen* Patienten für genau diese Veränderung zuständig ist. Wir wissen jedoch bereits, dass es nicht so ist. Nicht alle reagieren gleich. Besonders, wenn wir die fünf Variablen des Systems einbeziehen – auch die Neuroplastizität im Laufe der Zeit und die individuelle Variabilität –, ist das leichter nachzuvollziehen. Den Punkt, an dem die Patientin Schwierigkeiten mit der Selbstwahrnehmung hatte, definieren wir mithilfe der drei Dimensionen räumlich, zum Beispiel: -2, -15, -28 (auf den Achsen x, y, z). Wir müssen uns klarmachen, dass dieser Punkt lediglich die kritische Zone ist, an der ein Netzwerk zusammenläuft, das unablässig in Bewegung ist. Wenn wir dieselbe Patientin Jahre später noch einmal operieren müssten, wäre dieser Punkt nicht mehr am selben Ort, und wenn wir exakt diesen Punkt bei einem anderen Patienten reizen würden, würden wir nicht dieselbe Reaktion provozieren. Wir müssen die kognitiven Funktionen als Ergebnis der Interaktion nicht lokalisierter Netzwerke betrachten, nicht als das Ergebnis einiger isolierter Zonen, die in jedem Gehirn an der gleichen Stelle liegen.

Wie wir wissen, zählt der IFOF zu jenen tiefen Bahnen und Ozeanen, die eine perfekt orchestrierte Verbindung der neuronalen Netzwerke in unserer Hirnrinde aufrechterhalten. Normalerweise würde man davon ausgehen, dass alles, was infolge der Stimulierung dieser tiefen Nervenbahnen geschieht, auf dem vorübergehenden Verbindungsabbruch der Netzwerke beruht, die der IFOF elektrisch versorgt. Es ist, als ob die Puzzleteile sich während dieser fünf Sekunden nicht einfügen lassen, und das bewirkt Störungen, wie sie in diesem Buch und diesem Kapitel beschrieben wurden. Wenn wir von »tiefen Bahnen« sprechen, beziehen wir uns auf Millionen neuronaler Axone, nicht auf die Neuronen an sich, sondern auf ihre Fortsätze, deren Aufgabe darin besteht, Informationen aus den Zonen in der Hirnrinde, die weit voneinander entfernt sind, zu übermitteln, damit diese Städte auf den diversen Kontinenten verknüpft bleiben. Wir müssen uns ins Gedächtnis rufen, dass diese weit auseinanderliegenden, orchestrierten Städte (Netzwerke) der eine Faktor sind. Die tiefen Ozeane (IFOF, *Fasciculus arcuatus*, FAT und so weiter), die für die Verbindung zuständig sind, sind der andere Faktor. Hier liegt für mich der Schlüssel zum Verständnis des Paradigmenwandels. Und auf diesem Denkansatz müssen wir jegliche Hypothese aufbauen, die sich uns angesichts von neurowissenschaftlichen Fragen stellt.

Also: Sind Weinen und Lachen eine vorübergehende Auslösung eines emotionalen Zustands? Ist das eine Emotion?

Wenn man 40 Physiker fragt, welche Ereignisse bei einem schwarzen Loch ablaufen, antworten alle gleichlautend mit dem »Ereignishorizont«. Der lässt sich mit Formeln und Zahlen definieren. Fragt man 40 Neurowissenschaftler, was eine Emotion ist, so erhält man garantiert 40 verschiedene Antworten. Emotionen sind schwer zu definieren oder von Gefühlen und Empfindungen abzugrenzen, weil sie nicht auf diese oder jene Zahl reagieren, sondern auf eine subjektive Erfahrung, wie wir sie als Menschen Tag für Tag machen und die wir nicht zwangsläufig definieren müssen, um zu wissen, dass sie existiert. Dennoch können wir es versuchen. Wir könnten eine Emotion als einen funktionalen Zustand definieren, der aus einer Vielzahl intern und extern eingehender Signale (Inputs) erwächst, die eine subjektive Erfahrung erzeugen, die unsere Reaktionen oder unser Verhalten beeinflussen kann. Aber gibt es keine knappere Definition? Ich glaube doch. Gehen wir noch einen Schritt weiter.

Wir Neurowissenschaftler versuchen seit Langem, Emotionen zu klassifizieren, um die angeblich primitiven (Angst oder Freude) von den komplexen oder sozialen (Melancholie, Neid, Sehnsucht, Scham und so weiter) abzugrenzen. Es gibt auch Klassifizierungen in positive und negative Emotionen. Das ist eines der wenigen Gebiete der Neurowissenschaften, in denen man sich auf keine Definition einigen konnte. Es gibt sie nicht. Sucht man in Pubmed[21] nach »*emotions*« oder »*what is an emotion?*«, so findet man keine zwei identischen Definitionen. Wie soll man da ruhig bleiben? Aber ich wiederhole mich …

Kein Neurowissenschaftler oder Neurochirurg kann dir besser beantworten, wie es ist, eine Emotion zu fühlen, als du selbst. Niemand! Womöglich ist die Erklärung, was eine Metaemotion ist, das Einzige, was wir beisteuern können. Ja, es gibt Gruppierungen in der Wissenschaft, die inzwischen von Metaemotionen sprechen. Wir verstehen, dass es im *Homo sapiens sapiens* bei unseren subjektiven Erfahrungen immer eine übergeordnete Bewusstseinsstufe gibt. Wir können einen höheren Bewusstseinszustand in Gang setzen, um über das Bewusstsein selbst nachzudenken: Ich kann mir bewusst machen, dass ich ein bewusstes Wesen bin. Das ist die Metakognition. Genau wie wir über unser Gedächtnis oder unsere Sprache nachdenken können (zum Beispiel, wenn uns ein Wort auf der Zunge liegt und wir wissen, dass es uns entfallen ist), können wir auch über eine Emotion nachdenken. Sie zu empfinden, ist das eine, uns bewusst zu machen, dass wir sie empfinden, ist etwas anderes, und das kann sich in die Emotion, die wir gerade erleben, einmischen oder sie sogar überlagern. Gestatten Sie mir den kleinen Luxus, in diesem Abschnitt auf Begrifflichkeiten einzugehen. Zum Beispiel empfinde ich Traurigkeit (Metaemotion) aufgrund von vorweggenommenem Heimweh (Emotion), weil ich weiß, dass dieses Buch bald fertig ist und ich nicht mehr quasi wie in einer Psychotherapie alles erzählen kann, was mir passiert. Und wann immer ich »Bachata rosa« von Juan Luis Guerra höre, empfinde ich Melancholie (Metaemotion) angesichts von etwas, bei dem mich eine Gänsehaut überkam (Emotion), als ich es zum ersten Mal hörte. Und über Emotionen zu sprechen, ist sehr kompliziert. Es ist, als würde man über Sprache reden, so viele Dimensionen oder Ebenen sind darin enthalten. Ein Prozess bei den Emotionen ist das Erspüren, ein anderer, sie im Gesicht der Mutter zu erkennen, wieder ein anderer, sie in sich zu »spiegeln«, wenn man das Gesicht sieht. Darüber hinaus können wir über diese Emotion nachdenken, sie kontrollieren und sie obendrein an den gegenwärtigen Kontext anpassen. All dies gehört zur menschlichen Emotion, einem unendlichen komplexen Konstrukt. Deshalb sollten wir vorsichtig sein, wenn wir dieses Phänomen erforschen oder bekannter machen und es lieber nicht auf Oxytocin oder Kortisol reduzieren.

Kehren wir erneut zur reinen Neurowissenschaft und den neuronalen Netzwerken zurück.

Ein Tränenausbruch oder ein Lachanfall scheint keine Emotion an sich zu sein, sondern vielmehr ein Ungleichgewicht in der bewussten Emotionskontrolle – der Emotionsregulation. Um das zu verstehen, sollten wir uns bewusst machen, dass wir während eines Gesprächs vielleicht am liebsten weinen würden, aber stattdessen ein Lächeln aufsetzen. Das ist kognitive Emotionskontrolle, mit der wir Emotionen kontextgerecht regulieren. Definitionsgemäß ist Emotionsregulation ein Zusammenspiel von Prozessen, die in einem konkreten Moment in die Kontrolle und den Ausdruck der gerade empfundenen Emotionen eingreifen. Ohne diese Ebene wäre das Gesamtphänomen der Emotionen störend und würde uns tagtäglich beeinträchtigen, bei der Arbeit wie im Beziehungsleben. Laut jüngsten Studien zu neuronalen Netzwerken und Emotionsregulation scheint dies von großen Netzwerken abhängig zu sein, darunter das frontoparietale Netzwerk (das wir inzwischen schon recht gut kennen), das seine Beziehung zum Salienz-Netzwerk (oder zum Cingulum-Operculum) wie ein flexibler Hub regulieren kann. So sorgt es dafür, dass wir die Emotion wahrnehmen und uns schnell an Kontext oder Umgebung anpassen. Nur auf diese Weise können wir (immer mit dem Vorbehalt, dass hier von Einzelfällen die Rede ist!) die Hypothese wagen, dass das, was bei der Patientin J. M. bei der Stimulierung des IFOF auftrat (wo Informationen aus weit entfernten Abschnitten der Hirnrinde transportiert werden, die zu verschiedenen Netzwerken gehören), vorübergehend den Austausch dieser Informationen durch Netzwerke unterbrochen hat, die an der Emotionsregulierung beteiligt waren – besonders, da dies zweimal nacheinander möglich war. Ein Lachanfall und ein Tränenausbruch.

Können wir demnach Lachen und Weinen an diesem Punkt im Gehirn lokalisieren? Nein, auf keinen Fall! Das würde zumindest gegen die Unmöglichkeit der Lokalisierung verstoßen, über die wir gesprochen haben, als es um komplexe Gehirnfunktionen wie die Emotionen ging. Wie bereits ausgeführt – und wie wir noch sehen werden – lassen sich komplexe Gehirnfunktionen kaum an einem konkreten Punkt lokalisieren, weil sie aus dem unablässigen Austausch zwischen diversen neuronalen Netzwerken erwachsen, die sich wellenförmig an verschiedenen Punkten im Raum begegnen. Wir müssen uns das wie ein Flechtwerk vorstellen, wie ein riesiges, mobiles, wogendes Gewebe, das nur dann so komplexe Funktionen wie ein Gefühl erzeugt, wenn es bestimmte Verbindungen zwischen Netzwerken erzeugt. Wer die neurowissenschaftliche Literatur sichtet, findet mehrere derartige Ereignisse während Wachoperationen. Und obwohl solche Phänomene »seltsam« erscheinen, weil sie so selten vorkommen, ließen sich dank der Arbeit in einem Zentrum, in dem das Team um Professor Duffau mehr als 2500 Operationen durchgeführt hat, all diese Dinge, die vielen Neurochirurgen geradezu mystisch vorkommen dürften, häufiger beobachten. Denn das Gehirn hat wenig Mystisches an sich. Für fast alle Ereignisse hat die Neurowissenschaft eine Erklärung oder zumindest einen Erklärungsansatz. Darauf gehen wir in Kapitel 8 näher ein. Ich glaube, dass das Mystische, das mit dem Gehirn verknüpft wird, lediglich ein Element ist, für das wir noch keine Erklärung gefunden haben. Buchstäblich.

1968 berichtete Sem-Jacobsen erstmals von einem Lachanfall während einer Operation infolge einer Elektrostimulation dessen, was wir als das limbische System bezeichnen. Später wurden verschiedentlich weitere Fälle beschrieben. In einigen davon verstiegen sich die Autoren zu der Aussage, sie hätten in dieser Region den Sitz des Lachens gefunden. Doch wie wäre das möglich? Derartige Reaktionen während der Stimulierung kommen nur vereinzelt vor. Unter 500 Fällen finden sie sich maximal bei vier oder fünf Patienten. Wenn wir das Gehirn jedoch als Metasystem mit fünf Variablen betrachten, nicht nur mit den drei räumlichen, erkennen wir, dass es unmöglich ist, die Bewegungsfähigkeit mit Aufmerksamkeit oder Emotionen gleichzusetzen. Wir können nicht nachvollziehen, was geschieht, wenn man eine Zone im Gehirn stimuliert und dadurch einen Ausfall provoziert, solange wir eine Basisfunktion wie die Bewegung als im Grunde das Gleiche ansehen wie Funktionen, die zur Kognition und zu menschlichen Emotionen beitragen. Während einer Operation können wir die Region ausfindig machen, die das Aussprechen von Worten blockiert (den ventralen prämotorischen Kortex), weil das eine Zone von geringer Plastizität ist, bei der individuell kaum Variabilität besteht. Deshalb wählen wir sie in der Regel als Hilfspunkt für das individuelle Mapping. Außerdem können wir die Zone bestimmen, in der es selektiv ganz konkret darum geht, den Arm zu bewegen. Doch die kognitiven Funktionen verhalten sich anders! Sie sind von verschiedenen Netzwerken gleichzeitig abhängig. Das Modell des Planeten Erde mit seinen fünf Kontinenten, bei dem auf Kontinent A die Bewegung bestimmter Körperzonen liegt, kann uns bei Basisfunktionen (Bewegung und körperliche Sensibilität) gute Dienste leisten, aber nicht in Bezug auf Emotionen, Verhalten oder Persönlichkeit. Deshalb müssen wir erneut auf unser Beispiel mit den gleichzeitig beleuchteten Städten auf verschiedenen Kontinenten zurückgreifen. Im Einklang mit der Theorie der Metanetze von Herbet und Duffau können wir bei der Blockade der Armbewegung tatsächlich sagen, dass diese Zone für die Armbewegung zuständig ist. Wenn wir jedoch eine semantische Störung auslösen, also zur Bedeutung von Objekten, sitzt an diesem Punkt nicht die sprachliche Semantik, sondern wir haben einen kritischen Punkt im Netz berührt. Und das Gleiche gilt für die Emotionsregulation, auf die wir in diesem Fall gestoßen sind.

Dennoch berufen sich fast alle bisher veröffentlichten Fälle zu solchen vorübergehenden Lach- oder Weinepisoden auf veraltete Ansichten von einem modular aufgebauten Gehirn, das aus Fragmenten besteht, und bei allen Menschen gleich angelegt ist. Man spricht sogar vom limbischen System (dem fundamentalen System für die Emotionen) und seinem Hauptbestandteil, dem Papez-Kreis. Wir wollen nicht behaupten, dass der Papez-Kreis nicht existiert (nicht wie beim Broca- und Wernicke-Areal, das ist etwas anderes). Der Papez-Schaltkreis oder Papez-Leitungsbogen steht zwar immer wieder zur Diskussion und basiert auf alten Vorstellungen, umfasst jedoch verschiedene primitive Regionen im Gehirn, denen die Komplexität der beiden Gehirnhälften fehlt (um die es in diesem Tagebuch in erster Linie geht) und die verschiedene Funktionen im Zusammenhang mit Emotionen haben (siehe Abbildung 13).

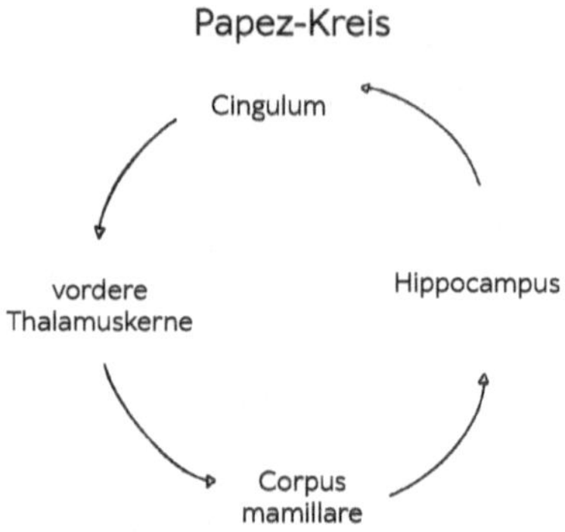

Abbildung 13. Papez-Kreis und seine Schlüsselstrukturen

Doch was würde geschehen, wenn wir den Papez-Kreis betrachten, eine breitere Perspektive einnehmen und die fünf Variablen oder Dimensionen einbeziehen? Sehen wir uns das einmal an. Wir wissen, dass der Hippocampus eine Schlüsselstruktur für das Gedächtnis ist. Wir wissen auch, dass das Cingulum wahrscheinlich die wichtigste Ein- und Austrittspforte für emotionale Inhalte in unserem Gehirn ist. Und wir wissen, dass die Amygdala am Erleben negativer Emotionen wie Furcht beteiligt ist. Aber die Evidenz zeigt von Mal zu Mal klarer, dass wir diese Modelle in eine Vorstellung von neuronalen Netzwerken integrieren müssen, die ständig in Bewegung sind und deren Dynamik individuell unterschiedlich ist. Die Frage, ob das Gedächtnis im Hippocampus sitzt, stellt sich nicht, weil dieser lediglich eine Zone ist, die an dieser Funktion beteiligt ist. Das Gedächtnis ist ein weiteres unendlich komplexes Konstrukt dieser Art. Wir müssen das limbische System als Bestandteil von allem betrachten, das mit dem Empfinden von Emotionen zu tun hat, nicht als abgegrenzte Einheit! Dabei ist zu bedenken, dass ein großer Teil dieser Vorstellungen aus alten Tierversuchen stammt und dass es damals noch keine so fortschrittlichen Instrumente zur Verarbeitung der elektrischen Informationen im Gehirn gab. Nehmen wir einmal die Amygdala. Wenn wir mit unserer Kamera dorthin zoomen, erkennen wir nur, dass die Amygdala aktiv wird, sobald wir in einer Situation in Panik geraten oder Angst haben. Aber was ist, wenn wir unseren Blickwinkel weiten und registrieren, wie sich das gesamte Gehirn über Zeit und Raum hinweg aktiviert und deaktiviert? Dann fällt nicht nur die Amygdala auf, sondern auch eine Aktivierung des vordersten Teils des Cingulums und der Insula. Ohne unser Netzwerkkonzept würden wir weiter glauben: »Diese drei bis vier Regionen sind diejenigen, die bei Furcht aktiv werden.« Allerdings haben die vordere Insula und das Cingulum entscheidenden Anteil am Salienz-Netzwerk. Deshalb ist alles, was man uns über die Amygdala und Angst erzählt hat, reduktionistisch. Wir müssen von einem Netzwerk sprechen. Wenn wir Caravaggios *Medusa* sehen, springt eben nicht nur die Amygdala an. Ein isolierter Punkt im Gehirn vermag gar nichts. Es geht vielmehr um Interaktion in großem Stil: von Amygdala mit Insula, Cingulum und Thalamus. Und das ist unser Salienz-Netzwerk.

Wenn wir eine Oboe hören, während das gesamte Orchester ein *tutti*[22] spielt, erklingt diese Oboe nicht allein. Erklingt sie? Ja, natürlich. Hört man ihren Klang deutlich heraus? Ja, das stimmt, aber dennoch hört man nicht nur sie. Im Orchester ist sie Teil einer ganzen Instrumentengruppe, der Holzblasinstrumente (Salienz-Netzwerk), in der auch die Flöten (Insula anterior), die Klarinetten (Cingulum) und andere wie das Fagott »aktiviert« sind. Diese Gruppe (oder das Salienz-Netzwerk) synchronisiert sich ihrerseits mit den Blechblasinstrumenten (Ruhezustandsnetzwerk) und den Streichern (frontoparietales Netzwerk). So stellen wir uns die Funktionsweise des Gehirns vor, auch wenn es uns schwerfällt, sie vollständig zu verstehen. Wie Duffau gern sagt: »Das Gehirn ist nicht dazu da, dass wir es vereinfachen«, und ich bemühe mich, dies nicht zu tun, nicht einmal in einem populärwissenschaftlichen Buch, weil ich weiß, dass meine Leserinnen und Leser in der Lage sind, dies anhand der präsentierten Beispiele nachzuvollziehen. Auch hier beschränkt Lokalisationismus das Verständnis, wie das Gehirn funktioniert. Wenn das gesamte Orchester spielt und wir nur darum, weil die Oboe *fortissimo* bläst, sagen, dass sie diesen Klang hervorbringt, dann ist genau das lokalisationistisch.

Das gilt auch für das Gedächtnis. Wir sollten den Hippocampus nicht als den Ort betrachten, an dem das gesamte Gedächtnis sitzt. Vielleicht ist er eher eine Region innerhalb des Unternetzes des autobiografischen Gedächtnisses aus dem Ruhezustandsnetzwerk? Nur so erhalten wir Daten, die uns zeigen, wie Gedächtnis und Emotionen über die über das gesamte Gehirn verteilten Netzwerke hinweg aufeinander Bezug nehmen, in denen Amygdala und Hippocampus Schlüsselbereiche darstellen. Aber nichts weiter als das. Sie sind Teile innerhalb von weiträumig selbstorganisierten Netzwerken.

Es wurden schon viele Modelle zur Emotionsverarbeitung beim Menschen beschrieben, aber bisher basiert keines davon auf Wachoperationen, die der einzige Weg sind, die kritischen Punkte für Funktionen zu ermitteln – im Rahmen der Unsicherheit und Ortsungebundenheit, die wir von den Netzwerken kennen, die die komplexen Funktionen des menschlichen Gehirns regulieren. Dass wir über den Einsatz eines elektrischen Reizes den kritischen Punkt im Zusammenspiel eines Netzwerks finden können, gestattet uns, ganz langsam zum Bewusstsein vorzurücken. Dennoch sind viele Fälle vonnöten, viel Erfahrung und robuste statistische Ergebnisse (ganz abgesehen von einem großartigen Team!), damit wir ein neues kognitiv-emotionales Modell vom menschlichen Gehirn ersinnen können, das die Neurowissenschaft der Emotionen in den kommenden Jahren wahrscheinlich beständig weiterentwickeln wird.

Eines erscheint jedoch klar, nicht nur in diesem Kapitel, sondern auch in dem, was wir in diesem Buch schon gesehen haben und was noch kommt: Der IFOF, jene tiefe Verbindung, der Ozean, der einen Großteil unseres Gehirns verknüpft, scheint eine unverzichtbare, multimodale Autobahn zu sein, die mehrere Funktionen gleichzeitig erfüllt. Dabei geht es um Semantik oder das Konzept von Dingen (sowohl in Bezug auf Sprache als auch insgesamt), um die Emotionserkennung und wahrscheinlich auch unmittelbar um die Regulierung oder Verarbeitung von Emotionen. Es würde bedeuten, dass ein Teil der Emotionsregulation oder unseres jeweiligen emotionalen Zustands unter anderem über den IFOF der beiden Gehirnhälften aufrechterhalten wird, und zwar derart, dass bei einer Stimulierung und vorübergehenden Störung seiner Funktion ein emotionales Ungleichgewicht entsteht, das sowohl Weinen als auch unvermitteltes Lachen auslösen kann.

Heißt das nun, dass der Papez-Kreis falsch ist? Nein. Es ist nur genauso wie mit Broca, Wernicke oder Penfield: Unser Wissen schreitet voran und überholt uns in dem Maße, wie wir verstehen, dass wir bisher zu reduktionistisch gedacht haben. In Bezug auf andere Fachgebiete der Medizin oder der Wissenschaft ist das Gehirn die einzige »Einheit«, die für sich allein erforscht werden muss, denn es steckt voller Paradoxe und Geheimnisse. Deshalb brauchen wir eine offene Denkweise. Vielleicht sollte man an den Universitäten keine unverrückbaren Wahrheiten mehr vermitteln, sondern allmählich akzeptieren, dass 50 Pro-

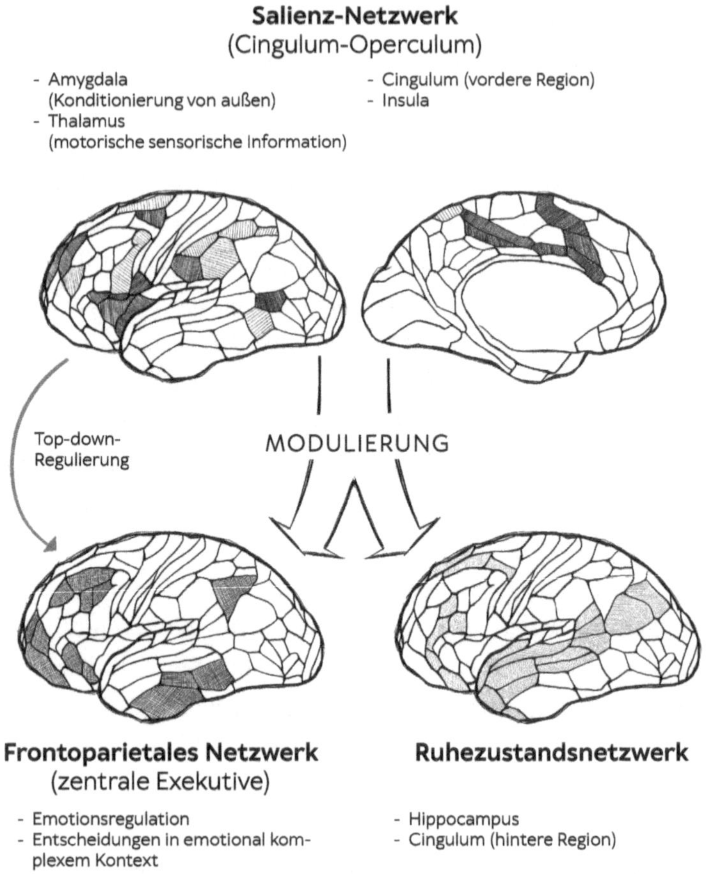

Abbildung 14. Skizzierung der Netzwerke in Form einer Hypothese, über die wir uns an die Emotionsregulation herantasten können. Hier betrachten wir Bereiche, die wir traditionell als getrennt voneinander kennen (Amygdala, Hippocampus, Cingulum und so weiter), lediglich als Gebiete innerhalb von Netzwerken, die unablässig in Bewegung sind. Und aus dem Informationsfluss zwischen den verschiedenen Netzwerken entstehen beispielsweise Emotionen und ihre kontextabhängige Kontrolle.

zent von dem, was wir dort unterrichten, einem ständigen Wandel unterliegt. Anstatt von Fehlern zu sprechen oder davon, wer recht hat und wer nicht, sollten wir uns ständig vor Augen führen, dass jede und jeder der Studierenden, die in unseren Vorlesungen sitzen, die Person sein kann, die bisherige Gewissheiten in Zweifel ziehen könnte. Die uns womöglich irgendwann erklärt, dass der IFOF das nächste Element ist, das wir zum möglichen »Schaltkreis« der Emotionen hinzufügen müssen. Oder vielleicht – was realistischer erscheint –, dass die Bestandteile des bekannten Papez-Schaltkreises lediglich Elemente sind, die zu verschiedenen Netzwerken gehören, die ständig im Wandel begriffen sind und sich neu modellieren – wie Wolken, die der Wind über den Himmel bläst. Auch wenn uns ein Fixpunkt im Gehirn viel lieber wäre – als hätten wir es mit dem Oberschenkelknochen oder dem Dünndarm zu tun. Wir sollten die Unsicherheit und das Schöne an neuen Erkenntnissen über die neuronalen Netzwerke akzeptieren, denn am Ende scheint etwas Greifbareres, mit Zahlen Darstellbares zu winken – jenseits unserer Vorstellung davon, wie das Gehirn funktioniert, die anhand dessen entwickelt wurde, welche Teile bei bestimmten Erkrankungen Schaden nehmen. Nur deswegen sagen wir bisher: »Diese Funktion sitzt hier, jene dort.« Aber so funktioniert das nicht. Wir müssen unser Objektiv neu ausrichten.

Ich denke, dass es in den kommenden Jahrzehnten darauf ankommen wird, dass wir die Unsicherheit akzeptieren, die damit einhergeht, wenn wir von Netzwerken sprechen anstatt von konkreten, isolierten Hirnregionen. Wir dürfen die Ballerina in Rot im Ballett von George Balanchine nicht mehr als Hauptdarstellerin betrachten. Nur so verstehen wir, dass die gesamte Aufführung damit steht und fällt, wie sie sich mit dem Ensemble abstimmt, damit koordinierte Bewegungsabläufe entstehen.

Wenn ich nach alledem also auf der Basis dieses Falls eine Hypothese aufstellen sollte, würde ich davon ausgehen, dass es eine bilaterale Emotionskontrolle gibt (als Kontinuum), die bei der Stimulierung gewisser Punkte auf einer der beiden Gehirnhälften eine Störung in den analysierten Netzwerken erzeugen kann. Diese Störung hat ein Ungleichgewicht der Emotionsregulation zur Folge, und das wiederum lässt Gelächter oder Tränen zu. Ich würde jedoch niemals behaupten, dass man durch die Berührung eines bestimmten Punktes im Cingulum oder am IFOF eine konkrete, bei fast allen Patienten reproduzierbare Emotion hervorruft. Nein. Ganz sicher nicht!

ICH SCHLIESSE DIE AUGEN UND HABE TODESANGST

»Es ist alles sehr gut verlaufen«, sagte ich zur Familie, während ich den Chirurgenkittel und die Maske abnahm. Juliettes kleiner Sohn Louis blickte zu mir hoch und hielt dabei die Hände vors Gesicht. Voller Angst.

Dann kam er zu mir und umarmte mich aus vollem Herzen. In seinen Augen sah ich mich selbst. Es hätte auch meine Mutter sein können ... Juliette erinnerte mich an sie: eine charakterstarke Frau, aber liebevoll und immer hilfsbereit, unglaublich sensibel und von dem Drang erfüllt, die Ihren zu unterstützen. Manchmal brauchen Patienten und ihre Angehörigen nur eine Umarmung. Und vielleicht täusche ich mich, aber wir umarmen uns viel weniger, als uns guttäte. Ich denke bis heute daran zurück, wie Dr. Víctor Marín meine Mutter nach der Operation meines Onkels in die Arme nahm. Danke, Víctor, dass du alles getan hast, was möglich war. Das war alles, was wir brauchten, und dafür werden wir dir immer dankbar sein. Andererseits lehrt man uns im Verlauf von Studium und Weiterbildung, wie ein Arzt mit seinem weißen Kittel und mit seinem Schreibtisch Distanz zwischen sich und den Patienten schafft. Mir erscheint das absurd, nachdem wir schon so oft selbst Patienten oder Angehörige waren (und sein werden). Ich finde nicht, dass es eine solche Trennlinie zwischen den Patienten und uns geben muss. Es ist eine nonverbale Botschaft: *Ich bin hier, du bist dort.* Mir persönlich gefällt es, wenn sie mir die Hand geben, wenn sie mich an dem Tag umarmen, an dem ich mit so etwas konfrontiert war. Juliette war die Betroffene, diejenige, die das alles durchgemacht hatte, und wie so oft übernahm sie in dieser Situation die Führung und zeigte sich stärker als der Rest der Familie. All die Jahre bestaune ich die Kraft jedes einzelnen Patienten, wenn sie erfahren, dass sie einen Hirntumor haben. Daraus habe ich gelernt, dass der Mensch einen unglaublichen Überlebensinstinkt hat, den wir mitunter unterschätzen. Die Kraft der Liebe. Für die Menschen, die wir lieben, sind wir zu allem fähig. Und das ist der Punkt, an dem ich begreife, dass ich mich den Rest meines Lebens noch so anstrengen kann – wer wird der Liebe drei Koordinaten im Gehirn zuweisen? Niemand! Und es spielt nicht einmal eine Rolle.

In diesem Kapitel haben wir so faszinierende Themen angesprochen wie die Metakognition (das Wissen, *dass* wir etwas wissen, oder die bewusste Wahrnehmung, dass wir bewusste Wesen sind), aber auch das vorübergehende Auslösen von Lachen oder Weinen. Und obwohl wir über beides jeweils ein ganzes Buch bräuchten, würde ich gern eine kleine Anmerkung zu etwas machen, das 2023 auf der ganzen Welt Dauerthema war: Bewusstsein und künstliche Intelligenz. Alle Welt scheint plötzlich Experte dafür zu sein. Ich würde jedoch gern anhand einiger kurzer Beispiele etwas weitergehen. Stellen Sie sich vor, wie schwierig es wäre, über Bewusstsein zu sprechen, wenn wir uns nicht einmal einigen könnten, ob wir alle die schwarze Farbe dieser Buchstaben auf dieselbe Art sehen. Oder ob das Blau des Himmels über uns für alle gleich ist. Ja. Genau das. Obwohl wir die Farben physikalisch über die Wellenlänge bestimmen können, ist das subjektive Erleben, das jedes einzelne Gehirn erzeugt, einzigartig und nicht vergleichbar. Eine solche absolut subjektive Erfahrung, die wir in keiner Weise beweisen können, weil sie in unserem Geist entsteht, und die wir nicht in eine Dose stecken und an jemand anderen weiterreichen können, bezeichnet man als »Quantum«. Und genau deshalb werden wir niemals wissen können, ob die Person, die uns sagt, dass es ihr schlecht geht, weil sie über etwas traurig ist und es bereut, und vielleicht sogar weint, all das wirklich empfindet oder nur so tut als ob. Weil wir nicht in ihren Kopf steigen können, in ihr Bewusstsein! Uns bleibt daher nur eines übrig, nämlich der Prozess der Empathie und der Versuch, nicht nur die Mimik zu betrachten, sondern auch andere, indirekte Gesten, um selbst zu spüren, ob wirklich alles passt, was unser Gegenüber uns sagt und zeigt. Wenn wir Liam Neeson in *Schindlers Liste* sehen, empfinden wir Schmerz, Schuld und Reue. Und obwohl uns das so real erscheint, ist es gespielt. Einen Moment lang hatten wir das Gefühl, es wäre wahr, aber nein, er tut nur so. Das heißt, dass all unsere Urteile über das Bewusstsein (oder das Gewissen) von anderen als Außenstehende erfolgen. Wir können nur Rückschlüsse ziehen, sie erahnen, aber nicht fühlen. Wir können uns hundertprozentig sicher sein, weil wir dem anderen nicht in den Kopf blicken können. Das bedeutet, dass sich das Bewusstsein in der Person selbst abspielt und absolut subjektiv ist. Deshalb würde es nichts ändern, wenn man jetzt ChatGPT fragen würde, ob es friert oder ob es weiß, was Kälte ist, und es würde bejahen. Es wäre lediglich ein perfekter Schauspieler. Ich will damit sagen, dass es nicht dasselbe ist zu sagen, dass man sich einer Sache bewusst ist, wie sich ihrer wirklich bewusst zu sein. Siri oder Alexa werden niemals verstehen, was es für dich bedeutet, wenn du ihnen sagst, dass gerade Sonntag ist. Sie wissen nicht, dass ein Sonntag für dich grau und kalt ist und du sonntags Heimweh hast. Sie können nur aus dem, was sie gelernt haben, ableiten, wie es wohl ist, Dinge wie ein Mensch zu machen. So tun als ob. Sie können jedoch keine eigenen Schlüsse daraus ziehen, weiterdenken, neue Hypothesen erstellen. Ich gehe davon aus, dass wir gegenwärtig die Macht der künstlichen Intelligenz gegenüber dem Bewusstsein überschätzen. In den bisherigen Kapiteln haben wir reale Bewusstseinsstörungen aus dem echten Leben gesehen und eine Ahnung von der ungeheuren Komplexität entwickelt, mit der das Gehirn all unsere Funktionen abwickelt. Deshalb sollten wir vorsichtig bleiben. Zum gegenwärtigen Zeitpunkt ist künstliche Intelligenz kein Allheilmittel. Gleichzeitig stellt sie ein außerordentlich nützliches Werkzeug dar, um Funktionsmuster in den neuronalen Netzwerken zu dechiffrieren. Und dafür nutzen wir sie. Aber nicht, um so zu tun, als wären wir allwissend. Davon verstehen wir noch viel zu wenig, auch wenn in den USA schon erste Computerchips ins Hirn gesetzt werden. Wissen und Erfindungsgabe lassen sich nicht mit Geld kaufen.

Sète, Frankreich. 19:00 Uhr.
Die Sonne versinkt langsam am Horizont. Es wird Zeit, das Notebook zuzuklappen, Zeit für einen letzten Spaziergang am Meer, ehe es wieder nach Montpellier geht. Kurz bevor ich die-

ses Kapitel schrieb, hat mich Augusto eingeladen, im März 2024 mehrere Vorträge in verschiedenen Städten Brasiliens zu halten und einige Operationen durchzuführen, um unsere Technik zu zeigen. Von dort aus geht es weiter nach Chile. 2024 winken erste Erfahrungen auf der anderen Seite des Flusses. Also werden wir wieder rudern.

Rema,
rema,
rema …

7

DER PATIENT HAT ABGESCHALTET

Was in den USA noch passieren wird, weiß ich nicht, aber in Frankreich fragen mich meine Patienten voller Sorge, ob sie nach der Operation noch sie selbst sein werden oder ob sich ihre Persönlichkeit verändern wird, und deshalb operiere ich sie im Wachzustand, um nach Möglichkeit die Kognition zu erhalten. Das wird eine Maschine niemals können, weil sie weder versteht, was eine Emotion ist, noch weiß, wann die Operation stoppen muss. Vergessen wir bitte nicht den Patienten.

PROF. DR. HUGUES DUFFAU, FRANZÖSISCHER NEUROCHIRURG

Als ich diesen Satz auf einem Kongress in den Niederlanden hörte – ich glaube, das war im Juli 2018 –, setzte mein Herz kurz aus. Ich konnte nur noch denken: *Warum kannte ich Professor Duffau nicht, ehe das alles mit meinem Onkel passierte?*

29. Juni 2023.
Ich schreibe heute in aller Frühe in Lublin, Polen, und es ist kein gewöhnlicher Donnerstag. Der Kaffee ist fast leer, und während ich den Regen an die Fenster prasseln höre, schalte ich im Zim-

mer die Lautsprecher an und höre »Ojalá« von Silvio Rodríguez, bevor ich weiterschreibe. Aus unerfindlichen Gründen ging mir die Erinnerung an sein Konzert im WiZink Center in Madrid durch den Kopf. Einen Block weiter ist das Krankenhaus von Lublin zu sehen. Ich beginne mit der Selbstbeobachtung und habe das Gefühl, dass mein Körper nicht mehr kann. Aber wie könnte ich jammern? Einerseits stehe ich seit Monaten unter enormem Stress, viel mehr, als ich früher für erträglich gehalten hätte. Andererseits ist es uns gelungen, unsere Ergebnisse in einem anderen Land mit einer anderen Sprache und Kultur zu belegen, an einem Patienten, an dessen Gehirntumor sich seit zwölf Jahren niemand herangewagt hat. Die Verantwortung, die auf meinen Schultern lastete, war gewaltig. Am Tag vor der Operation sollte ich einen Vortrag über unsere »Philosophie« halten und erklären, wie wir die Wachoperation nutzen, um die Hirnfunktionen maximal zu schonen und dabei dennoch einen höheren Anteil des Tumors zu entfernen. Ich gebe zu, dass ich bei jedem Vortrag voller Begeisterung bin, unabhängig davon, was für ein Publikum vor mir sitzt. Es macht mir Spaß. Als ich über das Konnektom sprach, fühlte ich mich ruhig und sicher. Es war praktisch ein Prolog für das, was wir tags darauf im OP-Saal tun würden, wenn wir Marek operierten. Ob ich eine Analyse zu Mahlers *Fünfter Sinfonie* vortrage oder über meinen Vorschlag für ein neues Konzept vom Gehirn spreche, das die fünf Dimensionen einbezieht, macht für mich keinen Unterschied. Ich stellte also den Fall vor und erklärte, warum ich diesen Tumor durchaus für operabel hielt und dass dies längst hätte getan werden müssen. Dass man mich für diesen Fall hinzugebeten hatte, bedeutete nicht, dass ich recht hatte. Wir alle kennen nur einen Teil der Wahrheit. Aber dieser Fall erschien mir klar. Und diese Sichtweise diesem Forum darzulegen, das aus Studierenden der Medizin bis hin zu emeritierten Professoren bestand, war keine geringe Sache. Der Fall war kompliziert, weil man bei Marek vor Jahren ein niedriggradiges Gliom gefunden hatte, ihm wegen der Lage des Tumors in der Insula aber nur zu Biopsie und Bestrahlung geraten hatte. Seitdem hatte sich sein Leben verändert. Er hatte keine Familie, und laut Aussage von Paweł, dem Neurochirurgen, der mich zu diesem Eingriff eingeladen hatte, war der Patient deprimiert und hatte zu fast gar nichts mehr Lust. Nach mehreren Jahren war nun auf einer neuen MRT-Aufnahme zu sehen, dass der Tumor in aggressives Wachstum übergegangen war und nun offenbar in einen hohen Tumorgrad überging. Deshalb sage ich, dass auf unseren Schultern große Verantwortung lastete.

Als ich fertig war, erwartete ich die Fragen der erfahrenen Neurochirurgen, die eine ganz andere Auffassung vertraten als ich, stur modular, aber mit 30 Jahren mehr Erfahrung als ich bei Eingriffen im menschlichen Gehirn. Und das verdiente selbstverständlich meinen Respekt.

»Warum glaubst du, dass dein Test bei Patienten während der Operation Emotionen messen kann, wenn Emotionen doch ein subjektives Phänomen sind, das sich bei jedem anders äußert?«, fragte mich am Ende Professor Trojanowski.

»Ich glaube, wir können uns darauf einigen, dass die Liebe zu anderen ein universelles Phänomen ist. Würden Sie dieses Gefühl nach einer Operation nicht uneingeschränkt weiter spüren wollen? Lieben ist nichts Subjektives. Ich gehe davon aus, dass die Liebe oder das Verhalten keine Koordinaten haben, sondern auf einem verschlungenen Mosaik kognitiver Funktionen beruhen. Allerdings bin ich in der Lage, kritische Punkte in dem Netzwerk zu identifizieren, das nicht nur für die Emotionserkennung und damit die Bewahrung der Empathie zuständig ist (Mentalisierungsnetzwerk), sondern auch für die Selbsteinschätzung, die unverzichtbar ist, um alles andere zu evaluieren. Die Liebe selbst kann ich nicht orten, aber es ist möglich, Netzwerke höherer Ordnung zu identifizieren und zu erhalten, die komplexe Verhaltensweisen ermöglichen, damit der Patient nach der Operation noch er selbst ist.«

»Viele der kognitiven Störungen, die du erwähnst, bessern sich nach der Operation nicht mit der Zeit. Solche Funktionen zu kartieren, könnte uns dazu verleiten, weniger Tumorgewebe zu entnehmen.« Er beharrte auf seiner Ansicht.

»Das ist nicht richtig. Welche Doppelblindstudien haben das bewiesen? Keine. Es ist nicht wahr. In den Studien der Neurochirurgie erwähnt einzig das Team von Duffau die kognitiven Folgen bei Patienten nach dem Eingriff, und sie sind die Einzigen, die sich darum bemühen, Methoden zu finden, um dies zu verbessern«, antwortete ich mit einer Mischung aus Selbstvertrauen, Leidenschaft und etwas Wut. Dieses Argument hatte ich schon viel zu oft gehört – als würde es wahrer werden, wenn man es nur oft genug wiederholt. »Etwa 30 Prozent derer, die wegen eines Gehirntumors operiert werden, weisen hinterher Veränderungen der sozialen Kognition, der Emotionen und des Verhaltens auf, egal ob rechte oder linke Gehirnhälfte betroffen waren. Trotz der Neuroplastizität, deretwegen die komplexen Funktionen, die wie Teile eines Kartenhauses über das gesamte Gehirn verzweigt sind, sich leichter erholen, erreichen die kognitiven Funktionen nicht wieder ihren vorherigen Zustand. Auch das haben Duffau und sein Team beschrieben. Das eigentliche Problem besteht darin, dass nur sehr wenige von Neurochirurgen verfasste Studien dieses Thema ansprechen. Sie verteidigen die Nichtkartierung der kognitiven Funktionen mit dem Argument, ›weil die sich erholen‹, obwohl sie nicht einmal ein festgelegtes Protokoll haben, um derartige Funktionen zu analysieren, und zwar vor, während und nach dem Eingriff. Standardmäßig konzentrieren wir uns bis heute auf Sprache und Bewegung. Wenn wir sehen, dass der Patient spricht und sich bewegt, sagen wir, dass alles gut wird. Nein! Wenn wir die mentalen Funktionen nicht gezielt abtesten, können wir nicht wissen, wie es unserem Patienten geht. Wenn wir uns bei der Wachoperation auf die Kognition konzentrieren, können wir Gewebe jenseits des Tumors entfernen, indem wir die Stoppsignale in den tiefen Bahnen identifizieren. Das haben wir bewiesen. Weil wir genauer wissen, was wir entnehmen können und was nicht.«

Ich sprach mit größtem Respekt, aber doch entschlossen, meinen persönlichen Sieg gegen den Lokalisationismus und scheinbaren Konformismus gegenüber der Komplexität im Gehirn aus Sicht der Neurochirurgie davonzutragen (siehe Abbildung 1, Seite 30). Ich hatte gerade mit Duffau einen Artikel veröffentlicht[23] – über die Stoppschilder im Gehirn und über die Notwendigkeit, eine integrative Perspektive zur Gehirnfunktion einzunehmen, welche die Netzwerke und deren Interaktionen einbezieht und individuell beschreibt, wo, wie und warum die Resektion jeweils endet, den Beweggrund dafür und die Ergebnisse, die beweisen, wie wichtig dies ist.

Am Ende der Konferenz kam Professor Trojanowski freundlich auf mich zu, reichte mir die Hand und sagte: »Herzlichen Glückwunsch. Du tust etwas, was noch kein anderer vermochte, und das mit einer ansteckenden Begeisterung, die mich neugierig macht. Das habe ich seit Jahren nicht mehr erlebt.«

Seine Worte trösteten mich. Ich habe sehr viel Respekt vor Menschen mit Erfahrung, ganz gleich, ob sie meine Ansichten teilen oder nicht. Dieser Mann hatte unzählige Leben mehr gerettet als ich. Aber wieder einmal sollte sich zeigen, dass das Gehirn uns immer noch übertrumpft und dass wir Neurochirurgen eigentlich nur lernen, wie man einen Tumor herausschneidet und absaugt. Wir befassen uns mit der Anatomie, dem sichtbaren, »makroskopischen« Teil des Gehirns, aber nicht mit der Frage, wie es funktioniert, und ein Großteil davon ist für das Auge letztlich unsichtbar. Deshalb brauchen wir eine Sichtweise, die Neurowissenschaften, Mathematik, Physik, Elektrizität und weitere Disziplinen integriert. Wie sonst sollen wir begreifen, dass eine Handvoll Neuronen sich selbst reguliert und ihre Verbindungsmuster so kombiniert, dass unser Geist sich entfalten kann?

Ich verließ den Vortragssaal. Ich hatte in dieser Klinik in Polen vor Fachärzten, Studierenden und dem Chefarzt ein paar Dinge kommentiert. Ohne näher ins Detail zu gehen, doch soweit ich weiß, dachten einige unter ihnen, ich wolle erforschen, welche Regionen im Gehirn mit bestimmten Emotionen assoziiert sind. Dabei ging es genau um das Gegenteil. Ich glaube, das habe ich mehr als deutlich gemacht. Daran sah ich jedoch, dass wir als Neurochirurgen noch weit von der kognitiven Neurowissenschaft entfernt sind, und wie wichtig es ist, sich darüber im Klaren zu sein, was eine Emotion ist, was der Empathie-Prozess ist und was die Metanetzwerke sind. Denn mir ging es darum zu erklären, dass wir Emotionen oder Aufmerksamkeit nicht so wie Bewegungen verstehen können. Betrachtet man das Gehirn als fünfdimensionales Metasystem (was bisher lediglich eine Hypothese oder ein theoretisches Konzept ist), so zeigt sich, dass die motorische Funktion nicht so leicht dazu in der Lage ist, sich zu verschieben oder im Rahmen der tumorbedingten Neuroplastizität zu regenerieren (vierte Dimension), und individuell weniger variabel ist (fünfte Dimension), wie es komplexe Funktionen vermögen – die Absichten anderer wahrnehmen, ihre Emotionen erkennen und vorhersagen, wie sie reagieren oder wie wir eine Melodie empfinden. *Das* ist die Botschaft. Dass das Gehirn solche komplexen Funktionen auf eine vollkommen andere Weise definiert als die Basisfunktionen. Und darum wird es uns nicht gelingen, hierfür einen bestimmten Punkt festzulegen, der sich im Laufe des Lebens nicht verschiebt und obendrein bei allen Patienten gleich wäre, sodass wir mit der Elektrostimulation während der Operation stets eine Störung der Emotionsverarbeitung bewirken würden. Das ist absurd! Das Netzwerk oder der Punkt, an dem Netzwerke überlappen, hat in einer Region einen kritischen Punkt für die Verknüpfung. Der Test zur Emotionserkennung signalisiert lediglich, wo die kritischen Punkte für die Emotionsverarbeitung in diesem Moment und bei diesem konkreten Menschen mit einem Hirntumor angesiedelt sind und beachtet werden müssen. Mein Ziel ist, dass der Patient nicht nur spricht und sich bewegt, sondern dass er wieder seiner Arbeit nachgehen kann. Die Neurochirurgie scheint größtenteils im Lokalisationismus von Sherrington, Penfield, Broca und Wernicke zu verharren, bei denen jede Gehirnfunktion in einer bestimmten Region sitzt, als könnten wir alles dreidimensional orten – Höhe, Länge, Breite (x, y, z).

War dieser Tumor im rechten Insellappen inoperabel?

DIE ROLLE DER INSULA IM MENSCHLICHEN GEHIRN

Die noch immer bestehende Tendenz, lieber die Funktionen von Gehirnregionen isoliert zu erforschen als die breiter verteilten Interaktionen der neuronalen Netzwerke, geht auf den immer wieder benannten Lokalisationismus zurück, wie ich nicht müde werde zu betonen. Die Insula zählt zu den am stärksten verknüpften Abschnitten in unserem Gehirn und gilt wegen ihrer Schlüsselfunktion bei der Verarbeitung kognitiver Phänomene (soziale Kognition, Emotionsregulation, Interozeption [Wahrnehmung körperlicher Empfindungen], Selbstwahrnehmung, Aufmerksamkeit, Arbeitsgedächtnis und so weiter) schon lange als sehr wichtig. Anatomisch liegt sie wie eine Insel (daher die lateinische Bezeichnung *insula*) in der Tiefe zwischen Frontallappen und Temporallappen und ist von zahlreichen wichtigen Blutgefäßen umgeben, die wir während des Eingriffs verletzen können, was für den Patienten eine irreparable Schädigung bedeuten könnte.

Eine der Funktionen, an denen die Insula beteiligt ist, hat mich immer besonders fasziniert, und zwar das Ich, also die Selbstwahrnehmung (Autoperzeption). All die Wissenschaftler, die ihr Leben den Geheimnissen des menschlichen Geistes gewidmet haben, fühlten sich von diesem Konstrukt angezogen – dass Sie sich jetzt beim Lesen zugleich Ihrer selbst, Ihres Körpers und Ihrer bisherigen Lebenserfahrungen bewusst sind. Das Gefühl für uns selbst ist ein grundsätzliches menschliches Kriterium und geht mit Gefühlen von Einzigartigkeit, Kohärenz, Individualität und einer Abgrenzung von anderen oder der Umwelt einher. Es ist ein elementarer Prozess, der Erfahrungen, Bewusstseinsstufen, Verhaltensweisen, Kognition und ungleiche Vorstellungen zu einem »Ganzen« zusammenfügt, das wir als absolut stimmig und zusammenhängend empfinden. Dieses »Ganze« bezieht sich sowohl auf das körperliche Ich (unser Körperbild) als auch auf das geistige Ich (ich bin ich – mit meinen Empfindungen, Erfahrungen und Erinnerungen). Darüber hinaus wäre da aber noch eine weitere Stufe in Bezug auf die kognitiven Funktionen, und das ist die Fähigkeit, über dieses »Ich« nachzudenken, von dem im letzten Kapitel die Rede war: Dank der Metakognition sind wir uns unseres Bewusstseins bewusst.

Dass die Insula der Schlüssel für das Ich-Gefühl sein mag, bedeutet jedoch weder, dass dieses Gefühl allein in der Insula verankert ist, noch, dass es nur von dieser Region beeinflusst wird. Ich verweise erneut auf das Konzept des Metasystems, dem zufolge die komplexen kognitiven Funktionen durch Verbindungen zwischen Systemen oder neuronalen Netzwerken zustande kommen, nicht aufgrund eines konkreten Punktes im Raum. Weil das Phänomen unseres Ichs so kompliziert ist, gehen wir in Kapitel 8 genauer darauf ein, wie es während einer Operation zur Dissoziation des körperlichen Ichs vom geistigen Ich kommen kann.

Eine andere Funktion, an der die Insula beteiligt ist, ist die Emotionsverarbeitung. Einige Autoren, darunter der portugiesische Neurowissenschaftler António Damásio, haben vorgeschlagen, dass die Bottom-up-Signale aus dem autonomen Nervensystem, die im Insellappen verarbeitet werden (zum Beispiel Schwitzen, Herzklopfen, Gänsehaut oder Atemnot), unsere emotionalen Erfahrungen remodellieren. Die körperlichen Empfindungen würden demnach in die Emotionen einfließen und umgekehrt. Hier besteht ein Zusammenhang mit den Beschreibungen von Macdonald Critchley, der gezeigt hat, dass bei Patienten mit Ausfällen im autonomen Nervensystem (das Schwitzen, Gänsehaut und so weiter hervorruft) unter Stresseinfluss eine ungewöhnlich niedrige Insellappenaktivität vorliegt und diese sogar selbst angeben, dass sie buchstäblich das Gefühl hätten, sich nicht mehr aufregen oder emotional reagieren zu können.

Doch woher beziehen wir diese Information? Größtenteils beruht sie auf MRT-Aufnahmen, in denen es in erster Linie um die Lokalisierung der Funktion geht. Dabei sieht man, welche Regionen im Gehirn bei der Durchführung bestimmter kognitiver Aufgaben aktiv werden. Allerdings wissen wir inzwischen, dass die Bildgebungsmethoden für die Netzwerke im Gehirn in vivo nicht exakt sind. Bis heute gilt: Erstens fehlt dabei die adäquate räumliche Auflösung, um die Konnektivität im Insellappen klar abzugrenzen.[24] Das erschwert seine Erforschung innerhalb von Netzwerken und von Interaktionen der Netzwerke untereinander. Und zweitens gestatten sie uns weiterhin keine Differenzierung zwischen kritischen Arealen und relativen beziehungsweise kompensierbaren Arealen. Das wäre jedoch der Schlüssel für die Hirntumorchirurgie, und in dieser Hinsicht liefert uns die Elektrostimulation bei der Wachoperation wertvolle Zusatzinformationen. Die Magnetresonanztomografie bewirkt ihrerseits eine Störung über die Sauerstoffmoleküle, die für die verschiedenen Zielbereiche genutzt werden, und legt damit den Schluss nahe, dass die aktivsten Stellen diejenigen sind, die am meisten Sauerstoff verbrauchen. Das gestattet uns allerdings keine Schlussfolgerungen auf die Netzwerke und verrät uns nicht einmal exakt, welche Regionen der Insula wir bei einer Tumorentnahme nicht anrühren dürfen.

Es zeigt sich immer deutlicher, dass die kognitiv-affektive Neurowissenschaft über die Zuschreibung komplexer kognitiver und psychologischer Funktionen zu individuellen Hirnarealen hinauswachsen muss. Als Neurochirurgen können wir nicht mehr einfach davon ausgehen, dass die Insula entscheidend für Emotionen, Verhalten und Bewegungsabläufe oder Aufmerksamkeit ist, sondern wir müssen uns das Gehirn als komplexes biologisches System vorstellen, in dem diese kognitiven Funktionen aus den Interaktionen der Insula mit anderen Hirnregionen entstehen, die über weiträumige Netzwerke zusammenhängen. In jüngerer Zeit hat sich als Konsens herausgeschält, dass der Schlüssel zum Verständnis der Funktionen jeglicher konkreter Regionen im Gehirn darin liegt, dass wir erkennen, inwiefern sich ihre Konnektivität vom Verbindungsmuster anderer Hirnregionen, die funktionell mit ihr zu tun haben, unterscheidet. Dementsprechend schlagen verschiedene Studien wie die von Menon und Uddin (2010)[25] vor, die Insula als »Schnittstelle« oder wichtigen räumlich-zeitlichen Treffpunkt von drei Netzwerken zu betrachten, die in diesem Buch immer wieder als entscheidend für alle kognitiven Funktionen des Menschen benannt wurden: Ruhezustandsnetzwerk, Salienz-Netzwerk und frontoparietales Netzwerk (zentrale Exekutive).

Doch wie funktioniert diese Verflechtung der drei Netzwerke, für die der Insellappen zum Dreh- und Angelpunkt wird, konkret? Im Alltag erledigen wir verschiedene Aufgaben und sind einer unablässigen Flut an Reizen unterworfen. Dem Cingulum-Operculum (Salienz-Netzwerk) kommt dabei die Rolle zu, diejenigen Reize herauszufiltern, die wir bewusst wahrnehmen, und zwar von innen (als körperliche Empfindung oder zum Beispiel als Heimweh) oder von außen (wir gehen eine Straße entlang und bemerken eine Person, die wir kennen, aber ewig nicht gesehen haben). Ist dieser Reiz einmal identifiziert, ermöglicht dieses Netzwerk die Verarbeitung der Informationen, die wir brauchen, um die nächste Aufgabe zu erfüllen (die Richtung ändern, um die andere Person zu begrüßen). Dazu funkt sie vorübergehend entsprechende Steuerungssignale, um die Gehirnareale zu aktivieren, die mit Aufmerksamkeit, Arbeitsgedächtnis (das Kurzzeitgedächtnis, das uns gestattet, eine Aufgabe auszuführen), motorischen Reaktionen und kognitiven Prozessen höherer Ordnung (wie Empathie oder Emotionsverarbeitung zur Interaktion mit dieser Person) verbunden sind. Gleichzeitig koppelt sie sozusagen das Ruhezustandsnetzwerk ab, das in erster Linie für Selbstbeobachtung, Träumen, Überlegen und Ähnliches zuständig ist. Deshalb ist die Insula, in der sich die drei Netzwerke funktionell begegnen, eine so wichtige Region.

Hinzu kommt eine Besonderheit, die die rasante Informationsübertragung zwischen den verschiedenen Hirnregionen erklären würde, die zum Salienz-Netzwerk zählen (das externe und interne Signale erfasst und an die anderen Netzwerke weiterleitet), nämlich die spindelförmigen Von-Economo-Neuronen (VEN), die eine effizientere Informationsübertragung gestatten (schnellere Signale bei geringerem Energieverbrauch).

Daher erscheint es logisch, dass bei vermehrter Sensibilität gegenüber externen Ereignissen eine Hyperaktivität im Salienz-Netzwerk vorliegt. Einigen Studien zufolge könnten Veränderungen in diesem Netzwerk (und somit auch in den anderen Netzwerken, mit denen es verknüpft ist) beeinflussen, ob wir emotionale oder sensorische Reize, die anderen Menschen normal erscheinen, auf extreme oder pathologische Weise verarbeiten. Das wäre der Schlüssel zu Störungen oder Phobien. Insofern vermittelt das Modell eines Metasystems (oder von Metanetzen) eine Vorstellung davon, dass derartige Störungen nicht an einem konkreten Punkt im Insellappen bestehen, sondern auf Probleme in der Koordination der Informationsübertragung zurückgehen.

Wenn sich die Rolle der Insula nun aber nicht nur auf ein Netz beschränkt, sondern auf die Art der Selbstorganisation anderer Netzwerke – wie kann man dort operieren? Und warum sollte man dafür eine Wachoperation wählen? Der Grund dafür ist die Neuroplastizität. Eine Wachoperation ist keine Zauberei. Es geht lediglich darum, durch intelligente Vorgehensweise die Grenzen der Neuroplastizität im Konnektom unseres Patienten zu bestimmen, denn die Funktionen, die noch nicht weit genug vom Tumor weg verlagert wurden, dürfen wir nicht antasten. Ohne die pausenlose Dynamik in Form von raschen Übergängen zwischen den Netzwerken, die langfristig eine Rekonfiguration gestattet, bei der kritische Bereiche an andere Stellen im Gehirn verschoben werden (was bei jedem Patienten etwas anders abläuft), könnten wir einen Insellappentumor nicht ohne schwerwiegende Folgen entfernen. Denn die Insula ist quasi ein Leuchtturm, der drei verschiedene Netzwerke bedient. Verschiedene neurophysiologische Studien und MRT-Aufnahmen belegen, wie die befallene Insellappenregion dank der Neuroplastizität ihre Schlüsselrolle für derartige Funktionen abgibt und dies zunächst über angrenzende Strukturen ausgleicht, später auch durch den Insellappen in der anderen Gehirnhälfte. Bei einem niedriggradigen Tumor, der langsam wächst, kommt dies normalerweise häufiger vor. Übersteigt das Tumorwachstum hingegen die Zeitachse der neuroplastischen Kapazität, so nehmen die Funktionen Schaden. Und das können wir nur mittels Wachoperation feststellen. Dennoch müssen wir beachten, dass eine solche Remodellierung infolge von Neuroplastizität auch bei niedriggradigen Tumoren gewisse Grenzen haben kann. Verschiedene Publikationen wie die von Duffau zu Insellappentumoren in der linken Gehirnhälfte von 2009 legen nahe, dass bei 21 Prozent der Betroffenen auch mit niedriggradigen Tumoren (Gliom Grad I und II) kritische Zonen feststellbar sind, bevor man überhaupt die tiefen Bahnen erreicht, weshalb eine vollständige Resektion des Tumors nicht möglich ist. Darum – und hier kommt die individuelle Variabilität ins Spiel – müssen wir die individuellen Abweichungen berücksichtigen und können während der Wachoperation mit Elektrostimulation solche kritischen Zonen, die das Gehirn noch nicht verlagern konnte, identifizieren und erhalten. Und mit dieser Frage klopften wir (über Elektrostimulation) geduldig die Oberfläche der Insula ab, um sicherzugehen, dass wir nichts beschädigen. Bisher fehlte nur das Wissen, wo wir bei der Resektion des Tumors anhalten mussten oder schneiden durften, wenn wir die Lebensqualität erhalten oder zumindest die Chancen darauf erhöhen wollten. Denn hier beginnen die kritischen Punkte des Konnektoms, jener tiefen Bahnen, an denen die plastische Kapazität (vierte Dimension) sehr gering ist und wo individuell weniger Variabilität vorliegt (fünfte Dimension). Anatomisch lassen sich diese Punkte klar bestimmen (siehe Abbildung 15): der *Fasciculus arcuatus*, der neben und über der Insula verläuft und unverzichtbar für die phonetische und artikulatorische Sprachverarbeitung ist, und der IFOF, der unterhalb des vorderen, unteren Teils der Insula verläuft und entscheidend für die semantische Verarbeitung und die Emotionserkennung ist.

Das alles mussten wir berücksichtigen, um Mareks Tumor zu entfernen.

28. Juni 2023. 10:30 Uhr.

Das Bild, wie ich mit der roten Elektrode in der Hand beginne, die Oberfläche des Gehirns für das Mapping auszuloten und dadurch herauszufinden, von wo aus wir zum Tumor vordringen könnten, hat sich mir unauslöschlich eingebrannt. Ich hatte den Eindruck, überall und nirgends zu sein. Es war eine dieser übermäßig intensiven Situationen; ich weiß nicht, wie ich das beschreiben soll. Wir wollten einen Tumor operieren, an den sich zehn Jahre lang niemand herangetraut hatte, weil das Risiko zu groß war. Rechts von mir stand der Neurochirurg Paweł Szmygin, der mir assistierte, hinter ihm sah Wojciech Górecki, der sich mit Insellappentumoren gut auskannte, genau zu. Lucas, der Leiter unserer Dokumentation, hatte zwei Kameras aufgestellt, und hinter mir verfolgten über 30 Neurochirurgen, Neuropsychologen, Anästhesisten, Neurophysiologen sowie Studierende aus Polen gespannt, was geschah.

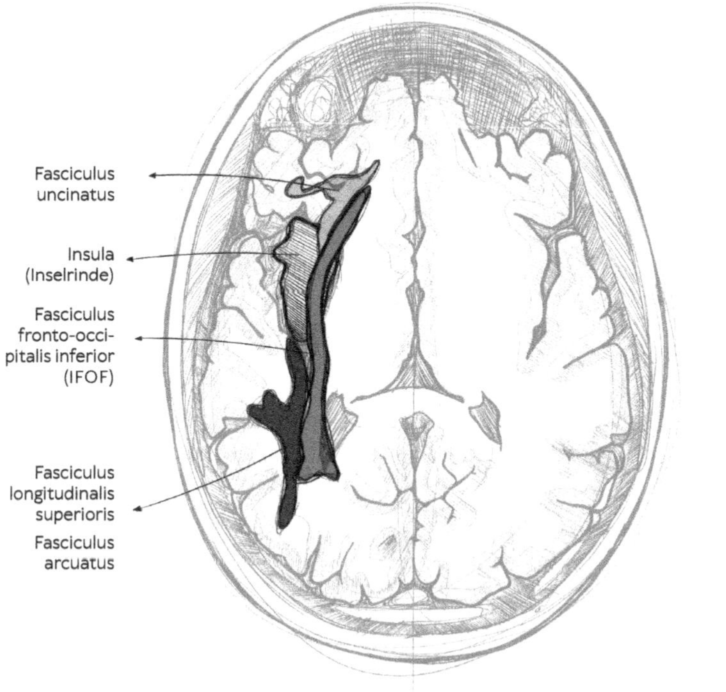

Abbildung 15. Zu sehen ist ein axialer Schnitt (von unten nach oben) in einer MRT-Aufnahme von beiden Seiten der tieferen Bereiche der Insula zwischen Frontallappen und Temporallappen, einschließlich ihrer Beziehung zu den wichtigsten tiefen Bahnen, die im Konnektom unsere Stoppschilder darstellen.

»Natalia, wir fangen an. Doppelte Aufgabe. Er soll ständig den linken Arm bewegen und dabei von eins bis zehn zählen«, sagte ich und begann mit dem Mapping.

Wie üblich bestimmten wir zuerst unseren Ausgangspunkt, den ventralen prämotorischen Kortex, dessen Stimulation beim Patienten einen Sprachausfall bewirkt: Er würde nicht mehr zählen können. Wie bereits erklärt, dauert eine solche Stimulierung nur vier Sekunden und erzeugt eine virtuelle Störung, die uns zeigt, was passieren würde, wenn wir diese Zone mit dem Tumor entfernen würden. Damit demontieren wir zugleich den Mythos, dass die Sprache nur linksseitig verankert ist. Das ist sie nicht, denn der ventrale prämotorische Kortex liegt auf beiden Gehirnhälften, und wenn wir ihn durch einen elektrischen Reiz abschalten, stören wir die Bewegung des Kehlkopfs und die Sprache im Bereich der Wortbildung. Allerdings wissen wir, dass Sprache weit mehr ist als dies, und wir kennen ihre Ebenen.

Wie immer behielten wir nach der Bestimmung dieses ersten Punktes unserer Karte die Milliamperestärke bei, mit der wir die Sprache blockieren konnten, in diesem Fall 3,5 Milliampere. Danach begannen wir mit der Überwachung der kognitiven Prozesse: Emotionserkennung, Aufmerksamkeit, Arbeitsgedächtnis. Zuerst ging es an die Aufgaben zur Emotionserkennung mittels unseres Tests.

»Ängstlich. Enttäuscht. Neidisch.«

»Sarkastisch.«

»Fehler!«, rief Natalia sofort, um mich zu warnen.

Als ich die mittlere Frontalwindung stimulierte, um zu prüfen, ob wir von dort aus zum Tumor vordringen könnten, konnte Marek den Sarkasmus eines der Avatare nicht erkennen. Damit bewiesen wir gerade, dass der Test funktionierte, aber ich wusste, dass Paweł und Wojciech nicht überzeugt sein würden, dass es sich hier um eine wichtige Zone für die Emotionsverarbeitung handelte. Sie glaubten, das sei reiner Zufall, das weiß ich. Sie mussten erst sehen, dass die Reaktion sich bei erneuter Reizung desselben Punktes wiederholte. Ich fuhr mit der Stimulierung weiterer Regionen fort, um zu zeigen, dass der Tumor tatsächlich ausreichend Plastizität in Gang gesetzt hatte, um uns irgendwo einen Zugang zu gestatten. Als ich erneut die

Region stimulierte, der ich das »Etikett« der Emotionen verpasst hatte, betete ich geradezu darum, den Fehler erneut zu provozieren und damit zu zeigen, dass dieser Punkt tatsächlich für die Emotionsverarbeitung wichtig war. Marek versagte wieder. Er konnte Sehnsucht nicht erkennen. Er war nicht in der Lage, die Emotion des Avatars zu erkennen, das heißt, der Fehler war reproduzierbar. Es war ohne jeden Zweifel derselbe Punkt. Ich sagte: »Sehen Sie? Damit dürfte klar sein, dass die rechte Gehirnhälfte keineswegs ›nicht dominant‹ ist, sondern voller Funktionen steckt. Es ist doch offensichtlich, dass wir mittels Stimulator die kritischen Bereiche für komplexe Funktionen wie die Emotionserkennung finden können. Wie hätten wir das in Vollnarkose tun sollen? Wie?«

Ich war wütend auf die ganze Welt, nicht auf jemanden persönlich. Ich warf einen Blick auf Paweł, der die Augen aufriss und nickte, weil er unbedingt sehen wollte, wie es weiterging. Paweł musste sehen, dass das, was Professor Duffau in Montpellier leistete, auch in seinem Land möglich war. Er war extra nach Montpellier gereist, um sich mit der Wachoperation auseinanderzusetzen, und hatte mich für diesen Fall um Hilfe gebeten. Er war sehr interessiert daran, etwas zu verändern. Ich wusste, dass noch ein Schritt ausstand, und den wollte ich wagen.

Als wir den Tumor entfernten, führte Marek weiterhin Aufgaben aus, mit denen wir den Erhalt der Dynamik seiner neuronalen Netzwerke sicherstellen wollten. Sobald er nicht mehr in der Lage wäre, mehrere Aufgaben gleichzeitig zu vollbringen oder ein anderes Problem aufträte, würden wir aufhören müssen. Ehrlich gesagt hatte ich Angst. Immerhin hatte sich aus Furcht vor den Folgeschäden seit zehn Jahren niemand getraut, diesen Tumor zu operieren. Der Patient war ziemlich mutlos, weil er schon eine Radiotherapie hinter sich hatte – ein Faktor, der die Neuroplastizität stark einschränkt. Deshalb mussten wir überaus präzise vorgehen. Und es konnte sein, dass wir anhalten mussten, ehe wir die Stoppsignale der tiefen Bahnen erreichten, weil verschiedene Bereiche seines Insellappens noch keine Neuroplastizität entwickelt haben könnten. Deshalb achtete ich bewusst darauf, sein Gehirn gründlicher zu stimulieren und zu befragen als sonst – in anderen Fällen wäre ich direkt zu den Stoppschildern vorgestoßen. Nachdem wir einen Großteil des Tumors entfernt hatten, merkte ich, dass wir die Grenze erreichten. Wojciech justierte den Neuronavigator in bestimmten Zeitabständen immer wieder nach, um abzuschätzen, wie viel Millimeter wir noch von den tiefen Bahnen entfernt waren und damit eine Richtschnur zu haben, während wir die Entnahme fortsetzten, doch die finale Antwort lieferte natürlich die Elektrostimulation samt der jeweiligen Reaktion des Patienten. Sie würde uns verraten, wann und wo wir aufhören mussten.

An dieser Stelle im Kapitel bietet sich ein kleiner Exkurs an, um zu erklären, warum es Ausnahmen bei Stoppsignalen gibt, die keine Schnelltrasse signalisieren, also nicht zusammen mit anderen Axonen einen Kabelstrang darstellen. Diese Ausnahmen bestätigen unsere Regel, und einige davon haben wir benannt. Es handelt sich um Kerne, also Gruppierungen primitiver Neuronen, die sich tief im Zentrum des Gehirns befinden, darunter der *Nucleus caudatus*, der *Nucleus lentiformis* oder der Thalamus. Diese Punkte verfügen über dieselben Eigenschaften wie die tiefen Nervenbahnen: Es besteht keine große individuelle Variabilität (fünfte Dimension) und keine Neuroplastizität (vierte Dimension). Angesichts unserer Herangehensweise bei der Operation im mittleren Teil der Insula hatte ich den Eindruck, wir wären tief genug vorgedrungen. Ganz in der Nähe musste der *Nucleus lentiformis* liegen, der an Artikulation und

Spracherzeugung beteiligt ist. Ich bat um die Elektrode. Mit dem Separator hob ich vorsichtig das Operculum des Frontallappens an und platzierte die Elektrode in der Tiefe. Sofort teilte Natalia mir mit, dass die Bewegung des linken Arms und die Sprache ausblieben. Ich wusste, wo ich war. Ich stimulierte die Stelle sicherheitshalber noch einmal.

»Wieder Ausfall«, sagte Natalia. Es war ein merkwürdiges Gefühl aufgetreten, vielleicht extrakorporal, das weiß ich nicht.

Es war gar nicht so leicht, die neuropsychologische Untersuchung auf Polnisch durchzuführen, mit einer Neurochirurgin als Dolmetscherin, die weitergab, was der Patient jede Sekunde antwortete, und dabei vom Polnischen ins Englische dolmetschte. Auf unsere Frage hin beschrieb Marek ein seltsames Phänomen, das er nicht genau einordnen konnte:

»Ich habe abgeschaltet. Alles hat für einen Moment stillgestanden. Und dann war ich binnen Sekunden wieder in mir. Es geht mir gut. Ich kann weitermachen.«

Er hatte seine Metakognition behalten, das heißt, er konnte sich selbst beobachten und uns mitteilen, was passiert war. Sofort ging es mit Aufgaben zur Emotionserkennung weiter, aber das Konnektom hatte uns bereits gezeigt, dass wir im tiefsten Teil des Tumors in der Nähe eines Stoppschilds waren. Ich stimulierte ein Stückchen weiter vorn in der Tiefe auf der Suche nach dem IFOF, weil ich einen Ausfall bei der Emotionserkennung erwartete. In diesem Moment konnte er den neidischen Avatar nicht mehr erkennen. In dieser Richtung würden wir die Tumorresektion abbrechen müssen (wie wichtig es ist, die tiefen Bahnen zu respektieren, um die Konnektivität der neuronalen Netzwerke zu erhalten, haben wir schon mehrfach besprochen). Ich platzierte das Etikett für den IFOF, um ihn in dieser perlmuttfarbenen Tiefe des Gehirns zu markieren, und ging auf die Suche nach dem nächsten Stoppschild. Diesmal tastete ich mich im hinteren, oberen Teil des Insellappens vor, wo der *Fasciculus arcuatus* verläuft, und wartete auf den Ausfall der Sprache.

»Das ist … ein Knopf. Das ist … eine Kirche. Das ist … eine Feta.«

»Fehler! Phonetische Paraphrasie!«, teilte Natalia mir energisch mit.

»Das ist … ein Hase. Das ist … ein Duhl.«

»Wieder Fehler! Phonetische Paraphrasie!«, rief Natalia.

Wir hatten keine Zweifel. Ein Stück weiter hinten und oben kamen *Fasciculus arcuatus* und *Fasciculus longitudinalis superioris III* zusammen, und diese Stelle ermittelten wir, indem wir sie ein drittes Mal reizten und erneut einen Fehler provozierten. Bei der Stimulierung hatten wir bemerkt, dass der Patient »Feta« gesagt hatte statt »Feder« und »Duhl« statt »Stuhl«. Er hatte die Wörter also durch andere, ähnlich klingende Silben ersetzt, ein typischer Hinweis auf den *Fasciculus arcuatus*. Damit kannten wir unsere Grenzen. Ich wusste, dass im hinteren Bereich noch ein Tumorrest übrig war, aber es hatte keinen Sinn, mehr zu entnehmen. Das Konnektom hatte »Stopp« gesagt.

Ich zog den sterilen OP-Kittel aus und sprach noch einmal mit Marek. Ich wollte ihn sehen und mit ihm sprechen, bevor wir ihn schlafen legten. Ich ging in die Hocke, sah ihm in die Augen und nahm seine linke Hand. Er war immer noch wach, wenn auch etwas müde. So etwas hatte ich noch nie gesehen. Wenn es nach ihm gegangen wäre, hätten wir weitermachen können. Das rührte mich.

»Es sind zweieinhalb Stunden vergangen. Ich kann dir sagen, dass du jetzt nichts mehr für uns tun musst und dass alles gut gegangen ist«, sagte ich, während ich ihm lächelnd die Hand drückte. »Alles ist gut gegangen, Marek. Du bist ein Held, du wirst dich gut erholen.«

Der Patient konnte kein Englisch, aber ich schwöre, es gibt Momente, in denen wir Menschen keine gemeinsame Sprache brauchen. Dann reicht die Sprache der Emotionen, und die verstehen wir alle. Wir fühlen sie in unserem Inneren. Das habe ich mehrfach urplötzlich erlebt. Ich empfand nur noch die größte Befriedigung meines Lebens. Wir hatten es geschafft! Trotz all des Drucks auf unseren Schultern. Ich glaube, Mut in Kombination mit Verantwortung hat seinen Preis.

Am nächsten Morgen waren wir um zehn Uhr auf dem Weg zu Marek. Noch warteten wir auf das Ergebnis des Hirnscans. Seit der Operation waren keine 24 Stunden vergangen, aber wir wollten alle erforderlichen Untersuchungen machen, um seine Hirnfunktionen zu überprüfen. Ich wollte mich vergewissern, dass alles so war, wie es sein sollte. Obwohl ich mir dessen, was wir im OP-Saal getan hatten und wie wir ihm die nötigen Fragen gestellt hatten, sehr sicher war, ist mir stets bewusst, dass das Gehirn ein unbezähmbares Gebilde ist, das uns alle austricksen kann. Natalia ging mit ihm der Reihe nach alle Tests durch. Marek hatte eine derart gutmütige Ausstrahlung und war immer so kooperativ, dass ich ihn nur gern haben konnte. Was für ein feiner Kerl! Als Natalia ihn durch die Tests lotste, stellte sich heraus, dass seine Fähigkeit zur Emotionserkennung und zum Bilden semantischer Familien, die Metakognition und die Exekutivfunktionen vollständig intakt waren. Die Aufmerksamkeit war etwas eingeschränkt, aber das war nach einer derart großen Tumorresektion zu erwarten und würde sich in den nächsten Tagen bessern. Neben mir stand mein Kollege Wojciech. Wir sahen es mit eigenen Augen. Wir hatten den Großteil der Insula herausgeschnitten, aber dem Patienten ging es gut. Das hatten wir ihm versprochen. Lucas war ebenso bewegt und warf mir einen verstohlenen Blick zu. Ich stützte mich auf die Gitter des Krankenbetts und sah zu, wie Natalia meinen Test – unseren Test – auf Polnisch mit einem Patienten durchführte, der im Kampf um sein Leben schon das Handtuch geworfen hatte. Marek konnte alle Aufgaben ausführen, und wir sahen, dass sein Kopf perfekt funktionierte. Da sah ich Wojciech an. Noch nie habe ich bei einem Kollegen einen derart dankbaren Blick gesehen. Er war ein kühler, schweigsamer, beherrschter Mann, aber auch aufrichtig. Und ich schwöre, er wirkte bewegt und dankbar.

»Der Patient weint«, sagte er zu mir.

»Warum?«, fragte ich mit einem Kloß im Hals, obwohl ich ahnte, was los war.

»Er ist aufgewühlt. Richtig aufgewühlt, weil er dachte, er würde diese Operation nicht überleben«, erklärte er mit Tränen in den Augen.

Das war uns gelungen. Wir hatten es geschafft. Wir hatten sogar das Glück, es filmisch zu dokumentieren und es dadurch später noch einmal sehen und erleben zu können. Darauf zurückgreifen zu können, wenn wir es selbst nicht mehr glaubten. Unter Tränen sahen wir uns an. In Spanien hatten wir Kritik gehört, die uns tief getroffen hatte. Aber Tatsache war, dass es uns gelang, unsere Ergebnisse in sehr schwierigen Fällen zu reproduzieren, an die sich bisher niemand herangewagt hatte. Einige Wochen zuvor hatte ich mit Professor Duffau gesprochen, und er hatte mir gesagt: »Geh nur. Du kannst das schaffen.« Wie sollte ich mich da fühlen? Wieder hatte sich ein Kreis geschlossen. Mein Mentor, der hingebungsvollste Mensch, den ich je kannte, hatte mich ermächtigt, dies zu tun. Das ist ein unbeschreibliches Gefühl. Wenn mein Leben an diesem Punkt zu Ende gegangen wäre, hätte sich in meinen Augen absolut alles gelohnt, auch das

Schlechte. Ich dachte nur an meinen Onkel. Was gerade geschah, war so großartig. Vor kaum einem Jahr hatte ich meine Facharztausbildung zum Neurochirurgen abgeschlossen, und jetzt reiste ich durch die Welt, um unseren Ansatz, den Patienten zu helfen, zu verbreiten und unseren Traum zu verwirklichen. Manchmal denke ich immer noch, dass ich das alles träume.

Wir sollten uns bitte von niemandem einreden lassen, dass unsere Idee nichts taugt. Von niemandem! Denn die Wahrheit findet sich nicht auf diesem Papier, das gar nichts beweist, oder in einem wissenschaftlichen Artikel, der unser Ego streichelt. Sie besteht darin, dem Patienten zu helfen und zu spüren, dass das Leben mitunter wunderbar sein kann. Weil mitunter wir diejenigen sein dürfen, die einen Schritt weitergehen.

30. Juni 2023. Rückflug nach Madrid. 22:19 Uhr.
Wir überfliegen gerade Valencia. Ich hole wieder das Notebook heraus, um dieses Kapitel zu beenden. Eigentlich wollte ich das unterwegs tun, aber ich muss zugeben, dass ich große Angst vor dem Fliegen habe. Die ganze Reise über habe ich darüber nachgedacht, wie ich dieses Buch zu Ende bringen soll und mit welchem Erlebnis ich es abrunden könnte. Aber ich habe das Gefühl, dass ich über die Neurowissenschaft hinaus – die wie alles menschliche Wissen begrenzt ist – gern eines sagen möchte: Danke. Ich sehe Lucas und Natalia an, die neben mir sitzen. Das tue ich mehrfach, wie wenn man aus einem Traum erwacht und ein paarmal die Augen öffnet und schließt, um festzustellen, ob man noch träumt oder in der Realität angekommen ist. Diese Menschen sind wie Familie für mich. Etwas sagt mir, dass wir weiterrudern werden. Bis zum anderen Flussufer. Ich werde nicht innehalten. Danke, Marek, dass du mir und meinem Team vertraut hast. Danke, dass du mich vertrauensvoll angesehen

hast, als ich dir in deinem Krankenzimmer zum ersten Mal die Hand gab und du einen jungen Spanier zu Gesicht bekamst, von dem du nur wusstest, dass er gekommen war, um dir zu helfen. Ich werde nie vergessen, welche Energie ich empfand, als wir uns die Hand reichten. Dieses Erlebnis hat mein Leben für immer verändert. Danke, Paweł und Wojciech, dass ich das erleben durfte und dass ihr uns in euer Team aufgenommen habt.

Mir geht das Arpeggio von Jorge Drexler durch den Kopf. Ich öffne Spotify. Und dann …

Clavo mi remo en el agua,
llevo tu remo en el mío,
Creo que he visto una luz
al otro lado del río.
El día le irá pudiendo
poco a poco al frío,
Creo que he visto una luz
al otro lado del río.
Sobre todo creo que
no todo está perdido.
Tanta lágrima, tanta lágrima
y yo soy un vaso vacío.[26]

8

EINE EXTRAKORPORALE ERFAHRUNG

DRITTE SINFONIE VON BRAHMS, DRITTER SATZ

24. Oktober 2023. Hotel NH, Montevideo, Uruguay. 23:00 Uhr. Ich betrachte die ersten Seiten dieses Dokuments, mit dem ersten und dem zweiten Kapitel. Und jedes Mal, wenn das Rudern zum anderen Ufer des Flusses auftaucht, beginnt es in mir zu glühen. Dann habe ich einen Kloß im Hals. Danke, Leben, dass ich hier sein darf. Wir ziehen durch die Welt, um unsere Art, das Gehirn zu betrachten, und die Wachoperation an anderen Orten vorzustellen. Innerhalb von Monaten ist uns das gelungen. Irgendwie haben wir es geschafft. Auf Wunsch von Matías Baldoncini, eines argentinischen Neurochirurgen, sollte ich einen Eingriff in Buenos Aires durchführen. Außerdem haben mich verschiedene Universitäten zu Vorträgen eingeladen. Ich hatte zwei Tage hinter mir, in denen ich kaum zum Luftholen kam, kaum noch wusste, wo mir der Kopf stand, aber wir hatten einen Abstecher nach Uruguay vereinbart.

Auf dem Weg nach Montevideo überquerten wir den Río de la Plata. Der Wind blies uns ins Gesicht und zerzauste uns die

Haare. Aber das war nicht irgendein Wind. Wir fuhren von Argentinien nach Uruguay, und für uns war das ein unvergessliches Erlebnis. Dort nahm uns – Natalia, Lucas, Pedro und mich – Roberto Montenegro in Empfang, mein Lehrer für Orchesterleitung. Roberto und seine Frau machten uns die Ankunft in Montevideo so angenehm wie möglich. Uns stand eine anstrengende Zeit bevor. Von einem Vortrag zum nächsten, während wir zwischendurch die Operation planten, die in zwei Tagen stattfinden sollte, und kaum zur Ruhe kamen. Zeitweise funktionierten wir alle vier wie Automaten, die ihre Rucksäcke über den Fluss zwischen Argentinien und Uruguay schleppten. Jedenfalls lag ein unglaublich seltsames Jahr hinter uns. Ich weiß, dass ich es so gewollt habe, aber es wäre schön, wenn mein zukünftiges Ich irgendwann auf dieses Tagebuch Zugriff hätte und darin die Wahrheit fände: wie es mir tatsächlich ging. Mir ist eine große Diskrepanz aufgefallen, denn einerseits konnte ich seit über neun Monaten niemandem mehr zu Hause in die Arme sinken, pendelte fernab der Familie zwischen Hotelzimmern und Apartments, andererseits erhielt ich massenweise Nachrichten auf Instagram, LinkedIn, dazu E-Mails und Textnachrichten. So etwas hatte ich noch nie erlebt. Ich kam mir vor wie im falschen Film. Mir wird zunehmend klar, dass dort, wo andere jemanden als erfolgreich einstufen, lediglich eine Tür ist, die ins Nichts führt. Dahinter erwartet uns nichts. Mit ziemlicher Sicherheit hat das Jahr 2023 den Rest meines Lebens verändert. Meine komplette Zukunft. Aber kein beruflicher Erfolg kann das Heimkommen zu meinen Eltern ersetzen. Ich glaube, man lehrt uns den Wettstreit, die Suche nach Erfolg. Man schwärmt von Ruhm und Anerkennung wie von einer Art Stufe zur Macht. Doch ich weiß, das einzig Wahre ist der Patient, den wir Donnerstag operieren sollen. Wir helfen einem Menschen am anderen Ende der Welt.

Alles andere ist nur Feuerwerk. Und all das sagte ich mit Nachdruck zu María, die bei dem Werk zum Tod von Federico García Lorca Regie führte und mich überredet hatte, den Soundtrack dafür zu schreiben. Und wir nutzten diese Atempause für ein kurzes Gespräch über all diese Dinge im Leben. Für eine Katharsis. Für ein paar Worte über die Schwierigkeiten als Erwachsener. Über Gott und die Welt. Am Ende jedoch ging es um Musik. Besonders wenn die Regisseurin von Stück oder Film es eilig hat.

Auf diese Reise nach Südamerika hatte ich mich sehr gefreut, so kurz sie auch sein würde und so stressig sie auch für uns werden sollte. Ich genoss die Fahrt mit Roberto vom Hafen zum Hotel, auf der wir über seine Erfahrungen mit Celibidache redeten, über den Unterschied zu Herbert von Karajan und über seine Lieblingswerke aus der Klassik. Ich freute mich, als er mir erzählte, welche Orchester dieser Welt er schon dirigiert hatte. Und natürlich freute es mich besonders, dass die Menschen, die mir wichtig waren, einander schon kannten. Dass mein bester Freund und Kollege Pedro Pérez del Rosario Roberto kannte. Beide bedeuteten mir sehr viel. Sie hatten entscheidenden Einfluss auf meine persönliche und berufliche Entwicklung.

Roberto fragte, ob ich wenigstens diesen Abend und am nächsten Morgen eine kleine Pause hätte, doch ich musste ihn enttäuschen. Weil die Regisseurin seit Wochen um ein sechs Minuten langes Requiem für die Sterbeszene von Lorca bettelte. Sechs Minuten! Er weiß, was es bedeutet, sechs Minuten Musik für ein hochkarätiges Sinfonieorchester zu schreiben. Hinzu kam, dass María mir aufgetragen hatte, es solle der Stimmung des dritten Satzes der *Dritten Sinfonie* von Brahms entsprechen: »Hör dir das Violoncello an. So etwas will ich!« Wir lachten. Regisseure verlangen gern so etwas: Plötzlich glauben sie, du könntest Musik schreiben wie Brahms oder wie John Williams.

Jedenfalls war dieses Jahr ein beständiger Kampf meiner Ichs. Das künstlerische Ich wollte schöpferisch arbeiten, mein Wissenschafts-Ich war auf die Achsen x, y, z fixiert. Der Strudel der Ereignisse legte mir nahe, nicht mehr Musik zu machen. Lieber ganz auf die Neurochirurgie und die Neurowissenschaft fokussieren, auf die Forschung, zu 100 Prozent. Aber wie konnte ich das von mir verlangen? Ich weiß nicht, wieso ich die zwei Soundtracks angenommen hatte, und jetzt musste ich beide fertigstellen. Außerdem wühlte Lorcas Tod mich auf. All diese Ungerechtigkeit gegenüber einem Außenseiter, der trotz seiner kurzen Lebensspanne so vieles verändert hat. Man hatte ihn dafür bestraft, dass er nicht so war wie alle anderen. Das inspirierte mich.

Dennoch wusste ich, dass es eine echte Tortur werden würde, alles zu bewältigen. Die Operationen im Ausland, die Vorträge, dieses Buch ... Ich hatte mehr als die Hälfte der Komposition fertig, doch jetzt war ich blockiert. Das ist der größte Albtraum eines Komponisten. Das leere Notenblatt. Ohne Noten. Obwohl du spürst, dass du die Musik in dir hast, sie dir vorstellst, und weißt, wie das alles sein müsste, wie die Saiten klingen müssen, wie sich das Horn und die Oboe hineinmischen. Aber ich konnte es nicht aufschreiben. Es kam nicht aus mir heraus. Weil alles, was ich schrieb, perfekt sein musste. Perfekt für den Moment, in dem Lorca erschossen zu Boden geht. Es war schon nach Mitternacht, und am nächsten Morgen standen ein Vortrag im Hospital de Clínicas auf Einladung von Dr. Humberto Prinzo und ein Termin mit Microsoft an. Ja, Microsoft. Genau genommen verstand ich das alles nicht. All das war erst vor acht Monaten losgegangen, und so etwas hatte ich mir in meinen kühnsten Träumen nicht erhofft. Aber das schwindelerregende Tempo von alledem, was sich zutrug, ließ mich die Dinge nicht genießen oder gar dirigieren.

»Ich brauche die Musik, das Requiem«, drängte María.

Der Termin für die Uraufführung verschob sich immer wieder. Schließlich wurde er für den 15. Dezember in Santa Cruz de Tenerife angesetzt, danach sollte es in Madrid weitergehen. Das wiederum bedeutete, dass mir keine Zeit mehr bleiben würde, die Partituren für das Orchester vorzubereiten und zum Einstudieren nach Budapest zu reisen, wie wir es früher gern gemacht hatten. Alle Welt hatte es eilig.

Ich öffnete Spotify und wählte die *Dritte Sinfonie* von Brahms.

Dann schlug ich aufs Geratewohl das Libretto auf. Seite 58, Szene XIII. Dialog zwischen Adela (einer Figur aus *Bernarda Albas Haus*) und Federico selbst.

Szene XIII.

In der Zelle. Strahlendes Mondlicht fällt durch die Gitter, wirft einen leichten Schein auf LORCA, der auf dem Boden sitzt und nach draußen schaut, zum Himmel, zum Mond. Neben ihm ADELA.

»Und du? Hast du Angst vor dem Tod?«, fragt Adela.

»Ja, das habe ich. Aber nicht um meinetwillen, sondern wegen alledem, was dann in mir bleibt. Wegen alledem, das ich nicht mehr schreiben können werde, wenn ich weiß, dass es in mir ist. Früher war das nicht so, das kann ich dir sagen. Das mit der Angst. Das Einzige, was mir immer wichtig war, ist das Leben. Es zu genießen. Mit denen, die ich liebe. Etwas anderes hat mich nie gekümmert, weder die Geburt noch das Sterben. Doch allein die Möglichkeit, dass das verschwinden könnte, die Kraft, das hervorzubringen, was aus mir entspringt, das schnürt mir mit solcher Gewalt die Brust und die Kehle zusammen, dass ich kaum noch ein Wort herausbringe. Die Todesangst ist das schrecklichste aller Gefühle. [Pause. Lorca hält Adelas Hände fest.] Deshalb muss ich sie noch nicht überwinden. Ich vertraue auf Pepe und Miguel. Sie sagten, sie kämen morgen und holten mich, und das werden sie.«

Als ich diese Worte las, fand ich mich in jeder Zeile wieder. Der Prozess der Empathie verläuft nicht nur über die Emotionserkennung, sondern auch über Worte. Zu wissen, wie und warum Lorca unserer Meinung nach gestorben ist, und zu hören, dass es ihn am meisten quälte, nichts mehr erschaffen, nichts mehr fühlen zu können, das bewegte mich. Es inspirierte mich. Ich verschlang die übrigen Szenen bis zur letzten, in der er nach den Schüssen auf den Boden sinkt. Ich weiß nicht warum, aber obwohl ich das Libretto schon vier- oder fünfmal gelesen hatte, war es das erste Mal, dass ich mich in Lorca hineinversetzen konnte. Dass ich es wirklich in mir spürte. Automatisch rief ich Sibelius auf, die Software, mit der ich meine Musik schreibe. Note für Note. Instrument für Instrument. Und ich fühlte, dass alles da war. Ich hatte es! Mir war die Inspiration gekommen. Zwei Stunden später hatte ich das Requiem.

So ist mein Jahr verlaufen, voller Sorge, dass ich nicht alles schaffen könnte und so viel aus mir herausholen musste. Zu viele Aufgaben, das Navigieren zwischen Kunst und Wissenschaft. Mitunter hatte ich beide Ichs in mir gefühlt, mitunter nur eines und mitunter gar keines, aber zugleich vermisst, beides zu sein. Und obwohl es eine rein philosophische Frage bleiben wird, möchte ich an dieser Stelle auf klare, wissenschaftliche Weise anhand eines Falls vor einigen Wochen darauf eingehen, wie schwierig es ist, das Ich im Gehirn zu berechnen. Unser Gehirn ist unendlich komplex, doch es gibt Momente, in denen ich das Gefühl habe, alle Antworten seien schon da. Und je besser wir erkennen, wie wir fragen müssen, begreifen wir, dass gar nicht so viel Raum für Geheimnisse und Spekulation bleibt. Wir sind elektrischer Strom in ständiger Bewegung.

ICH BIN ICH?
TRANSITORISCHE DEPERSONALISATION

September 2023. 10:00 Uhr.
»Ich bin am kritischen Bereich. Bipolare Elektrode, bitte.«

In der linken Hand halte ich die Elektrode, in der rechten den Sauger, als ich mich wie gewohnt den Stoppschildern im Konnektom nähere. Ich wollte wissen, wo ich die Resektion des Tumors abbrechen musste. Denn die Grenzen setzt nicht der Tumor, sondern die tiefen Bahnen, die die Konnektivität des Gehirns aufrechterhalten.

Ich wusste, dass ich mich dem hintersten Teil des Cingulums näherte. Jetzt musste ich prüfen, wo das Stoppsignal saß. Ich hätte problemlos den *Präcuneus* entnehmen können (siehe Abbildung 16), aber ich war bereits an den Grenzen des posterioren Cingulums, das zwischen den meistverknüpften Regionen des menschlichen Gehirns herumtanzt. Während der direkten Elektrostimulation verlangten wir dem Patienten abwechselnd Aufgaben zur Emotionserkennung und ethische Entscheidungen zu Alltagssituationen ab (adaptierter False-Belief-Test).

Reiz.

Schweigen.

»Was ist los, Frédéric? Was hast du gespürt?«, fragte ich. Die Antwort ließ auf sich warten. »Warum konntest du den Test nicht ausführen?«

»Habt ihr stimuliert?«, fragte er.

Ich wunderte mich. Es war das erste Mal, dass ein Patient mich direkt fragte, ob wir stimuliert hätten oder nicht. Wir schalten immer den Ton ab, den manche Stimulatoren von sich geben, damit weder die Neuropsychologin noch der Patient wissen, wann ich die Elektrode aktiviere. Auf diese Weise wollen wir möglichst viel Sicherheit vermitteln und uns zugleich vergewissern, was der Patient wahrnimmt und ob der Aussetzer, den wir hervorrufen, wirklich auf die elektrische Unterbrechung der Netzwerke durch den Reiz zurückgeht.

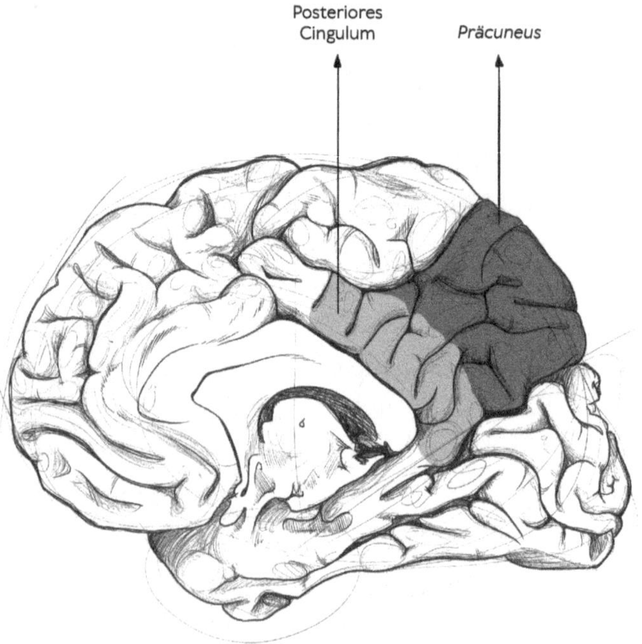

Abbildung 16. Sagitalschnitt durch ein Gehirnmodell. Man sieht den hinteren Teil des Cingulums und darüber den *Präcuneus*, den medialsten Bereich des Parietallappens. Obwohl es sich anatomisch gesehen um »getrennte« Strukturen handelt, betrachten wir sie in der Neurowissenschaft als einen Komplex, der bei vielen Gelegenheiten zusammenarbeitet.

»Ja. Ich habe stimuliert. Was hast du gespürt? Wir sind bald fertig. Du hast dich gut geschlagen«, sagte ich, um ihn anzuspornen, die restlichen 20 Minuten noch durchzuhalten.

»Ich empfinde ihn jetzt als ziemlich langsam«, sagte Natalia zu mir.

Anderthalb Minuten lang zeigte sich bei Frédéric eine gewisse Diskonnektion mit langen Verzögerungen bei den Antworten. Als er wieder voll da war, fragte ich ihn noch einmal, was passiert war. Ich wusste, dass etwas geschehen war, das war offensichtlich. Außerdem hatte er mich gefragt, ob wir stimuliert hatten oder nicht.

»Ich hatte dich gefragt, weil ich kurz das Gefühl hatte, ich sei eine riesige Puppe aus Holz. Ich war in ihr«, sagte er.

Wir wussten, dass in dieser Hirnregion der Kontakt zur Realität oder zur Selbstwahrnehmung abreißen kann. Solche Reaktionen vorzufinden, bedeutet, dass das Gehirn uns sagt: »Hier ist Schluss. Das sind die Grenzen der Neuroplastizität.« Bis zu einem gewissen Punkt können die Netzwerke sich umstellen, und das verläuft bei jedem Patienten unterschiedlich. Zudem gelingt die Neuroplastizität nicht immer und kann nicht unbedingt alle Funktionen verlagern. In dieser Zone von *Präcuneus* und posteriorem Cingulum lassen sich solche Erfahrungen auslösen, auch wenn sie nicht zu häufig sind wie andere. Deshalb waren wir überrascht. Es ließ uns nicht kalt. Es gibt Dinge, die uns so überraschen, dass wir sprachlos sind. Ich hatte Berichte von anderen Chirurgen gelesen, die in dieser Zone medial und tief im Parietallappen operiert hatten, aber noch nie so etwas. Konkret denke ich dabei an die Fälle, die Balestrini 2015 veröffentlichte, wobei diese nicht viele Details preisgeben und nur vage von »extrakorporalen Erlebnissen« die Rede ist.

»Okay, ganz ruhig. Das ist normal. Es ist erwartbar. Wir sind an der Grenze. Wahrscheinlich haben wir schon den ganzen Tumor erwischt. Jetzt wollen wir prüfen, wo dein Gehirn ›Stopp‹ sagt, damit wir die tiefen Bahnen erhalten.«

Ich setzte das Absaugen ein wenig weiter unten fort, im dorsalsten Teil des Cingulums, obwohl ich sicher war, dass ich den größten Teil des Tumors schon entnommen hatte. Wieder begann ich zu stimulieren, um die Grenze genau zu bestimmen. Schon durch das Absaugen in dieser Zone, ganz ohne Stimulierung, kam es wieder zu merklichen Verzögerungen bei der Emotionserkennung. Sein Verarbeitungstempo ging zurück. Wir stimulierten, während er seine Aufgaben durchführte.

»Okay, Frédéric, welche Entscheidung würde der Mann in dieser Geschichte treffen? Vignette 1 oder 2?«, fragte Natalia während der Aufgabe.

Schweigen.

»Er hat eine supraventrikuläre Tachykardie«, warnte der Anästhesist.

Ich brach die Stimulierung ab. Die Tachykardie von bis zu 150 Schlägen pro Minute hielt noch einige Sekunden an, dann schlug sein Herz wieder normal. Während dieser Sekunden hatte der Patient keine Aufgabe ausführen können, und obwohl er Blickkontakt zu Natalia hielt, antwortete er nicht. Sein Zustand ähnelte dem nach einem epileptischen Anfall. Er war wie weggetreten.

»Wie geht es dir, Frédéric? Was ist passiert? Was hast du gespürt?«, fragte ich noch einmal.

Ich wusste, dass wir die Grenzen erreicht hatten. Die Operation war abgeschlossen. Dorsal im posterioren Cingulum gab es ganz hinten eine kritische Zone, die diese Reaktionen ausgelöst hatte. Das Konnektom sagte »Stopp«, aber immerhin hatte es uns den Tumor vollständig entfernen lassen. Wie hätten wir das am schlafenden Patienten tun sollen? Wie hätten wir derart präzise erkennen sollen, wie weit wir gehen durften?

»Habt ihr stimuliert?«, fragte er wieder.

»Ja«, sagten wir.

»Ich hatte wieder so ein ähnliches Gefühl. Merkwürdig. Als wäre es ein Traum. Wie viel Zeit ist vergangen?«

»Fünf Sekunden. Wir haben nur fünf Sekunden stimuliert.«

»Ich hatte das Gefühl, ich hätte meinen Körper verlassen. Als wäre ich geschwebt, als würde mein Körper mit der Außenwelt verschmelzen, und plötzlich sank ich ganz schnell durch den Boden des OP-Saals, durch den Boden jedes Stockwerks, blitzschnell, als würde es immer so weitergehen. Ich merkte, wie mein Herz hämmerte. Aber es kam mir sehr lange vor. Es war beängstigend. Ich dachte, es würde nie mehr aufhören.«

»Keine Sorge. Ganz ruhig. Alles ist gut. Wir sind schon fertig. Herzlichen Glückwunsch, du hast dich gut geschlagen. Gut gemacht. Wir führen noch ein paar einfache Tests durch, um sicherzugehen, dass alles in Ordnung ist, dann machen wir deinen Kopf wieder zu. Du wirst bald wieder aufwachen, dann heilt es ein paar Tage, und schon bist du wieder bei deiner Familie.«

»Ich will nur meine Kinder sehen«, sagte er mit erschöpfter Stimme, aber mit dem Gefühl, dass er diese Schlacht gewonnen hatte.

Der *Präcuneus* ist die wohl am stärksten verknüpfte Region im menschlichen Gehirn. Es ist eine ganz besondere Stelle, die bestimmte, vorübergehende Störungen des Ich-Gefühls auslösen kann, weil sie als eine Art Tor fungiert, das normalerweise offen steht und die Integration von Informationen aus drei verschiedenen Netzen zulässt. Der Bereich ist wie eine Rotunde, in der ständig durch drei verschiedene Ein- und Ausgänge Informationen eingehen. Ringsherum tauschen die Netze Informationen aus und gestatten dabei vorübergehende Gleichgewichtszustände (Metanetzwerke), damit bestimmte komplexe kognitive Funktionen stattfinden können, die uns ermöglichen, unser Verhalten in einer sich ständig verändernden Umwelt auf jeglichen äußerlichen Reiz einzustellen. Der *Präcuneus* gleicht einer elektrischen Schaltzentrale, die den verschiedenen Systemen gestattet, sich zu vernetzen, damit wir uns eine Vorstellung von uns und der Welt machen können.

Es erscheint zunächst schwer verständlich, doch wir können uns helfen, indem wir die Netze rund um den *Präcuneus* konkretisieren und beim Namen nennen: *(1)* das paracinguläre Netzwerk als Untereinheit des frontoparietalen Netzwerks (das wir auch als Netzwerk für die zentrale Exekutive bezeichnen) und die zwei Untereinheiten des Ruhezustandsnetzwerks, nämlich *(2a)* das Zentrum, das heißt den Knotenpunkt oder Hauptknotenpunkt dieses Netzwerks, und *(2b)* die Untereinheit für das episodische Gedächtnis, also das autobiografische Gedächtnis, das mit Emotionen oder Erinnerungen zu tun hat. Um diesen Wust an Netzwerken verständlicher zu machen, können wir es uns vereinfachen und uns einprägen: Das Ruhezustandsnetzwerk (das an der Selbstbeobachtung beteiligt ist, am Nachdenken über unsere Emotionen und Gedanken, am Abspeichern der Vergangenheit und an unseren Plänen für die Zukunft) hat seinen wichtigsten Knotenpunkt in einem Bereich, zu dem der *Präcuneus* und das posteriore Cingulum gehören. Stoffwechseltechnisch verschlingt dieser Knotenpunkt etwa ein Drittel der Glukose, die das gesamte Ruhezustandsnetzwerk verbraucht, das seinerseits verschiedene Knotenpunkte hat, beispielsweise

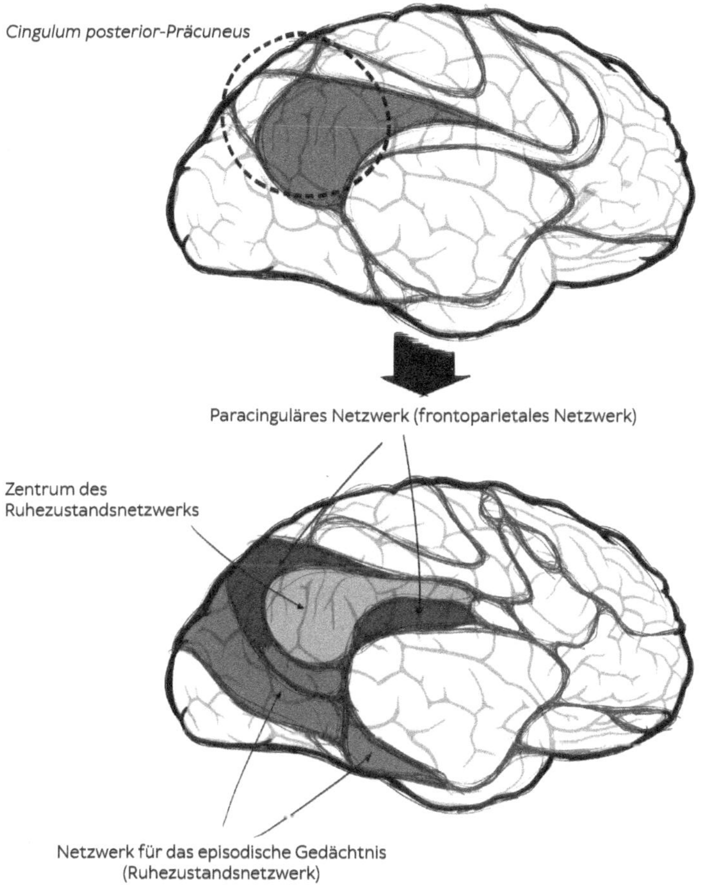

Abbildung 17. Anstatt den *Präcuneus* und das posteriore Cingulum als anatomisch separate, auf geheimnisvolle Weise »privilegierte« Hirnregion zu betrachten (oben), können wir ihre Funktionen besser verstehen, wenn wir sie aus der Perspektive der Netzwerke betrachten (unten): Es ist eine Region mit einer anatomischen Position, die wie ein Tor ist, das die ständige Synchronisierung und Übertragung von Informationen aus drei verschiedenen Netzwerken gestattet.

die temporoparietale Verbindung, von der später noch die Rede sein wird. Dieser Befund entspricht der Beobachtung, dass viele Studien zur funktionellen Konnektivität dieser Region belegen, dass diese bei Patienten mit veränderten Bewusstseinszuständen erkrankt ist oder fehlt, auch im Wachkoma, unter Anästhesie, in bestimmten Schlafstadien oder unter Einfluss von psychedelischen Drogen wie Ayahuasca oder Psilocybin. Alle derartigen Bewusstseinsveränderungen hängen mit Veränderungen der Konnektivität zusammen oder mit der Aktivität im Zentrum des Ruhezustandsnetzwerks (das wir hier als Unternetzwerk *2a* bezeichnet haben).

Solange wir den cingulo-posterioren *Präcuneus* als statische, isolierte Region betrachten, können wir nicht nachvollziehen, warum ausgerechnet dieser Bereich im Gehirn schon so lange so große Neugier weckt. Wahrscheinlich liegt es an der Integration, die hier zwischen den diversen Netzwerken möglich wird, dass man diesen Bereich als Sitz unseres Ichs definiert. Hier entscheidet sich, wer wir sind. Die physische Kontinuität, die wir empfinden (wir sind uns jedes Teils unseres Körpers bewusst und empfinden all diese Teile als ein Ganzes), aber auch die emotionale (uns ist bewusst, dass wir das Resultat jeder einzelnen Erfahrung unseres ganzen Lebens sind). Aber im posterioren Cingulum geht es auch ganz konkret um die Verarbeitung unserer äußeren Umgebung. Denn die Integration des Ichs ist genauso wichtig wie die adäquate Interpretation der Außenwelt. Wenn wir einen elektrischen Reiz direkt an bestimmte Punkte in dieser Region applizieren (aus didaktischen Gründen beziehen wir sowohl den *Präcuneus* als auch das posteriore Cingulum ein), dann könnte sich diese multimodale Pforte schließen und so eine Störung der Integration von Informationen aus den Netzwerken erzeugen. So könnte es zu Erlebnissen kommen, die als »mystisch« oder als »extrakorporal« bezeichnet wurden.[27] Es gibt zwar keine klare, allgemeingültige Definition für derartige Erlebnisse, aber wir könnten sie als Episode beschreiben, in der jemand das Ich als räumlich getrennt vom physischen Körper wahrnimmt.

Einer der Gründe, warum wir so lange gebraucht haben, um diese Gehirnregion zu verstehen, ist, dass hier nur selten Tumoren oder andere Erkrankungen auftreten. Ein großer Teil des Wissens über das menschliche Gehirn stammt aus Untersuchungen an Patienten, die eine Läsion oder einen Unfall in einer Hirnregion hatten, deren Folgen dann ausgewertet wurden. Inzwischen gestatten uns Fortschritte in der Neurobildgebung und der Neurowissenschaft der Netzwerke Rückschlüsse darauf, wie wichtig dieser Bereich für die funktionelle Integration der neuronalen Systeme ist. Sie helfen uns, besser nachzuvollziehen, wie solche Reaktionen auf eine Elektrostimulation funktionieren und warum wir darauf stoßen.

PRÄCUNEUS UND POSTERIORES CINGULUM AUS SICHT DER FÜNF DIMENSIONEN

In diesem Buch haben wir direkte Assoziationen einer bestimmten Hirnregion mit bestimmten Gehirnfunktion absichtlich vermieden, weil wir wissen, dass Hirnregionen nicht isoliert aktiv sind, sondern gemeinschaftlich in Form von neuronalen Netzwerken oder Systemen – wie einzelne Städte auf verschiedenen Kontinenten, in denen gleichzeitig das Licht an- und ausgeht, um unsere komplexeren kognitiven Funktionen auszuführen. Das gilt auch für die Codierung des Ichs im Gehirn. Im letzten Kapitel ging es um die Insula und ihre Funktionen. Dabei sind wir auch auf das Konzept des Ichs eingegangen, und ich hatte angekündigt, noch einmal darauf zurückzukommen. Bitte sehr! Zu verstehen, wie das Gehirn etwas derart Komplexes wie das Ich und die Außenwelt organisiert, ist sehr wichtig. Wie sollen wir begreifen, dass eine direkte Elektrostimulation der posterioren Insula oder der temporoparietalen Verbindung (dem Bereich, an dem Temporal- und Parietallappen zusammenkommen; geläufig ist dafür das englische Akronym TPJ) extrakorporale Visionen oder ähnliche Erlebnisse hervorrufen kann? Weil alles verbunden ist. Wenn die TPJ ebenfalls zum Ruhezustandsnetzwerk gehört, könnte eine Stimulierung in diesem Bereich das gesamte Netzwerk abkoppeln und etwas Ähnliches hervorrufen wie das, was wir beschrieben haben. Wie also sollen wir komplexe Gehirnfunktionen verstehen, wenn nicht als elektrische Informationen, die durch die Netzwerke kreisen, deren Dynamik je nach Patient unterschiedlich ist?

Sobald wir die Puzzleteile zusammensetzen, zeigt sich, dass sowohl die TPJ als auch der *Präcuneus* und das posteriore Cingulum wichtige Knotenpunkte im Ruhezustandsnetzwerk darstellen, das für die Selbstbeobachtung zuständig ist. Vielleicht können wir dadurch verstehen, wie das Gehirn das Ich-Gefühl erzeugt. Die erste Beschreibung derartiger Erlebnisse stammt von einer Wachoperation aus dem Jahr 1941 durch einen der Pioniere dieser Technik, Wilder Penfield, der die temporoparietale Verbindung (TPJ) stimulierte. Die Patientin beschrieb das Gefühl, neben sich zu schweben. Wir können sogar nachvollziehen, warum solche Erlebnisse bei der Elektrostimulation des *Präcuneus* häufiger auftreten als in anderen Zonen des Ruhezustandsnetzwerks (wie der TPJ), wenn man einbezieht, dass fast 40 Prozent des Stoffwechselbedarfs in diesem Netzwerk auf den Bereich von *Präcuneus-Cingulum posterior* entfallen. Deshalb betrachten wir diese Stelle als Zentrum. Und wie sollen wir unter diesen Umständen das Gehirn noch als dreidimensionales, statisches System betrachten?

Um zu verstehen, warum ein augenscheinlich inoperabler Tumor doch operierbar sein könnte, muss man in Bezug auf die Gehirnfunktion nicht nur die Lage des Tumors einbeziehen. In meinen Augen kann es uns helfen, wenn wir zwei weitere Variablen berücksichtigen, nämlich die Neuroplastizität (bei ausreichend Zeit) und die individuelle Variabilität. Wie in diesem Tagebuch immer wieder aufgezeigt wurde, haben wir Operationen in sogenannten eloquenten Arealen durchgeführt, die als unverzichtbar für die Hirnfunktion galten (eine Zuordnung, die wir möglichst vermeiden, weil sie meiner Ansicht nach das Verständnis für das Gehirn als Ganzes einschränkt) und oftmals auch für inoperabel gehalten wurden, darunter das Cingulum, das Broca-Areal, das Wernicke-Areal und so weiter. Das ist uns jedoch nicht gelungen, weil wir so große Koryphäen sind oder zaubern können, sondern einzig und allein, weil wir beim Verständnis der Funktionsweise des Gehirns vielleicht ein Stückchen weitergehen. Sobald wir akzeptieren, dass es eine zeitliche Variable gibt, in der das Gehirn oftmals in der Lage ist, Funktionen aus der Tumorzone herauszuverlagern, und dass zudem große individuelle Unterschiede bestehen, können wir besser nachvollziehen, dass die Lage des Tumors an sich für die chirurgische Entscheidung nicht ausschlaggebend sein darf. Warum kann man einen Tumor in der Region *Präcuneus-Cingulum posterior* operieren, obwohl dieser Bereich an so wichtigen Funktionen beteiligt ist? Weil die Neuroplastizität, die in jedem Hirn unterschiedlich ausgeprägt ist, es gestattet, kritische Regionen in den Netzen zu verschieben. Und das können wir nur in der Wachoperation mit direkter Elektrostimulation genau nachweisen. Wenn wir die Aktivität in einer Region über Magnetresonanztomografie (MRT) analysieren, sehen wir eine Aktivitätswolke rund um *Präcuneus*, das stimmt. Das ist eine wichtige Region, die Wiege des Ruhezustandsnetzwerks. Aber erst bei der Operation können wir millimetergenau testen, welchen Teil in dieser etliche Quadratzentimeter großen Wolke man entfernen kann und welchen nicht. Und auf diese Millimeter kommt es an! Das ist es, was wir aus den vielen von Duffau operierten Fällen gelernt haben.

Dennoch besteht das wahre Problem weiterhin in der Frage, wann man nicht operieren sollte. Zumindest aus ethischer Sicht wäre es sinnlos, einen Patienten, der bereits erhebliche Schwierigkeiten mit Sprache oder Emotionserkennung hat, zu operieren. Das gilt auch, wenn die tiefen Bahnen des Gehirns befallen sind, denn solche Schädigungen sind irreparabel. Im Fall Frédéric jedoch betraf der Tumor den *Präcuneus*, den medialsten Teil des Parietallappens, und das posteriore Cingulum. Hätten wir nur dreidimensional gedacht, so wäre dieser Tumor inoperabel gewesen. Doch nach vollständiger neuropsychologischer Untersuchung war uns (wie so oft) klar, dass der Patient allenfalls geringe kognitive Defizite aufwies und wir es deshalb dank der Plastizität des Konnektoms wagen durften. Deshalb ist es so wichtig, immer Neuropsychologen einzubeziehen, die eine Evaluation aller Gehirnfunktionen des Patienten – einschließlich Verhalten, Persönlichkeit oder Qualität des Privatlebens – vornehmen können. Uns interessiert alles! Denn daraus entnehmen wir Hinweise auf die Neuroplastizität, die in diesem Gehirn womöglich abgelaufen ist, erkennen aber auch, ob das Tempo des Tumorwachstums die Anpassungsfähigkeit des Konnektoms womöglich schon übersteigt. Die Region *Präcuneus-Cingulum posterior* ist kein unverrückbares Stoppschild so wie beispielsweise der IFOF. Wir müssen das Gehirn im wachen Zustand fragen, ob wir diesen Teil entfernen dürfen oder nicht. Dazu müssen wir an jede Tür einzeln anklopfen. In dem in diesem Kapitel geschilderten Fall zeigte sich, dass im Grunde keinerlei Problem im Bereich des *Präcuneus* vorlag, sondern lediglich im hintersten Teil des Cingulums, wo das Ruhezustandsnetzwerk vermutlich nicht plastisch genug gewesen war und einen sehr aktiven Knotenpunkt dort belassen hatte. Dieser erzeugte die Phänomene von Realitätsverlust und Depersonalisation sowie die extrakorporale Vision, als hätte das Ich vorübergehend dissoziiert. Dabei ging es nicht nur um die Vorstellung, sein Körper sei wie eine »Holzpuppe« gewesen, sondern auch um die Wahrnehmung, irgendwie mit der Umgebung verschmolzen zu sein. So, als wäre es dasselbe, aber es gehörte irgendwie noch zu seinem Bewusstsein. Das heißt, er empfand eine Ich-Kontinuität. Die Vorstellung, etwas zu sein, ging keinen Augenblick verloren. Und obwohl es für jeden, der das nicht selbst erlebt hat, schwer nachvollziehbar ist, hat es von der Dynamik und den neuronalen Netzwerken her auf nicht voraussagbare Weise seinen Sinn.

Dass wir das Gehirn noch immer nicht verstehen und in vielen Fällen nicht wissen, was passieren könnte, wenn wir einen Tumor behandeln, der eine bestimmte Region befallen hat, ist eine der großen Herausforderungen der Neuroonkologie. Es gibt viele Patienten mit der Diagnose »niedriggradiges Gliom«, denen man keine Operation nahelegt, sondern eher eine Biopsie mit nachfolgender Chemotherapie oder Bestrahlung, weil ein »eloquentes« Areal betroffen ist. Doch das schränkt die Überlebenschancen ein. Wir dürfen das Broca-Areal nicht mehr als das verstehen, was man uns gelehrt hat. Nicht weil ich das so will, sondern weil wir bewiesen haben, dass man weiter blicken muss, und zwar auf die Netzwerke. Aus onkologischer Sicht ist das meiner Ansicht nach ein grundlegender Paradigmenwechsel. Gemäß zahlreichen Studien von Fachleuten auf diesem Gebiet, darunter Hugues Duffau und Emmanuel Mandonnet, wissen wir (und können es mit Zahlen belegen), dass man so früh wie möglich operieren muss, um zu verhindern, dass ein solches niedriggradiges Gliom sich in ein Glioblastom verwandelt. Denn dann ist der Rückweg verbaut, und die Überlebenschancen sind relativ begrenzt. Wir müssen rechtzeitig eingreifen, ehe es zu spät ist. Wahrscheinlich trotz unserer Angst um das Gehirn. Diese Angst ist absolut verständlich, weil es so vieles gibt, was wir nicht wissen. Das Gehirn ist ein unbezähmbares Wesen, das sich nach Gutdünken umorganisiert. Und kein Chirurg möchte es riskieren, einem Patienten Schaden zuzufügen. Niemand. Davon bin ich fest überzeugt.

Einige Wochen später.
»Erinnerst du dich noch an dein Erlebnis während der Operation?«, fragte ich Frédéric.

»Ja, absolut. Die große Holzpuppe. Später fiel mir wieder ein, dass wir früher eine große Schneiderpuppe zu Hause hatten, als ich klein war. Aber ich hatte das Gefühl, ich wäre in ihr. Als wäre ich es selbst.«

»Und in dem Moment war dir völlig bewusst, was da gerade passierte? Ich meine, du wusstest, dass das nicht real war?«

»Ja. Und das andere Mal auch. Das zweite Mal war unangenehm. Weil ich das Gefühl hatte, im OP-Saal außerhalb meines Körpers zu schweben und plötzlich schnell durch den Boden zu sinken, und darunter kam noch ein Boden und noch einer und noch einer. Es kam mir vor, als hätte das eine Viertelstunde gedauert oder noch länger. Richtig lange Zeit. So war das für mich.«

»In Wahrheit waren es nur fünf Sekunden Elektrostimulation.«

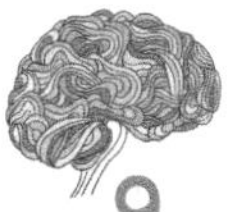

9

WARUM WIR DIE GRENZEN ANERKENNEN MÜSSEN

26. Oktober 2023. Café Rivas, Buenos Aires. Mittags.
Ich schlürfte meinen ersten Espresso und hörte dabei »How Deep Is Your Love?« in einer Version von Jacob Collier. Das Telefon klingelt. Unbekannte Nummer. Ich nehme den Anruf an.

»Herr Doktor, hier spricht Magdalena. Wir haben in der Zeitung gelesen, dass Sie hier in Argentinien sind und gestern jemanden operiert haben.« Die Stimme der Frau ist voller Angst.

»Hallo, ja, ich bin bis heute Abend noch in Buenos Aires, dann geht mein Flug nach Spanien. Morgen muss ich zu einer Konferenz in Alicante«, antworte ich.

»Sie müssen sich unbedingt meinen Mann ansehen. Bei ihm wurde ein inoperabler Tumor festgestellt. Bitte!«, flehte sie in herzzerreißendem Ton.

Schweigen.

»Entschuldigen Sie bitte, ich weiß nicht, wie das gehen soll. Ich bin nicht im Krankenhaus, und mein Flug geht in ein paar Stunden. Ich bin im Café Rivas.«

»Wir sind in Rosario, aber wir können sofort losfahren.«

»Okay. Wir können uns in meinem Hotel treffen.«

Die Reise nach Argentinien war sehr anstrengend gewesen. So weit war ich noch nie geflogen. Einen Moment lang vergaß ich, dass ich schon in zwölf Stunden in Madrid landen und dann ohne eine größere Pause nach Alicante weiterfliegen sollte, um dort beim Nationalkongress der Medizinstudierenden vor 500 Menschen zu sprechen. Aber bei dieser Gelegenheit würde ich meine Eltern sehen können. Mein Lebensrhythmus gestattete mir nur noch, etwas Zeit mit ihnen zu verbringen, wenn sie mich bei meinen Vorträgen in Spanien besuchten. Ich dachte nicht darüber nach, wie absurd es war, dass ich nur wenige Stunden in Buenos Aires verbrachte und plötzlich jemand meine Telefonnummer kannte und mich in seiner Verzweiflung anrief. Ich konnte nicht anders. Ich musste dieser Frau zuhören. Das mit der Trennung von Arbeit und Privatleben bekomme ich nicht hin. Wer mich kennt, weiß das. Was wir in einem öffentlichen Krankenhaus in Argentinien getan hatten – das erste Mapping von Emotionserkennung und -verarbeitung im Rahmen einer Wachoperation in ganz Südamerika und das auch noch in der linken Gehirnhälfte, die bisher für Sprache und Bewegung reserviert galt –, wurde in den Nachrichten auf allen Kanälen aufgegriffen. Doch anstatt mich zu freuen, stiegen die Erinnerungen an Februar und März in mir auf. Großes Medienecho vermag so viel positive wie negative Dinge, hat aber letztlich große Nachteile. Plötzlich glaubt jeder, sich über dich äußern zu dürfen. Dagegen muss man sich wappnen. Denn der Rat: »Sie bellen, Sancho, das ist unser Aufbruchsignal«, gilt nur, wenn du ihn anderen gibst. Als ich aus dem Café kam, ging ich zu Fuß weiter, um in dieser Stadt wenigstens ein wenig Luft zu schnappen, und hörte auf dem Weg zum El Ateneo über Kopfhörer Salvador Sobral. Aus irgendeinem Grund bog ich ab und lief ziellos weiter, ohne auf das GPS zu achten. Nicht einmal eine halbe

Stunde abseits von diesem Café im Pariser Stil waren die starken Kontraste der Stadt zu sehen: auf der einen Seite riesige luxuriöse Gebäude, auf der anderen Hunger und Armut. Ich ging weiter, ohne festes Ziel. Alles wirkte heruntergekommen. Vor ein paar Tagen waren Parlamentswahlen gewesen. Es gab unglaublich viele Graffiti und Streetart mit Diego Armando Maradona. 200 Meter weiter spielen ein paar Jungs Fußball in Trikots, auf denen Messi und Pelé zu sehen waren, mit zwei Rucksäcken als improvisierte Torpfosten und einem altmodischen Lederball. Vor den Haustüren saßen Frauen, die Kaffee tranken und das Radio auf volle Lautstärke gestellt hatten. Auf einmal hörte ich:

»Martín! Martín!«

Ich ging weiter. Dass mich hier in Buenos Aires jemand erkannte und mich zudem beim Nachnamen rief, erschien mir unmöglich. Erst als das Rufen nicht aufhörte, drehte ich mich um. Nach einem zögerlichen Gruß ging ich zu ein paar Frauen hinüber, die mich herzlich begrüßten.

»Danke, dass Sie nach Buenos Aires gekommen sind. Danke, dass Sie uns helfen. Wir haben neulich im Radio Ihr Interview mit Gisela gehört, die hören wir hier sehr viel. Wir haben eine CD mit dem Gespräch mit Jordi Wild aus dem Podcast ›The Wild Project‹. Meine Kinder sind absolute Fans. Wir haben zwar kein Internet, aber wir brennen vieles auf CD, damit alle in unserem Viertel Zugang zu dem bekommen, was sie nicht kriegen. Die geben wir dann untereinander weiter. Mein Sohn Marcelo, der dahinten gerade Fußball spielt, will jetzt Neurochirurg werden wie Sie«, sagte eine der Frauen. »Gott segne Sie!« Die Frau küsste mir die Hände.

»O bitte, Señora, vielen Dank, aber allein, dass ich hierherkommen und helfen darf, macht mich glücklich«, sagte ich ziemlich beschämt.

»Sie sind so weit gereist. So etwas hat seit Che Guevara niemand mehr getan. Niemand kommt nach Argentinien.«

Passiert das hier gerade wirklich, fragte ich mich unablässig. Ich kam von der anderen Seite der Welt.

Ich muss gestehen, dass mir in diesem Moment etwas die Brust zusammenschnürte, und ich kam mir vor wie ein Wichtigtuer. Es war beklemmend. Mit übertriebenem Lob umzugehen, ist ziemlich schwer, besonders wenn du weißt, dass du gerade erst losziehst und noch so viel zu lernen hast. Es war, als wäre gar nicht von *mir* die Rede. Keine Ahnung. Andererseits war mir auch nicht klar, ob ein Vergleich mit Che Guevara etwas Positives war. Überhaupt nicht. Das Einzige, was mir an seinem Leben zusagte, war jener Aufbruch als junger Mann, der ihn durch ganz Lateinamerika führte, voller Wissbegierde und voller Sorge um die damalige Gesellschaft. Den Rest möchte ich lieber nicht erwähnen – wir alle wissen (oder glauben zu wissen), zu wem dieser Mensch später wurde. Aber ich gebe zu, dass diese Erwähnung mich an den Film *Die Reise des jungen Che* erinnerte und an meine Bewunderung für den Mann, der auf dem Motorrad La Poderosa sein bequemes Zuhause zurückließ und Lateinamerika bereiste, um die Gesellschaft kennenzulernen und – bis es in das Gegenteil umschlug – Gutes zu tun. Auch wenn der Film seine Persönlichkeit aus künstlerischen Gründen zum Mythos erhebt – was Jorges Drexlers Song »Al otro lado del río« noch unterstreicht –, spiegelt beides exakt, wie ich mein Leben in diesem Moment empfand. Ein übermächtiger Drang, zur anderen Seite vorzustoßen und mutig genug zu sein, gegen die etablierten Regeln vorzugehen. Man lehrt uns, nicht zu zweifeln und aus der Kreativität heraus zu leben. Wir leben in einer Gesellschaft des Schweigens. Das Einzige, was mich antreibt, ist zu helfen, so gut ich kann, jedem, der es braucht. Ob ich dafür eine

Sinfonie schreibe oder erforsche, wie wir Patienten ihre Lebensqualität erhalten können. Darum fühle ich mich für die zweite Hälfte des Lebens von Ernesto Guevara nicht zuständig; erstens, weil ich darüber gar nicht genug weiß, zweitens, weil es darum in diesem Buch nicht geht, und drittens, weil es – abgesehen von der Neugier, zu verstehen, wie Macht das Wesen eines Menschen derart verändern und zerstören kann – gegen alle meine Ideale verstieße, Entschuldigungen für jemanden zu finden, der sich selbst das Recht nahm, mit der eigenen Waffe zu entscheiden, wer leben durfte und wer nicht. Leider ist auch dies ein Beispiel, wie Erfahrungen mit der Zeit das Gehirn, das menschliche Konnektom, verändern können. Neuroplastizität? Ja.

Nachdenklich beendete ich meinen Spaziergang durch das schöne Buenos Aires. Mir ging durch den Kopf, wie dieses Jahr verlaufen war. Bei Boca Juniors kaufte ich ein Hemd für meinen Vater, rief ihn und meine Mutter per Videocall an und ging dann zu meinem Hotel in Recoleta. Vier Stunden später tauchte Magdalena dort auf, die mit ihrem Mann aus Rosario hergefahren war. Im Entrée sah ich eine Frau mit rotbraunen Locken, der man schon von Weitem die aus Unsicherheit und Angst geborene Verzweiflung anmerkte. Neben ihr ging ein Mann mit gesenktem Kopf und eher zögerlichem Schritt. Ich ging auf die beiden zu, und sie umarmte mich stürmisch. Es fühlte sich so ehrlich an, dass auch ich erst sie, dann den Mann fest drückte. Ich weiß, wie es ist, so etwas selbst zu erleben, und mir hätte es damals gutgetan, wenn ein Arzt mich umarmt hätte.

Wir zogen uns in ein Nebenzimmer des Hotels zurück, das ich zu diesem Zweck vor ein paar Stunden gebucht hatte. Ich hatte ein Notebook dabei, um mir die CD mit den MRT-Bildern anzusehen. Wir nahmen Platz, und dann erzählte sie mir die Geschichte.

»Vor drei Monaten entwickelte Juan merkwürdige Symptome. Als wäre er nicht mehr er selbst«, sagte sie mit leerer, erschöpfter Stimme. Sie war todmüde. »Ich merkte, dass er mir auf einmal nicht mehr vertraute und unsere Kinder irgendwie distanziert behandelte, als hätten sie ihm etwas getan oder als würden sie ihn die ganze Zeit stören. Wir gingen zum Hausarzt und bekamen eine Überweisung zum Psychiater. Dort hieß es, es könnte eine Depression sein, eine Angststörung oder eine reaktive Störung, weil letztes Jahr einer unserer Söhne an Leukämie verstorben ist.«

In diesem Moment krampfte sich mein Magen zusammen, und ich fühlte diesen Kloß im Hals, den ich schon als kleiner Junge gespürt hatte, wenn mich etwas bedrückte. Nach diesem Satz wusste ich nicht mehr, wie ich sie ansehen sollte. Ich wusste es einfach nicht. Ich empfand zu viel Schmerz. Auf eine solche Geschichte war ich nicht vorbereitet. Blitzschnell ging mir alles durch den Kopf. Ich gestattete mir, mich in ihn hineinzuversetzen, sah meine Eltern in einer solchen Situation, sah mich als ihren Sohn. Wirklich schmerzhaft. Ich wollte nur noch die Geschichte hören und bat um die Bilder, in der Hoffnung, dass es eine Lösung für diesen Fall gäbe. Noch jetzt, da ich diese Zeilen schreibe, zittern mir die Hände. Wie flüchtig doch alles ist. Wie zufällig das Leben erscheint und mit welcher Leichtigkeit es sich zum Guten und zum Bösen wendet.

»Er verschrieb ihm ein Schlafmittel und dazu ein Antidepressivum, das er morgens nehmen sollte. Nach drei Monaten sollten wir wiederkommen. Aber ein paar Wochen später sagte Juan, er sähe seltsame Dinge. Er wollte mir nicht genau erzählen, was das war, aber sein Arbeitskollege rief mich an und erzählte mir, er würde sich isolieren und mit niemandem mehr reden wollen. Juan war immer ein extravertierter, sympathischer Mensch, der sich gerne mit anderen unterhielt. Und gläubig. Das sind wir beide.«

Sie holte tief Luft. »Der große Knall kam vor zehn Tagen. Da saßen wir morgens zusammen im Garten und aßen, und auf einmal sagt er zu mir: ›Seit Tagen sehe ich Lucio.‹ Und ich frage: ›Was meinst du damit, Juan?‹ – ›Ja, ich sehe Lucio hier bei uns. Und wenn andere mit mir reden, weiß ich, dass in Wirklichkeit er redet, ja, ich höre seine Stimme, nicht die von dem, der gerade mit mir spricht.‹ Doktor, das hat mich erschreckt. Es hat mich furchtbar erschreckt. Später rief ein anderer Arbeitskollege von ihm an und sagte, Juan würde Personen sehen, und sie wollten mir Bescheid geben, dass es ihm nicht gut ginge. Irgendetwas stimmte nicht. Da habe ich mit einer Freundin geredet, die Krankenschwester ist, und die meinte, es könne mehr dahinterstecken. Sie empfahl uns eine MRT-Aufnahme vom Gehirn, weil da etwas vor sich gehen könnte, was wir nicht wüssten. Und die bekamen wir vor ein paar Tagen. Wir haben dafür ein privates Zentrum bezahlt, damit es schneller ging, mit allen erdenklichen Analysen. Das Geld hat unsere Verwandtschaft zusammengekratzt. Sie wissen ja, wie es um unser Land steht, wie schwierig die Lage hier ist. Hier ist die CD mit dem Bericht. Der Radiologe sagte, das sahe nicht gut aus. Bitte schenken Sie uns einen Hoffnungsschimmer.«

Ich öffnete den Umschlag und las den Befund: *Umfangsvermehrung parietotemporal mit Infiltration tiefer Areale unter Kontrastmittelgabe*. Danach legte ich die CD ein und wartete, bis die Software endlich die Bildgebung zeigte. Wieder wusste ich nicht, wie ich den beiden in die Augen sehen sollte. Ich wusste nicht, was mein Gesicht ausdrückte, aber innerlich litt ich. Mir fiel auf, dass Juan bisher nicht ein einziges Wort gesagt hatte. Er sah mich nur mit verlorenem Blick an. Nach zwei Minuten Schweigen konnte ich die Aufnahmen sehen. Es war ein Tumor von über drei mal drei Zentimetern, der den rechten Parietal- und Temporallappen erfasste, den IFOF infiltrierte und auf die Sehbahn drückte.

Hinzu kam eine zweite Läsion von gut zwei Zentimetern im *Corpus callosum* auf der anderen Seite. Ich sah, dass man auch ein *resting state fMRI* erstellt hatte, mit dem man die Hirnfunktion im Ruhezustand überprüft, um die neuronalen Netzwerke oder Systeme einzeln sehen zu können. Aber ich achtete nicht besonders darauf, denn das erschien mir gegenwärtig irrelevant.

Ich faltete die Hände und sah die zwei an, um ihnen zu erklären, was ich sah.

Als ich den Mund aufmachte, fiel Juan mir ins Wort. »Ich weiß, dass Sie mich operieren können, Doktor. Sie sind in Begleitung«, sagte er und sah mir fest in die Augen.

»Vielen Dank für Ihr Vertrauen, Juan, das weiß ich sehr zu schätzen. Aber wir sollten in Ruhe darüber sprechen, was ich auf den Aufnahmen sehe. In aller Ruhe.«

»Ich sehe, dass jemand bei Ihnen ist. Es ist Ihr Onkel, und er lächelt. Ja, das ist der, von dem in den Interviews die Rede ist, wegen dem Sie das alles machen. Er hat seine Gitarre dabei. Deshalb können Sie mir helfen. Man hat uns auch gesagt, dass ein Chirurg in den Vereinigten Staaten mich operieren könnte, aber dafür fehlt uns das Geld. Und selbst wenn wir es hätten, möchte ich, dass Sie mich operieren. Wenn es schlecht ausgeht, dann sei es drum.«

Mich überkam ein sehr seltsames Gefühl, wie ich es noch nie erlebt hatte. Auf dem Papier kann ich niemandem verständlich machen, was ich in diesem Moment empfand. Es ging nicht um Furcht oder Angst, es ging um den Schmerz, den das, was ich ihm gleich sagen würde, in mir auslöste. Nicht einmal die visuellen Halluzinationen, von denen er mir erzählte, konnten mich beeindrucken, auch nicht die surreale Situation, dass jemand am anderen Ende der Welt meine Geschichte kannte, und zwar so detailliert. Ich holte Luft, nahm die Brille ab und drückte ihm die Hand.

»Juan, Sie müssen mir jetzt einmal zuhören«, sagte ich nervös. »Der Tumor hat eine beträchtliche Größe und scheint aggressiv zu sein. Er hat mehrere Areale befallen und reicht tief.«

»Aber der Radiologe hat gesagt, er sei weit vom Sprachzentrum entfernt.«

»Bitte hören Sie mir zu, Juan. Es ist ein großer Tumor. Er wächst schon in die tiefen Bahnen des Gehirns hinein, und er wird weiterwachsen, offenbar ziemlich schnell. Hier geht es nicht um operieren, und fertig. Ich kann nicht versprechen, dass ich Sie retten kann. Das kann ich nicht. Ich wünschte, ich könnte es, dann würde ich es gern tun. Ich würde meine Pläne umwerfen und in jeder Klinik operieren, die mich lässt, und das ist mein voller Ernst. Aber wenn ein Tumor erst einmal in die tiefen Bahnen und in so ursprüngliche Areale wie das Mesencephalon einwächst, kann ich den Zustand mit einer Operation nur verschlimmern. Ich könnte operieren, aber Sie hätten nichts davon. Letztlich ist es Ihre Entscheidung. Aber ich weiß, dass Sie sich von diesem Eingriff nicht mehr so erholen würden, dass Sie an Ihren Kindern und Ihrer Frau noch Freude hätten. Und dabei könnte ich nur 30 bis 40 Prozent des kranken Gewebes entfernen, Juan.«

»Aber Sie haben inoperable Fälle behandelt. Sie haben bei Professor Duffau gelernt! Ich will mich an meinen Kindern erfreuen, auch wenn Lucio nicht mehr da ist.«

Mein Herz krampfte sich zusammen. Mir kamen die Tränen. Magdalena sah mich wortlos an und umarmte Juan. Ich wünschte mir nur, die Erde würde mich verschlucken. Und zugleich wünschte ich mir eine göttliche Eingebung, um zu wissen, was ich sagen oder tun sollte. Die Erkenntnis, dass ich jemandem nicht helfen kann, ist so frustrierend. Aber ich kann nicht zaubern, absolut nicht.

»Doktor, wir zahlen, was Sie wollen. Und wenn wir unser Haus verkaufen müssen. Ich will mich nicht geschlagen geben«, sagte sie.

»Magdalena, bitte glauben Sie mir, das Geld ist uns nicht wichtig. Wir ziehen um die Welt, ohne etwas dafür zu verlangen. Das ist unser Leben, und so soll es auch weitergehen. Es geht nicht um Geld. Es geht darum, dass ich weiß, dass diese Operation sinnlos wäre. Der Tumor hat die Schwelle überschritten, an der das Gehirn sich noch regenerieren könnte. Ich kann die Lebensqualität nicht erhalten. Ich könnte nicht einmal genug Gewebe entfernen, um die Lebensdauer zu verlängern, und gleichzeitig würde ich es für Ihren Mann viel schlimmer machen. Der Tumor ist in sehr empfindliche Gehirnareale eingewachsen. Diesen Befund sollte ein Onkologe beurteilen und überlegen, ob alternativ eine Chemotherapie oder Radiotherapie infrage käme. Es müssten sich mehrere Experten beraten. Ich kann Ihnen nur meine Einschätzung sagen. Und ich bin nicht allwissend.«

»Wenn ich von dem, was mir noch bleibt, nichts mehr habe, Doktor, dann will ich gar keine Behandlung«, sagte Juan.

Die beiden hielten sich die Hände.

Nach längerem Schweigen sagte ich: »Es tut mir leid. Es tut mir so leid, dass ich Ihnen nicht helfen kann. Und dass ich Ihnen nicht die Hoffnung schenken kann, die Sie brauchen. Bitte sprechen Sie auch mit anderen Ärzten. Aber verkaufen Sie nicht Ihr Haus für eine Operation, die nicht die Lebensqualität erhalten kann. Entscheiden Sie zusammen mit den Onkologen, welches der beste Weg ist, und erfreuen Sie sich an der Liebe, aneinander und an Ihren Kindern. Das ist es, was zählt.«

Das war hart, zumal für mich so viel zusammenkam. Ich war mir meiner Einschätzung sicher, und es hätte mir leidgetan, wenn sie für eine von vorneherein aussichtslose Operation ihr Haus verkauften. Duffau hatte mir mehr als einmal gesagt:

»Wenn du die Neuroplastizität und ihre Grenzen verstehst, wirst du wissen, wann man nicht operiert. Wenn die Bahnen, die die neuronalen Netzwerke verbinden, schon befallen sind, kannst du ein Gehirn nicht mehr wiederherstellen.« Ich musste ihnen gegenüber aufrichtig sein. Und in diesem Fall bedeutete das, nicht zu operieren. Der Tumor nahm Kontrastmittel an, und es war ziemlich klar, dass es sich um ein multizentrisches Glioblastom handelte (mit mehreren Wachstumsherden), das den IFOF und den *Fasciculus uncinatus* infiltrierte, auf die Sehbahn drückte und auf andere primitive Areale.

Ich hatte aus anderen Fällen gelernt, bei denen ich davon ausgegangen war, ich könne etwas operieren, das als inoperabel galt. Doch nein. Ich hatte aus meinen Fehlern gelernt. Wunder gibt es nicht. Die Grenzen dessen, was operabel ist, bestehen im Verständnis für die Grenzen der Neuroplastizität, also der Fähigkeit des Gehirns, sich angesichts einer Schädigung zu rekonfigurieren, sich sozusagen selbst neu zu programmieren. Wenn ein Tumor aggressiv erscheint und der Patient schon erhebliche Veränderungen der Mentalfunktionen aufweist, sind mit Sicherheit die tiefen Bahnen mitbetroffen. Und wenn wir diese Bahnen kappen, gibt es, wie wir wissen, keine Möglichkeit, die Lebensqualität wiederherzustellen. Der Patient muss in die Entscheidung einbezogen werden. Er muss das wissen und voll informiert entscheiden können. Das gesamte Orchester der Netzwerke oder der neuronalen Systeme wäre noch schlimmer gestört als zum aktuellen Zeitpunkt. Manchmal denken wir, wir könnten das Gehirn trotz all unserem Wissen austricksen. Aber nein. Es gewinnt immer. Das ist eine Tatsache. Dennoch widerspricht es unseren menschlichen Wertvorstellungen, sagen zu müssen: »Ich kann dich nicht operieren. Ich kann dich nicht retten.« Das ist sehr hart.

Wir saßen noch eine Weile zusammen, das war uns wichtig. Einen Augenblick war alles relativ, als wären wir Teil einer Art Sinfonie, einer Verbindung, die ich nicht beschreiben könnte. Es gibt immer wieder Menschen, die etwas in uns ins Schwingen bringen. An der Hoteltür umarmte ich sie noch einmal, dann gingen sie. Ich weiß, dass ich mit ihnen gern auf andere Weise in Kontakt geblieben wäre, um ihnen zu helfen, so gut ich konnte. Aber das ist eine jener Geschichten, die einen für immer verändern, und deshalb möchte ich sie in dieser Form belassen und mit meinen Leserinnen und Lesern teilen. Es tut weh. Es tut sehr weh. Tut mir leid.

Ich frage mich, wie sehr die Menschheit wohl noch an dieser Krankheit leiden muss. Gehirntumoren sind vielgestaltig und sehr unterschiedlich. Aber die aggressiven Formen sind wie die Hydra von Herkules. Sie kommen immer wieder. Es ist ein ungleicher Kampf. Deshalb halte ich es für wichtig, dass wir Neurochirurgen uns klarmachen, dass wir nicht alle Bereiche der Neurochirurgie abdecken können. Der Neurochirurg für alles wird verschwinden müssen. Der Facharzttitel ist nur die Ausgangsbasis, um seine Sache so gut wie möglich zu machen. Wenn ich damals nicht den Drang gehabt hätte, alles zurückzulassen und nach Montpellier zu gehen, wäre ich in dieser Situation nicht so sicher gewesen, dass es bei *diesem* Tumor das Beste wäre, nicht zu operieren. Ohne meine Fortbildung bei Duffau hätte ich diese Entscheidung nicht so klar treffen können. Denn inzwischen begriff ich etwas mehr von dem, was im Kopf passiert und was nicht in der Diagnose steht.

Nach neuerlicher Analyse der Aufnahmen und der fMRI-Ergebnisse, die mir Informationen über die Lokalisierung des Tumors und den Zustand der neuronalen Netzwerke lieferten, erstellte ich wie gewohnt eine Analyse der Netzwerke und tiefen Bahnen über das Läsion-Symptom-Mapping. Dafür setze ich normalerweise auf das Lesion Quantification Toolkit und MATLAB-Software (was ich lediglich für die Wissbegierigsten unter meiner Leserschaft erwähne). So konnte ich genau erkennen, welche tiefe Bahn in Übereinstimmung mit der in der Bildgebung sichtbaren Schädigung durch den Tumor abschaltete, und dann wiederum analysieren, ob die Abschaltung mit den Symptomen korrelierte. Die Sehbahn schien vom Tumor nicht infiltriert zu sein, wurde von ihm jedoch verschoben. Das bedeutete, dass bei Juan nicht das Sehen selbst geschädigt war, sondern der »Inhalt« dessen, was er sah, veränderte sich. Den IFOF hingegen schien der Tumor förmlich zu verschlingen. Wie wichtig die tiefen Bahnen für das Gehirn sind, haben wir in diesem Buch immer wieder gesehen, und der IFOF wurde wohl in nahezu jedem Kapitel erwähnt. Diese tiefe Verbindung scheint eine unerschöpfliche Informationsquelle über die Gehirnfunktion zu sein, mit der wir immer mehr Rollen assoziieren: Emotionen, Semantik, Sprache und so weiter. Bei der Analyse der Netzwerke oder neuronalen Systeme bemerkte ich etwas Ungewöhnliches, das in gewisser Weise die starken visuellen Halluzinationen erklärte, ein Symptom, das bei Tumoren untypisch ist und eher bei psychiatrischen Erkrankungen wie paranoider Schizophrenie auftritt: Das Ruhezustandsnetzwerk (Netzwerk für die Selbsteinschätzung und die Introspektion, das Ich) und seine Beziehung zum frontoparietalen Netzwerk (das uns gestattet, unsere Aufmerksamkeit auf eine bestimmte Aufgabe zu richten) sowie zum sensomotorischen Netzwerk (das Informationen zu körperlichen Empfindungen und Bewegungen verarbeitet) schienen eine gestörte Konnektivität aufzuweisen, und zwar jeweils in sich (wir erinnern uns: ein Netzwerk ist ein Zusammenschluss verschiedener, synchron geschalteter Regionen) und auch untereinander. Das deutete auf eine massive Einschränkung der Gehirnkonnektivität hin. Nicht nur die Informationen, die diese Netzwerke austauschten, waren fehlerhaft, sondern zugleich war auch der Informationsfluss deutlich verringert.

Aufgrund der Diskonnektion, die auf die Infiltrierung der tiefen Bahnen zurückging, besonders des IFOF, der vom Okzipitallappen bis zum Frontallappen verläuft und quasi alle Netze elektrisch »nährt«, war das zu erwarten. Andererseits war auch die Integration zwischen visuellem und auditivem Netzwerk mit dem Ruhezustandsnetzwerk quasi gleich null. Normalerweise müssten alle diese Netzwerke wie ein Orchester zusammenwirken, damit unser Geist angemessen funktioniert. Das gewährleistet die Integration der verschiedenen Systeme. Wenn wir uns beispielsweise auf eine Aufgabe konzentrieren, springt das visuelle Netzwerk an und mit ihm das frontoparietale Netzwerk, die wiederum gemeinsam das Ruhezustandsnetzwerk deaktivieren, das für die Innenschau zuständig ist, für das Nachdenken über unsere Emotionen oder die eigenen Befindlichkeiten. Und wir können eine Aufgabe nicht perfekt erledigen, wenn wir darüber nachdenken, wie es uns geht oder was die Zukunft bringen mag (Ruhezustandsnetzwerk). Deshalb ist alles eine Frage des Gleichgewichts. Im Gehirn von Juan war die Konnektivität zwischen der Sehbahn und dem Ruhezustandsnetzwerk komplett gestört, was erklären könnte, wieso sich fälschlicherweise visuelle Informationen aus der Außenwelt mit seinem Ich vermischten und es ihm unmöglich machten, dieses Ich von der äußeren Realität abzugrenzen. Vereinfacht erklärt waren die von den verschiedenen Netzwerken aufgenommenen Informationen, die normalerweise perfekt integriert und so gesteuert sind, dass wir die Welt in kongruenter Form wahrnehmen, nicht mehr miteinander verknüpft (siehe Abbildung 18). Denn eigentlich entspricht das, was wir sehen, dem, was tatsächlich geschieht.

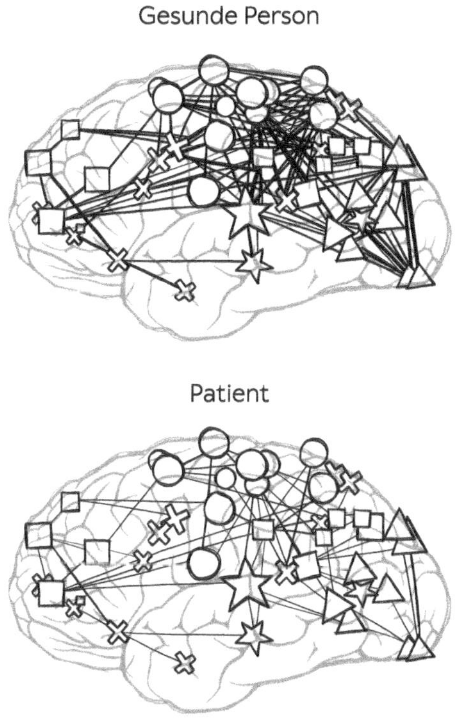

Abbildung 18. Auf diesem Bild ist zu sehen, wie sich die Konnektivität zwischen den neuronalen Netzwerken zeigen würde: oben bei einem gesunden Gehirn, unten bei einem Patienten. Auf beiden Bildern steht jeder Punkt (dargestellt durch ein geometrisches Zeichen) für die Knotenpunkte oder wichtigen Areale des jeweiligen Netzwerks. Die Linien zwischen den Punkten stehen für eine Verbindung innerhalb des eigenen Netzwerks oder zwischen verschiedenen Netzwerken, je dicker, desto mehr Konnektivität. Beim Patienten ist die klare Abweichung in der Konnektivität zwischen den Netzwerken, aber auch innerhalb jedes Netzwerks zu erkennen: Es sind weniger Linien, und diese sind nicht so dick.

Das würde mit der »Hypothese der Diskonnektion« übereinstimmen, die aus der Neurowissenschaft der Netzwerke stammt und davon ausgeht, dass die Symptome einer Schizophrenie (wie diejenigen, die dieser Tumor vorgaukelte) der anomalen Informationsübertragung zwischen verschiedenen neuronalen Netzwerken entspringen. Juan litt unter einer klaren Trennung zwischen äußerer und innerer Realität. Ohne die Magnetresonanztomografie vom Gehirn hätte man bei ihm leicht eine paranoide Schizophrenie diagnostizieren können.

Es scheint somit eindeutig eine Gemeinsamkeit zwischen der psychischen Störung und Gehirntumoren zu bestehen, nämlich wie sich die elektrische Informationsübertragung über das gesamte Gehirn – und damit die Konnektivität zwischen den neuronalen Netzwerken – verzerrt. Obwohl bei Schizophrenie oder einer Depression (im Unterschied zu einem Tumor) keine strukturelle Schädigung des Gehirns oder zumindest kein sichtbares Element vorliegt, das an verschiedenen tiefen Bahnen eine Schädigung hervorruft, ist bei beiden Erkrankungen die Informationsverarbeitung über die neuronalen Netzwerke hinweg verändert. Wenn wir nun weiter in fixen Arealen denken, könnten wir nicht zu Erkenntnissen fortschreiten, die sich mehr auf die Dynamik der Informationsübertragung zwischen Systemen konzentrieren. Deshalb könnten wir zu folgendem Schluss kommen: Anomalien der menschlichen Kognition und im Verhalten, die auf psychiatrische Erkrankungen und Tumoren zurückgehen, scheinen Ähnlichkeiten aufzuweisen, sowohl auf der Ebene der Informationsübertragung und -integration zwischen den verschiedenen Netzwerken oder neuronalen Systemen als auch bei der Metastabilität.[28] In beiden Fällen sagen wir, dass das Gehirn sich vom exakten Zustand der »Kritikalität« zwischen Ordnung und Unordnung löst, den unser Nervensystem für die effiziente Informationsübertragung benötigt. Dieses Gleichgewicht, das im Vogelschwarm zwischen denen im vollen Flug und denen, die sich ausruhen, herrschen sollte, gestattet einen Zustand effizienter Ordnung, in dem Informationen adäquat weitergeleitet werden. Dennoch sollte man immer einbeziehen, dass wir von einem einzelnen Patienten keine allgemeingültigen Schlüsse ableiten dürfen, weder in die eine noch in die andere Richtung. Schließlich ist jedes Gehirn in Bezug auf die Dynamik der Netzwerke eine Welt für sich.

Die Wachoperation auf der ganzen Welt bekannter zu machen, kann in meinen Augen wirklich Türen öffnen, und zwar nicht nur in Bezug auf Gehirntumoren (über einen maßgeschneiderten Eingriff, der emotionalen und kognitiven Problemen vorbeugen soll, die sich unmittelbar auf die Psyche auswirken), sondern auch in Bezug auf neue Forschungsansätze zur Prävention oder idealerweise Heilung oder Linderung von psychischen Störungen. Ich halte das für naheliegend, weil wir über die Wachoperation nicht nur eine höchstmögliche Tumorresektion (sofern das indiziert ist) bei Erhaltung maximaler Lebensqualität erreichen, sondern den Geist dieses Menschen zugleich in Echtzeit fragen können, was passiert, und so exakte räumliche Daten (Koordinaten) zu den jeweiligen kritischen Regionen für diese netzwerkübergreifenden Interaktionen erhalten. Keine andere Studie oder Technik liefert uns vergleichbare Informationen. Nur mit direkter Elektrostimulation im Wachzustand lässt sich die paradoxe Situation bewältigen, dass unsere komplexesten kognitiven Funktionen nicht lokal auffindbar sind. Erst der elektrische Reiz verrät uns, durch welche Tür die Informationen in diesem Netzwerk oder Metanetzwerk verlaufen. MRT- oder EEG-Untersuchungen liefern keine so detaillierten Angaben zu den kritischen Regionen für eine Funktion. Wir müssen verstehen, dass die Forschung sich auf das Wissen über die Netzwerke oder Systeme und deren wechselseitige Beziehungen verlegen muss. Und auf die Geheimnisse der Neuroplastizität. Tatsächlich zeigt sich zunehmend (auch wenn da noch Luft nach oben ist), wie die Informationsübertragung innerhalb eines Netzwerks sowie zwischen verschiedenen Netzwerken bei schweren psychischen Erkrankungen wie Schizophrenie, posttraumatischer Belastungsstörung (PTBS) oder Depressionen auf vielfältige Weise gestört sein kann. Das wiederum unterstreicht die Bedeutung der drei Netzwerke höherer Ordnung, von denen in diesem Tagebuch immer wieder die Rede war: frontoparietales Netzwerk, Salienz-Netzwerk und Ruhezustandsnetzwerk.[29] Erste Daten belegen, dass diese drei Netzwerke, die sekundenschnell und immerzu schier unendlich viele Impulse weitergeben, die menschliche Kognition, unseren Geist, unsere Fähigkeit, zahllose Reaktionen auf unsere Umgebung abzuwägen, beherbergen können – von künstlerischer Betätigung, bei der wir etwas zuvor nicht Existierendes erschaffen, bis hin zu Überlegungen, ob diese Welt real ist oder nicht. Und möglicherweise ist das der einzige Unterschied zu allen übrigen lebenden Spezies: das Wissen, *dass* wir wissen – als *Homo sapiens sapiens*.

Bei diesem Thema kommt mir meine erste Vorlesung in Psychiatrie in den Sinn, im vierten Studienjahr. Es ging um eine Einführung in die mentale Störung als Krankheitsbild. Mein Dozent war Dr. Pulido.

»Was heißt mental?«, fragte er und blickte dabei einschüchternd über den Brillenrand in die Runde. Es schien eine rhetorische Frage zu sein.

Schweigen.

Ich antwortete etwas vorsichtig: »Das Zusammenspiel aller höheren Gehirnfunktionen.«

»Und was bedeutet das?«, hakte er nach.

»Gedächtnis, Aufmerksamkeit, Exekutivfunktionen, Emotionen. Oder?«, antwortete ich prompt.

»Sagen Sie es mir, denn darum habe ich gefragt.«

»Ich glaube schon«, sagte ich einigermaßen selbstbewusst.

»Und meinen Sie, dass dies dem Gehirn entspringt? Dass all dies im Gehirn ist? Dass die Biochemie die mentale Erkrankung erklärt?«

»Ja. Ich denke, dass der Geist ein nicht abstraktes Gebilde ist, das aus unzähligen neuronalen Verbindungen entsteht, die sich ständig rekonfigurieren, um sich ihrer Umwelt anzupassen«, sagte ich.

Das war 2014. Es war noch gar nicht lange her, seit die Neurowissenschaft der Netzwerke sich aus der Erforschung des Gehirns als komplexem elektrischem System herausgeschält hatte. Ich hatte nicht viel Ahnung und studierte erst seit knapp vier Jahren den menschlichen Körper. Aber ich las gern wissenschaftliche Artikel über dieses Gebiet, sogar schon vor Beginn meines Studiums.

»Wenn der Geist im Gehirn sitzt, warum finden wir bei Patienten mit Schizophrenie dann keine anatomische Veränderung im Gehirn, die von einem gesunden Gehirn abweicht? Kann es nicht sein, dass eine mentale Erkrankung jenseits der Biologie aus ihrer Beziehung zum Unbewussten herrührt, aus unterdrückten Wünschen, Kindheitstraumata oder der Unfähigkeit, sich an seine Umgebung anzupassen? Oder lässt sich so etwas lösen, indem man das Gehirn verändert und einen Teil des Hirngewebes entfernt?«

Diese Frage war schwer zu beantworten. Heute wäre das etwas einfacher. Aber damals war es zu schwer. Deshalb schwieg ich. Obwohl ich genau wusste, dass die gesamte mentale Funktion über neuronale Elemente entsteht, hatte ich keine Ahnung, wie ich seine Worte widerlegen sollte. Aber ich hatte gesagt, dass das Gehirn meiner Meinung nach gemäß der allgemeinen Theorie der komplexen Systeme funktionieren könnte, der zufolge es ein komplexes elektrisches System sei, das aus unabhängigen Elementen bestehe, und dass seine komplexen Funktionen über die unzähligen denkbaren Interaktionen zwischen diesen Elementen entständen, die ein »Ganzes« ermöglichten.

Ich erinnerte mich an diese Psychiatrievorlesung, weil ich vor ein paar Wochen in Teneriffa war, um auf einem Kongress für Neuropsychiatrie zu sprechen. Wie üblich kam ich in aller Eile, fast ohne zu wissen, wohin es diesmal ging. Am einen Tag traf ich ein, tags darauf flog ich wieder ab. Als ich schon auf der Bühne stand und den Kopf hob, sah ich Dr. Pulido in der ersten Reihe sitzen. Damit hatte ich nicht gerechnet. Nach so langer Zeit! Wieder schien sich ein Kreis zu schließen. Stellen Sie sich vor, was mir bei seinem Anblick durch den Kopf ging! Ein Psychiater, dessen großartige Laufbahn auf der Psychoanalyse und der psychodynamischen Therapie basierte und der sich auf etwas konzentrierte, was mir zu abstrakt erschien: das Unterbewusstsein. Ich betrachte den Geist von einer anderen Warte, sah Wellen, Netzwerke und Daten. Etwas Greifbares. Diese Konferenz drehte sich um die Notwendigkeit, das Grundprinzip der modernen Neurowissenschaft zu verstehen: dass die Mentalfunktion auf der Interaktion verschiedener Komponenten beruht, nicht auf einer konkreten Region. Ich sprach darüber, wie wichtig es sei zu verstehen, dass Gehirnfunktionen völlig unterschiedlich sind. Einerseits gibt es sehr einfache, modulare Funktionen (die daher etwas leichter zu »lokalisieren« sind). Sie sind von einigen wenigen Netzwerken abhängig, die ganz auf sie spezialisiert sind, dem sensitiv-motorischen Netzwerk (körperliche Sensibilität und Bewegung). Hier geht es nur um Input (Eingangsinformation) und Output (Ausgangsinformation), und fertig. Andererseits gibt es etwas komplexere Funktionen wie die für das Mentalisierungsnetzwerk (Emotionen im Gesicht eines anderen erkennen), die über teilspezialisierte Netzwerke verfügen. Das bedeutet, dass einige der Regionen, die dieses Netzwerk bilden, auch an anderen Funktionen beteiligt sind (was dessen Lokalisierung erschwert). Und zu guter Letzt gibt es die Gruppe der sehr komplexen kognitiven Funktionen: Emotionen, Semantik, Metakognition und Selbstwahrnehmung, Gedächtnis und so weiter, die nicht etwa ein eigenes spezialisiertes Netzwerk haben. Wir glauben vielmehr, dass sie von transitorischen Zuständen abhängig sind, die über die Interaktion der verschiedenen Netzwerke entstehen. Ausgehend von den Interaktionen schon bestehender, anderer Netze bilden sich demnach über transitorische Zustände »neue« Netzwerke, die wir als Metanetze bezeichnen (siehe Abbildung 3, Seite 49).[30] Auf diese Weise können wir uns auf jedes Ziel und auf jedes neue Problem einstellen. Der Begriff *Metanetz* erscheint kompliziert und wird gegenwärtig noch erforscht und auf elektrischer Ebene nachgewiesen. Ausgehend von der Theorie der komplexen Systeme, die für das Universum wie für das menschliche Gehirn gleichermaßen gilt, ist diese Vorstellung jedoch logisch: Ein System ist mehr als seine Einzelelemente, denn es geht dabei um die unzähligen Interaktionen, die entstehen, wenn diese Elemente sich austauschen.

Am Ende meines Vortrags eröffnete die Neuropsychologin Nayra Caballero, die diese Konferenz veranstaltet hatte, die Fragerunde. Ich sah Dr. Pulido die Hand heben. All die Erinnerungen aus dem Medizinstudium stiegen wieder in mir auf.

»Ich glaube, der Begriff Metanetz und das von Ihnen vorgestellte Modell der fünf Dimensionen, das ich bisher nicht kannte, bringen mich auf den Gedanken, dass ein psychodynamisch orientierter Psychiater und ein Neurochirurg, der das Gehirn operiert, aus Sicht der Neurowissenschaften gar nicht so unterschiedliche Ansätze haben, wenn es darum geht, eine bestimmte Frage zu beantworten: Wo sitzt der menschliche Geist? Was sagen Sie den Studierenden jetzt, wenn Sie derart viel Verantwortung für diejenigen haben, die Ihnen zuhören und sich auf Sie berufen? Denn es ist ganz und gar nicht belanglos, was Sie in einem wissenschaftlichen Forum äußern. Wo sitzt der menschliche Geist?«

Er erinnerte sich. Er erinnerte sich daran, dass das die erste Frage war, die er mir damals gestellt hatte. Ich freute mich unglaublich, Dr. Pulido nach so langer Zeit wiederzusehen, und ihm zuzuhören, bewegte mich sehr. Es waren acht oder neun Jahre vergangen, und trotzdem erinnerte er sich an unsere Diskussionen. Obendrein saß er direkt neben meinen Eltern.

»Ich gehe davon aus, dass der menschliche Geist nicht an einem definierten Ort sitzt. Er lässt sich nicht über die Koordinaten x, y, z lokalisieren. Er ist das Ergebnis eines dynamischen Informationsaustauschs im Nervensystem, der in alle Richtungen abläuft. Der Verstand sitzt nicht im präfrontalen Kortex, wie man uns angesichts von Phineas Gage mit seiner Eisenstange durch Schädelbasis und Frontallappen erklärte«, antwortete ich.

»Wie würden Sie demnach den hier anwesenden Studierenden und Medizinern die Verhaltensstörung erklären, die bei Phineas Gage dann auftrat?«

»Mit der abgerissenen Verbindung zwischen den tiefen Bahnen und den maßgeblichen neuronalen Netzwerken für Emotionen und Entscheidungsfindung, nicht aber mit der Schädigung des präfrontalen Kortex. Wenn der *Fasciculus uncinatus* beschädigt wird, ist das Salienz-Netzwerk, das uns gestattet, Empfindungen, Emotionen und externe Reise für die Entscheidungsfindung zu integrieren, abgekoppelt (siehe Abbildung 19). Wir müssen uns vom Paradigma des Lokalisationismus lösen, um die höheren Funktionen als Interaktion zwischen Regionen zu verstehen«, antwortete ich, ohne lange nachzudenken. »Das liegt auf der Hand. Deshalb hätte die Störung von Phineas Gage auch durch eine Schädigung an ganz anderen Stellen des Gehirns, fernab des Frontallappens, entstehen können, die zum Beispiel das Salienz-Netzwerk betroffen hätte.«

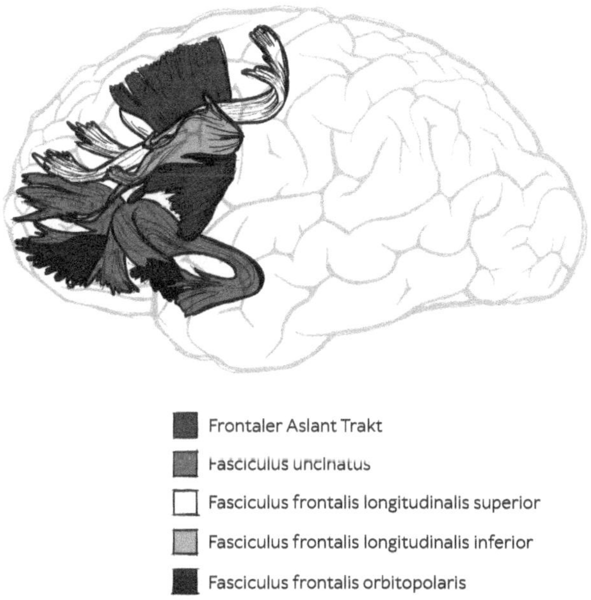

Abbildung 19. Nach dem Tod von Phineas Gage, der seinen schlimmen Unfall zwar überlebte, dessen Verhalten sich danach jedoch grundlegend veränderte, analysierte Thiebaut de Schotten die abgerissene Verbindung, welche die Eisenstange durch das Gehirn hinterlassen hatte. Diese Studie[31] zeigt auf, wieso die nachfolgenden Störungen nicht auf einer Schädigung des präfrontalen Kortex beruhen, sondern auf dem durch die Verletzung entstandenen Verbindungsabriss der tiefen Bahnen in der weißen Substanz, die wir auf diesem Bild sehen, speziell des *Fasciculus uncinatus*.

»Das bedeutet ein komplettes Umdenken in Bezug auf unser bisheriges Verständnis von der Anatomie des Nervensystems. Wie würden Sie jemandem, der Geist und Psyche als etwas betrachtet, das wenig oder gar nichts mit dem Gehirn zu tun hat, erklären, dass eine mentale Störung sowohl bei einem erkennbar geschädigten Gehirn auftreten kann als auch einem aus struktureller Sicht ›intakten‹? Und andersherum. Könnten Sie mir den Begriff der Metastabilität noch einmal aufdröseln?«

»Wir sind Elektrizität. Wir sind selbstorganisierte Elektrizität mit zwei Prämissen: beständiger Dynamik und individueller Variabilität. Ja, wir verstehen immer noch nicht, wie diese exakt orchestrierte Elektrizität in der Lage ist, den Geist zu erzeugen, aber verschiedene Dinge schälen sich allmählich heraus. Wenn wir den exakten Punkt des Gleichgewichts, in dem sich das Nervensystem befindet, mit Musik vergleichen, würden wir sagen, dieser Punkt ist das *tutti* des Orchesters: ein perfekt abgestimmtes Gleichgewicht, in dem jedes Instrument eigenständig spielt und alle Instrumente zusammenklingen. Der Klang ergibt ein Ganzes. Übertragen auf die Neurowissenschaft wäre das die Metastabilität, als theoretischer Zustand, den die neuronalen Netzwerke anstreben, um optimale Effizienz aufrechtzuerhalten. Eine Veränderung dieses Zustands bedeutet eine Veränderung der Kognition, also des Geistes.«

Nach knapp 30 Minuten Fragen und Antworten, die ich keineswegs als unangenehm empfand, war ich dankbar für diesen Austausch mit jemandem, der uns im Studium zum Nachdenken gebracht hatte. Er hatte Zweifel und kritisches Denken in uns gesät. Und das ist mitunter wichtiger, als sämtliche Kapitel Allgemeine Pathologie auswendig zu lernen und alle Ursachen für eine Leberzirrhose oder eine Lungenentzündung herunterspulen zu können. Obwohl wir das Gehirn aus zwei völlig verschiedenen Blickwinkeln betrachteten, verband uns inzwischen vielleicht mehr als vor acht Jahren. Wir akzeptierten beide keinen Lokalisationismus. Und während er diesen Ansatz vom psychodynamischen und existenziellen Standpunkt aus ablehnte, versuchte ich es auf Zahlenbasis. Beide Ansätze sind integrativ und müssen dies auch sein, wenn es darum geht, den Patienten zu behandeln und permanent zu überlegen, wie wir heilen, lindern und Trost spenden können. Denn am Ende ist das alles, was zählt. Der hippokratische Eid.

Die Frage, die ich mir unablässig stelle, lautet: Wie könnte man die Kommunikation innerhalb eines beliebigen Netzwerks und netzwerkübergreifend so wiederherstellen, dass sich auf kognitiver Ebene oder beim Verhalten eine Lösung oder Besserung für den Patienten ergibt? Wäre das ausreichend? Das wissen wir nicht. Noch nicht. Aber ich glaube, dass in diesem Jahrzehnt der entscheidende Aufbruch stattfinden wird. Eine der zentralen Fragen der Neurowissenschaft in dieser Dekade ist, wie das, was in einem Neuron abläuft (Mikroskala), mit dem korreliert, was im Geist des Patienten geschieht (Makroskala), wobei wir Folgendes schon durchschauen: (1) den Schlüssel zur Dynamik zwischen den Netzen, sprich den entscheidenden Einfluss der Zeitachse auf die Informationsübertragung, und (2) dass die komplexeren kognitiven Funktionen (wie Verhalten oder Emotionsverarbeitung) aus der Interaktion diverser Regionen erwachsen und nicht in einer konkreten Region stecken.

Chirurgische Behandlungen bei mentalen Störungen wie Schizophrenie sind nach wie vor ziemlich ineffektiv und gehen für die Patienten ganz unterschiedlich aus. Bei der neurochirurgischen Behandlung psychischer Krankheiten werden normalerweise Elektroden tief in konkrete Hirnregionen implantiert. Vielleicht wäre es sinnvoll, sich nicht mehr auf bestimmte Regionen zu konzentrieren, sondern lieber auf Netzwerke oder neuronale Systeme, zwischen denen Informationen übertragen werden. Denn vielleicht haben wir übersehen, wie wichtig die tiefen Bahnen in der weißen Substanz sind, die das ganze System in Verbindung halten. Wenn es uns gelänge, die Informationsübertragung zwischen dem auditiven Netzwerk, dem frontoparietalen Netzwerk, dem visuellen Netzwerk und dem Ruhezustandsnetzwerk zu regulieren – könnten wir damit womöglich wirklich das Metasystem wiederherstellen?

10

DER TANZ MIT DEN GEISTERN VON BROCA UND WERNICKE

27. Oktober 2023. Flug von Buenos Aires nach Madrid. Über dem Atlantik. 01:00 Uhr.

Was wir in Argentinien und Uruguay erlebt hatten, werden wir niemals vergessen. Wie gut es doch ist, wenn wir anderen helfen können. Mir geht es nicht um das Klischee, sondern um die Realität, in der man daraus den Antrieb bezieht weiterzumachen. Was die Eltern des siebzehnjährigen Gonzalo nach seiner Operation in Buenos Aires zu mir sagten, hat sich mir für immer eingeprägt. Dieser abschließende Moment, in dem ich dem Jungen nach dem Eingriff die Hand gab und ihm sagte, es sei alles gut gegangen. Am nächsten Tag überraschten wir ihn nach der kompletten neuropsychologischen Evaluation mit einem River-Plate-Trikot. Wir hatten uns wie geplant noch einmal vergewissert, dass es ihm gut ging. Was für intensive Emotionen da hochkamen! Am liebsten hätte ich hemmungslos geweint. Ich hätte diese Tage nur zu gern in allen Einzelheiten geschildert, aber uns lief die Zeit davon. Deshalb möchte ich jetzt, während wir über den Atlantik fliegen, ein wenig mehr von dem erzählen, was auf dieser Reise zur »anderen Seite des Flusses« geschehen ist.

Ich bin ein echter Glückspilz. Es waren drei Kontinente. Als wir uns am ersten Februar zu diesem Abenteuer anschickten, hätte ich nie geahnt, was uns innerhalb weniger Monate erwarten würde und an wie vielen Orten dieser Welt wir unsere Philosophie vorstellen würden. Unsere Herangehensweise. Denn über wissenschaftliche Veröffentlichungen gewinnt man an Glaubwürdigkeit, aber im OP-Saal verschafft man sich Respekt. Hier zeigt sich dein wahres Wissen. Und dass andere Kollegen mit viel Erfahrung in der Neurochirurgie mir bei solchen Operationen Vertrauen schenken, ist etwas, das mich ungemein bewegt. Ich weiß, dass ich jung bin. Aber ich verlasse mich fest auf das, was ich weiß, und fühle mich bereit, mich dieser Herausforderung weiterhin zu stellen. Wenn ich in 20 Jahren zurückblicken werde, werde ich kaum glauben können, was da alles in nur einem Jahr geschehen ist.

Aber Buenos Aires ... Wie soll ich das ausdrücken? Vielleicht, indem ich sage, ich wünschte Buenos Aires läge einfach eine Haltestelle weiter, nur zehn Minuten jenseits der Plaza Mayor in Madrid. Bis hin zu dem Zufall, der mich in der Cafeteria der Buchhandlung El Ateneo gegen ein Bücherregal stoßen ließ, aus dem mir das Buch von Borges entgegenfiel, um das mein Patenonkel Gabriel gebeten hatte, als er erfuhr, dass ich nach Argentinien fliegen würde. Alles schien sich zu fügen. Wie das Leben so spielt, vermute ich.

Gerade eben kam eine WhatsApp-Sprachnachricht von Gonzalos Vater, der uns unter Tränen seinen Dank aussprach. Weil wir von so weit her gekommen waren, um seinem Sohn zu helfen. Schon wenn ich das höre, überläuft mich eine Gänsehaut. Es erinnert mich an meine Großmutter, die gern zu mir sagte: »Tu einfach immer nur das Gute. Gutes zu tun, ist immer ein Gewinn.« Dieser Mann mit der tränenerstickten Stimme hätte mein Vater sein können. Es zerriss mir das Herz, einen Vater zu hören, der so furchtbare Angst gehabt hatte und endlich eine gewisse Erleichterung empfinden durfte. Ich habe ihm versprochen, dass Gonzalo in ein paar Wochen wieder Fußball spielen würde, und ich weiß, dass es so kommen wird. Das gesamte OP-Team hatte gesehen, wie Gonzalo mehr als zweieinhalb Stunden darum gekämpft hat, den ganzen Eingriff durchzuhalten. Mit einer Reife, die sein Alter weit überstieg. Danke, Gonzalo, dass du dich meinen Händen anvertraut hast. Danke, Matías Baldoncini, dass ich mit meinem Team zu diesem Eingriff eingeladen wurde und dass wir unseren Patienten weiterhin helfen dürfen.

Als ich ging, dachte ich, ich wäre weiterhin in Argentinien und Uruguay. Alles schien wie ein Traum zu sein. Man hatte mich zu einer Operation nach Buenos Aires eingeladen, ins Land von Astor Piazzolla. Ich sollte zeigen, was wir machten, was wir erschaffen hatten, und dabei dieses Instrument, das ich mir damals 2022 in meinem Wohnzimmer in Teneriffa ausgedacht hatte, erneut validieren. Ich hatte mir einen Test erhofft, mit dem man die Emotionserkennung im Bereich der Wahrnehmung und zudem prompter analysieren könnte, bis hin zu rationaleren Anteilen oder Gewissensentscheidungen angesichts von sozialen Situationen, die unser Verhalten beeinflussen. Den Versuch, von den großen Hirnstrukturen wegzugehen, um herauszufinden, wie die neuronalen Netzwerke funktionieren. Die Suche nach dem Licht.

Und es gab etwas, das für mich bei alledem extrem wichtig ist, nämlich dies wieder in einem öffentlichen Krankenhaus zu tun. Nichts könnte mich glücklicher machen, als zu einer Operation in einer ganz normalen Klinik eingeladen zu werden. Denn wenn mein Onkel damals nicht die nötigen Mittel gehabt hätte, wäre ich heilfroh gewesen, wenn jemand gekommen wäre, der die Situation verstanden und ihm geholfen hätte, ohne etwas dafür zu verlangen. Weil ich glaube, dass die Welt nicht vom Geld lebt, sondern trotz des Geldes, dank denen, die bereitwillig über das eigene Wohlergehen und den eigenen Gewinn hinausdenken. Die Welt hat sich verändert, vielleicht zum Schlechteren, und Werte scheinen zu verblassen. Man darf immer weniger glauben. Jedenfalls kommt es mir so vor. Viele junge Menschen wollen nicht mehr Wissenschaftler, Philosophen oder Ärzte werden, sondern Streamer. Das macht mich traurig. In den sozialen Netzwerken wimmelt es nur so von Leuten, die anderen einreden, dass wir etwas wagen müssen, um glücklich zu sein. Dass wir reich werden müssen. Dass wir uns vermarkten müssen, zum Produkt werden, uns teuer verkaufen. Der Welt einen Preis sagen und das Licht der Emotionen dimmen. Ich will das nicht. Und ich halte es nicht für utopisch, dass wir so weitermachen wie bisher. Denn wir brauchen nur eines, und daran mangelt es uns bisher nicht: den leidenschaftlichen Drang, voranzukommen. Weil hoffentlich spürbar ist, was ich jetzt fühle, was wir alle als Team empfinden: ehrliche Freude und keinerlei Eitelkeit, wenn wir jemandem helfen dürfen. Weil es nicht durch Geld aufzuwiegen ist, dass man ein Gehirn operiert, weil darin ein Mensch steckt und auch eine Familie. Jemandem, der am absoluten Tiefpunkt ist, weil man bei seinem Sohn einen Hirntumor gefunden hat und es heißt, er könne nach der Operation womöglich nicht mehr sprechen oder sich bewegen. Also flogen wir nach Buenos Aires und zweifelten keine Sekunde daran, dass wir es schaffen könnten. Trotz all der Scheinwerfer, die auf uns gerichtet waren: »Mal sehen, was die machen.« Aber wir wussten, dass wir das Ziel erreichen konnten.

Als der medizinische Direktor dieser Klinik anschließend mit uns sprach, sagte er etwas, an das ich mich ebenfalls immer erinnern werde: »Abgesehen davon, dass du meiner Ansicht nach rein wissenschaftlich in Südamerika einen Meilenstein gesetzt hast, indem du erstmals in der Geschichte die Emotionen in der linken Gehirnhälfte kartiert hast, ist das Schöne daran, dass du dafür mit deinem Team, Pedro, Natalia und Lucas, in ein Provinzkrankenhaus von Buenos Aires gekommen bist, ohne etwas dafür zu verlangen. Um einem Jungen zu helfen, der sich nur auf das staatliche Gesundheitssystem stützen kann.« Das war so ein Moment, an dem dein ganzes Leben an dir vorbeizieht und du dich an all die schwierigen Momente erinnerst, ehe du am Ziel deiner Träume warst. Ich dachte daran, wie ich als Kind die Enzyklopädien zum menschlichen Gehirn aufgeschlagen oder die Enzyklopädie Encarta geöffnet hatte. Oder wie ich mit fünf Jahren die Geschichte von einem gewissen Martin Kelvin geschrieben hatte, einem Arzt, der in die Welt ziehen wollte, um anderen zu helfen, die meine Mutter bis heute zu Hause in La Palma hütet. In einer dieser alten Schubladen, die nach verstaubten Erinnerungen riechen, die man noch immer berühren und empfinden kann. Der Arzt aus dieser Geschichte werde ich nie sein, aber hier bin ich. Und bisher hat sich der Weg gelohnt. Ernsthaft. Trotz allem. Obwohl ich dafür in einer Welt, mit der ich mich nicht in jeder Hinsicht identifizieren konnte, in der ich mir oft sehr fremd vorkam, wachsen und reifen musste. Wobei ich mitunter als jemand auftreten muss, der ich nicht bin. Vielleicht hat das Leben mich zu empfindlich gemacht. Eine Welt, in der die Wahrheit mitunter Leuten in die Hände gerät, die sie eigennützig verfälschen, und in der Ethik und Moral sich offenbar mit Geld kaufen lassen. Aber unser Ziel bleibt klar: Wir suchen weiter nach Möglichkeiten, all diejenigen operieren zu können, die sich das nicht leisten könnten. Und dabei wollen wir weiter auf der ganzen Welt und außerhalb des Systems operieren, um unsere Philosophie zu verbreiten. Eines Systems, das sich weder zum Denken noch zu Kreativität auffordert. Das ist der Wunsch. Der Traum. Und ich habe das Glück, dass ich nicht allein träume: Wir sind ein Team.

»MAL SEHEN, WIE DER PATIENT AUFWACHT«

Ein ums andere Mal habe ich diesen Satz gehört. Fast sechs Jahre lang hat er sich tief in mein Wesen gegraben. Das Gehirn ist eindeutig stärker als wir, das weiß ich. Aber wenn wir uns nun nicht mehr auf ein Sprachmodell aus dem 19. Jahrhundert stützen würden, sondern die neuropsychologische Beurteilung der Hirnfunktionen vor, während und nach der Operation zum Standard werden würde? Wenn wir unsere Patienten fragen würden, wie es nach der Operation um ihr Sexualleben, ihr Familienleben, ihre Hobbys steht? Wenn wir nun Broca und Wernicke abschütteln und in großem Stil zu den neuronalen Netzwerken übergehen würden? Warum sollten wir uns angesichts der Dimensionen des menschlichen Gehirns geschlagen geben?

Während unserer Argentinienreise diskutierten wir viel über den Satz, der am Anfang dieses Abschnitts stand: »Mal sehen, wie der Patient aufwacht.« Wie oft hatten wir ihn als Neurochirurgen schon gehört! Auf dieser Reise begleitete uns mein Freund Pedro, den ich bereits erwähnte. Er ist eine Schlüsselfigur für den Menschen, der ich heute bin. In meinem vierten Studienjahr durfte ich in der Universitätsklinik Nuestra Señora de Candelaria auf Teneriffa zusehen, wie man einen Hirntumor entfernte, nur wenige Monate bevor mein Onkel krank wurde. Dabei beeindruckte mich enorm, was Pedro (einer der wenigen Neurochirurgen, die uns Studierende beachteten) zu uns sagte, während wir staunend zusahen, wie er den Tumor herausholte: »Lasst nicht zu, dass ein Baum euch den Blick auf den Wald verstellt. Den manuellen Teil, die Technik, könnte auch ein Affe tun. Es kommt darauf an, dass man versteht, was im Gehirn passiert. Und davon sind wir weit entfernt. Ich empfehle euch, Hugues Duffau zu lesen, denn der ist der Einzige, der das annähernd begreift.« So etwas hatte noch niemand zu mir gesagt, schon gar nicht ein Neurochirurg, obwohl wahrscheinlich die Mehrheit so denkt. Diese ehrliche Geste wurde für mich zu Ansporn. Neurochirurgen sind nicht besonders nett zu Studierenden. Wenn uns also so jemand ein bisschen Beachtung schenkt, vergessen wir ihm das nie. Und als die Operation ein paar Minuten später fertig war, hörten wir den Satz: »Es ist alles gut gegangen. Mal sehen, wie er aufwacht.« Diese Unsicherheit wurde damals akzeptiert und gilt bis heute in dieser Situation als normal. Damals wusste ich nicht, wie bald ich diesen Arzt mit meinem Onkel wiedersehen würde. Das Leben schlägt so viele Kapriolen, dass bei so vielen Zufällen mitunter auch die Skeptischsten unter uns ins Wanken geraten.

Vier Jahre später kehrte ich als angehender Facharzt für Neurochirurgie in diese Klinik zurück. Und als ich mich dem Team vorstellte, war der erste Neurochirurg, der mir im achten Stock über den Weg lief, ausgerechnet Pedro. Er erinnerte sich kaum noch an mich. Ehrlich gesagt fand ich das, was ich in den ersten zwei Jahren meiner Facharztausbildung lernte, ziemlich befremdlich. Nicht, weil mir die Neurochirurgie nicht gelegen hätte, sondern weil es bei der Hirnfunktion die ganze Zeit nur um Broca, Wernicke und motorische und sensorische Areale ging. In fünf Jahren sah ich vier Wachoperationen, und die letzten beiden nahm ich zusammen mit meinem Chefarzt, Dr. Domínguez, selbst vor. Aber das war in meiner Klinik kein Problem, zumal ein Neurochirurg sich noch nicht auf ein konkretes Feld spezialisierte, sondern es darum ging, alles zu beherrschen. Wie sollten wir auf diese Weise das Ruhezustandsnetzwerk, das Salienz-Netzwerk oder die Theorie der Metanetze kennenlernen, die Guillaume Herbet und Hugues Duffau 2020 vorstellten? Wie sollten wir uns mit dem ganzen neuen Berg an Evidenz auseinandersetzen, der dafürsprach, dass viele der Gehirnfunktionen aus der Interaktion verschiedener, voneinander entfernt liegender Teile des Gehirns erwachsen? Das Ganze war viel mehr als die Summe seiner Teile! Es ist nicht möglich, mehr über das Gehirn herauszubekommen, wenn wir nur immer operieren, operieren, operieren, ohne uns auch in die Neurowissenschaften zu vertiefen.

Aber in der Ausbildung geht es darum, das Gehirn auf makroskopischer Ebene zu verstehen, mit möglichst großem Zoom. Windungen und Falten. Arterien und Nerven. Sich gegen dieses System aufzulehnen, ist schwer. Aber ich wollte tun, was nötig war. Und deswegen beschloss ich, auf Pedro zu hören. Ich begann meine Doktorarbeit an der Universidad de La Laguna und las alles, was ich auf Pubmed über Duffau und sein Team finden konnte. Alles! Tag und Nacht. Hugues Duffau war der einzige Neurochirurg, der sich damit befasste, wie man mittels Wachoperationen von Hirntumoren zum menschlichen Geist vordringen könnte. Ich weiß es noch wie heute, wie ich in Fallbesprechungen den IFOF, neuronale Systeme, semantisches und phonetisches Paraphrasieren erwähnte, und dass Gehirnfunktionen nicht lokalisierbar sind. Ich weiß, dass die anderen mich für verrückt hielten. Es war, als spräche ich von einer ganz anderen Welt als dem, was wir im Gehirn sehen konnten. Als wäre all dies eine Utopie, die sich nicht auf die alltägliche klinische Praxis unserer Welt übertragen ließe. Doch das war es, was mich nach Montpellier führte, wo ich nie mehr hörte: »Mal sehen, wie der Patient aufwacht.« Dort veränderte sich alles für mich. Duffau redete Monate vor dem Eingriff mit der Familie des Patienten und erklärte uns dann alles, wenn wir da waren. Für ihn war klar, was er erreichen wollte, und er konnte die Risiken, dass der jeweilige Patient mit gewissen, mitunter schweren neurologischen Defiziten aufwachen würde, die jedoch binnen weniger Tage praktisch vollständig zurückgehen würden, gut einschätzen. Er respektierte stets die tiefen Bahnen, die für die Konnektivität im Gehirn zuständig sind, was für eine optimale Lebensqualität unerlässlich ist.

Nach Abschluss der fünf Jahre Facharztausbildung ging ich fort, hielt aber weiter mit Pedro Kontakt. Er war der große Bruder, den ich nie hatte. Er war es, der mich anspornte, als ich dachte, dass all meine Anstrengungen sich nicht lohnten. Bei jedem Schritt hat er mich begleitet und sah, wie sehr bald alles »explodierte« (das Gute wie das Schlechte), in nur anderthalb Jahren. Er sagte zu mir, der einzige Weg, endlich zu lernen, wie das menschliche Gehirn funktioniert, führe nach Montpellier. Und er unterstützte mich in meinem unablässigen Ringen um die Frage, wie das Gehirn funktioniert, mit der ich den Patienten zu einer besseren Lebensqualität verhelfen wollte. Als es darum ging, neue Tests zu entwickeln, neue Möglichkeiten, das Konnektom darzustellen, wichtige Entscheidungen zu treffen … Pedro beschloss, uns nach Argentinien und Uruguay zu begleiten. Zusammen mit uns fuhr er zur anderen Seite des Flusses. Er wusste, was dieser Satz buchstäblich und im übertragenen Sinne für mich bedeutete. Meine Lebenseinstellung. Nach all den Schwierigkeiten, die wir dieses Jahr hatten überwinden müssen. Und auf einmal landeten wir in Ezeiza bei Buenos Aires. »Du schaffst das, mein Freund«, sagte er gerührt zu mir. Auch an diesen Zuspruch werde ich mich immer erinnern.

Springen wir mit einem kleinen Flashback zum Tag vor der Operation zurück, dem *24. Oktober 2023*.

»Mal sehen, wie der Patient aufwacht.« Mit diesen Worten begann ich einen Tag vor der Operation, die wir im Hospital Provincial Petrona V. von Cordero durchführen wollten, meinen Vortrag an einer der führenden Universitäten von Buenos Aires. Als Wissenschaftler wie auch als Angehöriger war es mir ein Bedürfnis, diesen Satz vor den anwesenden Studierenden und Ärzten auszusprechen. Die Studierenden hatten sich enorm dafür starkgemacht, dass ich dort war. Diese Unterstützung von so weit her berührte mich. Ich wusste, dass sie Himmel und Hölle in Bewegung gesetzt hatten, um das zu erleben.

Um ihnen unseren Ansatz und unser Vorgehen bei der OP-Planung jenseits der besagten »eloquenten Areale« zu demonstrieren, zeigte ich ihnen ein Bild von einem Tumor, der linksseitig im *Gyrus supramarginalis* und teilweise im *Gyrus angularis* saß. Absichtlich wählte ich dafür ein »modularisiertes« Bild vom Gehirn, auf dem die Position des Tumors mit einem Kreis markiert war. Ironischerweise war das Gehirn in einzelne Segmente aufgeteilt.

»Was meinen Sie, welche Funktionen wir bei der Wachoperation dieses Patienten überwachen werden?«, fragte ich, obwohl ich die Antwort schon kannte.

»Sprache und Bewegung. Weil das ein eloquentes Areal in der Nähe des Wernicke-Areals ist, der Region für das Sprachverständnis«, antwortete Lautaro, der Student, den an der Universität mein Kontaktmann war.

»Nein. Wir werden Emotionserkennung, Metakognition, Aufmerksamkeit, Exekutivfunktionen, Sprache und Bewegung überwachen«, gab ich zurück. »Das Gehirn kann uns nicht helfen, es zu verstehen. Deshalb müssen wir ein paar Verrenkungen anstellen. Wenn wir uns auf ein 200 Jahre altes Modell stützen, können wir nicht verstehen, wozu wir morgen in der Lage sind. Hier gibt es kein Wernicke-Areal. *Das Wernicke-Areal existiert nicht.* Hier sitzt auch nicht das Sprachverständnis. Wenn wir während der Operation diese Zone stimulieren und sie stören, meint ihr, dass er danach nichts mehr verstehen kann? Ganz sicher nicht. Wir müssen unser Gehirnmodell neu definieren. Selbstverständlich zählt diese Region im Gehirn zum Sprachnetzwerk, und eine schwere Schädigung, zum Beispiel ein Schlaganfall, kann das Sprachverständnis verändern. Das kann ein Schlaganfall in den tiefen Bahnen des Gehirns allerdings auch bewirken. Denn wenn wir eine Bahn verletzen – zum Beispiel den IFOF, der viel mit dem Sprachverständnis zu tun hat –, können wir das Sprachnetz und andere Netzwerke komplett abkoppeln. Wir müssen in Netzwerken denken, nicht in konkreten Arealen, die in jedem Gehirn gleich sind. Schauen wir uns das mal an.«

An dieser Stelle wollte ich den Paradigmenwechsel erklären. Der Tumor, den wir am nächsten Tag operieren sollten, hatte die *Gyri supramarginalis* und *angularis* auf der linken Seite befallen, um einen Bereich herum, den wir als temporoparietale Verbindung (TPJ) bezeichnen. Wie im letzten Kapitel erklärt, gehört diese Stelle zum Ruhezustandsnetzwerk (Blick ins Innere, Introspektion). Gleichzeitig ist sie jedoch auch an zwei weiteren Netzwerken beteiligt, dem Sprachnetzwerk und dem Mentalisierungsnetzwerk (zuständig für die Emotionserkennung). Wir können nicht mehr von »eloquenten« Arealen ausgehen und sagen: »Hier ist das Sprachverständnis.« Das geht nicht. Denn es stimmt nicht. Jede Region, die wir hier als separat ansehen, ist auch am Netz beteiligt. Funktionen laufen nicht nur in verschiedenen Arealen ab, sondern ein und dieselbe Region vermag mehrere Dinge gleichzeitig – weil sie verschiedenen Netzen angehört. Und das Sprachverständnis liegt keineswegs an einem konkreten Ort.

»Und deshalb, Lautaro, stellt sich die Frage: Selbst wenn die Region, in der der Tumor sitzt, zum Sprachnetzwerk gehört, wieso sollten wir die übrigen Netzwerke und damit die anderen Gehirnfunktionen ausblenden? Warum wird im Studium immer noch diese starre Sichtweise gelehrt? Man bringt uns bei, dass ein Patient mit einem Schlaganfall in dieser Region (*Gyri supramarginalis* und *angularis*) immer eine Störung erleidet, die das Sprachverständnis behindert, und zudem nicht merkt, dass er ein Problem hat, und deshalb eine Sprache ›erfindet‹, die niemand verstehen kann. Und fertig. Mehr bekommen wir nicht erklärt. Warum wird uns das nicht erklärt oder die Frage aufgeworfen: Warum kann dieser Patient nicht registrieren, dass er ein Problem mit der Sprache hat? Verstehen wir jetzt den Grund dafür? Nun, diese Region ist eine heiße Zone (*hot zone*), die zu verschiedenen Netzwerken gehört, unter anderem dem Ruhezustandsnetzwerk, und wenn das Schaden nimmt, können wir uns selbst und das, was uns passiert, nicht mehr bewusst wahrnehmen! Deshalb ist einem Patienten bei einem solchen Schlaganfall nicht bewusst, was mit ihm los ist. Und deshalb begreift ein Patient mit einer akuten Verletzung dieses Areals nicht, dass er ein Problem mit der Sprache hat und ›erfindet‹ sinnlose Worte.«

Wenn der Patient sich seines Problems nicht bewusst ist, sprechen wir in der Medizin von *Anosognosie*. Kann ich somit behaupten, dass die Schädigung der temporoparietalen Verbindung der Ort der Anosognosie ist, der Verlust der Fähigkeit, eine neurologische Problematik zu erkennen? Nein. Dann würden wir die Dinge auf eine Region reduzieren, anstatt das

Ganze zu sehen. Es wäre dasselbe wie das, was wir die ganze Zeit mit Broca-Areal und Wernicke-Areal getan haben. Gemäß der Neurowissenschaft der Netzwerke müsste man sich klarmachen, dass die temporoparietale Verbindung eine »heiße Zone« mit verschiedenen kritischen (individuell variablen) Regionen ist, die unter anderem drei Netzwerken angehören: dem Sprachnetzwerk, dem Ruhezustandsnetzwerk und dem Mentalisierungsnetzwerk für die Emotionserkennung. Ist das so nicht etwas nachvollziehbarer, wenn wir sehen, wie alles miteinander verbunden ist und dass die Schädigung eines Punktes einen weit entfernten anderen beeinträchtigen kann?

Und wenn wir uns mal kurz ganz auf die Sprache konzentrieren: Warum sage ich, dass hier nicht das Sprachverständnis sitzt, das heißt, dass der Patient bei Elektrostimulation durchaus noch versteht, was ein anderer sagt? Weil das Sprachverständnis eine komplexe kognitive Funktion ist. Vielleicht nicht so wie die Emotionen, aber man braucht dafür verschiedene Regionen, Netzwerke und tiefe Ozeane. Deshalb sitzt dort auch nicht das Sprachverständnis. Genau wie das Broca-Areal ist auch das Wernicke-Areal ein reduktionistisches Konzept, das unser Verständnis für die Gehirnfunktion einschränkt. Es handelt sich lediglich um den Knotenpunkt eines Netzwerks, der durch die Neuroplastizität, die das Wachstum eines Tumors in Gang setzt, obendrein verschieblich ist und nicht bei allen Patienten am gleichen Ort liegt. Wie also sollten wir ohne Wachoperation vorgehen, bei der wir die kritischen Punkte in einem jeden der genannten Netze in vivo identifizieren können? Um zu unterstreichen, dass es sich bei Broca und Wernicke um Konzepte handeln, die nicht nur reduktionistisch, sondern zudem ungenau sind, wurden für den Artikel »Broca and Wernicke are dead«, erschienen im Journal *Brain & Language*, Neurowissenschaftler, Neurologen und Neurochirurgen befragt.[32] Es zeigte sich, dass selbst die Fachwelt sich über die Definition des Wernicke-Areals nicht einig war. Es gab vier oder fünf verschiedene anatomische Definitionen. Das heißt, nicht einmal hierzu gibt es eine Übereinkunft. Wie also können wir weiter von einem Wernicke-Areal sprechen und eine Wachoperation nur dann planen, wenn der Tumor in der Nähe dieses Bereichs sitzt? Müssen wir nicht weiterdenken? Laut Michel Thiebaut gehen die klassischen Gehirnverletzungen wie bei Phineas Gage und den Fällen von Broca oder Wernicke nicht allein auf eine Schädigung der Hirnoberfläche als solche zurück, sondern beruhen auf der Schädigung dieser tiefen Bahnen.

»Wenn wir bei unserem Eingriff vom Konnektom ausgehen«, fuhr ich nach all diesen Ausführungen fort, »und nicht allein vom Tumor, muss unsere erste Überlegung lauten: An welchen Stoppzeichen müssen wir die Resektion abbrechen, um die Lebensqualität dieses Patienten zu erhalten? Wir müssen uns auf die tiefen Bahnen konzentrieren, darauf, wo wir sie vermutlich antreffen und welchen Test wir von der Neuropsychologin verlangen müssen, um sie zu orten und zu respektieren.«

»Das heißt, weil diese Zone ein wichtiger Knotenpunkt im Ruhezustandsnetzwerk ist, das für Introspektion und Selbstwahrnehmung zuständig ist, überprüft ihr, ob der Patient noch zur Selbstevaluation in der Lage ist?«

»Ja. Nach jeder Antwort bitten wir um eine Selbsteinschätzung auf einer Skala von 1 bis 6, wie sicher die operierte Person sich mit der Antwort ist. Denn für derart komplexe Funktionen ist das Ruhezustandsnetzwerk zuständig, und das stimmt sich wiederum mit anderen Netzwerken höherer Ordnung ab, zum Beispiel dem Salienz-Netzwerk oder der zentralen Exekutive, um unsere Kognition zu ermöglichen.«

»Und was ist mit der Emotionserkennung auf der linken Seite? Ich habe noch nie etwas über kritische Regionen für die Emotionserkennung in der linken Gehirnhälfte gelesen. Gelernt haben wir die strikte Trennung zwischen der rechten, kreativen Seite und der linken mit den Exekutivfunktionen«, fuhr Lautaro fort.

»Diesen Hinweis respektiere ich. Eine Menge MRT-Studien zeigen, dass diese Region, also die temporoparietale Verbindung, auch zum Netzwerk für die Emotionserkennung (Mentalisierungsnetzwerk) gehört, sowohl auf der rechten als auch auf der linken Seite. Dennoch wurde diese Funktion bisher nicht in der linken Gehirnhälfte lokalisiert, weil hier Sprache oder Bewegung wichtiger erschienen. Im März dieses Jahres haben wir das zum ersten Mal getan, und niemand hatte es zuvor beschrieben. Das Gehirn so radikal in zwei Hemisphären aufzuteilen, kann uns für so wichtige Beobachtungen blind machen wie, dass in manchen Untersuchungen 30 Prozent der Patienten, bei denen ein Hirntumor aus der linken Gehirnhälfte entfernt wurde, emotionale Defizite aufweisen. Es ist wichtig, das Gehirn als ein Ganzes zu verstehen. Es gibt keine zwei radikal unterschiedlichen Hemisphären. Wie ich schon sagte, das Netzwerk, das uns die Emotionserkennung in den Gesichtern anderer Menschen ermöglicht (das Mentalisierungsnetzwerk), ist bilateral: Es hat linke und rechte Anteile. Wir dürfen das Gehirn nicht so sehen wie den Rest der Welt, wo es Schwarz und Weiß gibt und alles festgelegt ist. Manche Prozesse liegen tatsächlich eher auf der einen als auf der anderen Seite, das heißt, eine Gehirnhälfte hat eine größere Bedeutung für diese Funktion. Dazu zählen der Zugriff auf die Wörter (Lexik) in der linken Gehirnhälfte oder die räumlich-visuellen Fähigkeiten (Raumkognition) in der rechten Gehirnhälfte. Das heißt jedoch nicht, dass das

Gehirn jeder Gehirnhälfte bestimmte Funktionen zuweist, als würde es sie in verschiedene Schubladen packen. Der Blick auf die sogenannten großen Dinge hat uns Neurochirurgen blind gemacht. Es fällt uns schwer, den Blick auf das zu lenken, was man nicht sieht. Und die ›unsichtbaren‹ neuronalen Netzwerke (die nur aus der Auswertung von EEG- oder MRT-Aufnahmen hervorgehen) sind allesamt bilateral. Für jedes einzelne Netzwerk gibt es eine rechte und eine linke Seite.«

Am Ende des Vortrags forderte mich ein Neurochirurg, der sich mit dieser Perspektive einer Neurochirurgie der Netzwerke nicht anfreunden konnte und sehr konservativ auf dem Lokalisationismus beharrte, auf, nicht so vehement für die Wachoperation und diesen neurowissenschaftlichen Ansatz zu werben, weil sie ihm nicht als Lösung für alles erschien. Er fand, man dürfe die Studierenden nicht so sehr dazu motivieren, wenn sie hinterher mit der Realität konfrontiert werden würden und diese Denkweise nicht einsetzen könnten. Er betonte seine über 25 Jahre Erfahrung und gab mir zu verstehen, dass ich mit meinen 30 Jahren niemanden belehren dürfe. Wenn du jedoch mehr als ein Jahr mit dem Experten unserer Zunft verbracht hast, der seine Disziplin verändert hat, und weißt, mit welchen Schwierigkeiten er zu kämpfen hatte, um das Wissen weiterzuentwickeln, weißt du, wann du Widerspruch an dir abprallen lassen musst. Der Kollege war der Ansicht, dass dieser Tumor inoperabel sei, weil der Patient Störungen beim Sprachverständnis davontragen könnte und dann praktisch sprachunfähig sein würde. Doch ich wusste bereits, wie es war, mit den Geistern von Broca und Wernicke zu tanzen: »Dieser Teil des Gehirns macht dies, jener macht das …« Und schon ging der Tanz wieder los. Ich würde es in Buenos Aires wieder schaffen, ganz sicher. Deshalb beschränkte ich mich auf die Wissenschaft. Auf seine

Frage. Ich verwies auf das vor über zehn Jahren veröffentlichte Hodotopie-Modell, dem zufolge die Sprache als Netzwerk funktioniert, das mit anderen Netzwerken interagiert und individuell eine enorme Variabilität aufweist. Daher sollte die Beschränkung von Wachoperationen auf Fälle, in denen der Tumor in der Nähe des Broca- oder Wernicke-Areals liegt, überholt sein. Das ist nicht meine persönliche Meinung, dafür gibt es Daten.

»Es gibt auch noch andere Methoden als die Wachoperation. Der Patient benötigt eine umfassende Beurteilung, Betreuung und eine gezielte Herangehensweise«, widersprach er.

»Ist es nicht auch eine gezielte Herangehensweise, wenn ich die Fachliteratur lese und sehe, dass über 30 Prozent nach dem Eingriff ihr normales Leben nicht wieder aufnehmen können? Dass in manchen Studien nicht einmal 20 Prozent wieder arbeiten gehen? Dass unabhängig von der Position des Tumors emotionale Folgen und Verhaltensänderungen zurückbleiben? Und dass eine Wachoperation all dies nachweislich besser hinbekommt? Ist das keine gezielte, individuelle Behandlung? Oder sollen wir lieber einfach weiter von Broca und Wernicke reden? Ich bin hier, weil ich selbst gesehen habe, dass die Emotionen nicht im Frontallappen meines Onkels saßen. Lösen wir uns von den Dogmen, von der Theorie des ›Das geht schon immer so‹, und gehen wir zu echter Wissenschaft über! Motivieren wir die Studierenden, sich nicht zufriedenzugeben. Handeln wir selbstkritisch.«

EMOTIONSERKENNUNG IN DER LINKEN GEHIRNHÄLFTE BEI GONZALO. DER TANZ MIT DEN GEISTERN VON BROCA UND WERNICKE

Ich höre das schrille Piepsen, das manche Elektroden machen, wenn man Strom in das Gehirn leitet.

»Sprachausfall«, teilten mir Natalia und Mónica mit.

Nachdem ich mich wie üblich in 0,5-Milliampere-Schritten an unseren Hilfspunkt herangetastet hatte, damit wir mit dem Mapping anfangen konnten, erfolgte im ventralen prämotorischen Kortex bei vier Milliampere der vorübergehende Sprachausfall. Ja, jenseits des angeblichen Broca-Areals. Wir kennen den ventralen prämotorischen Kortex bereits als Region mit geringer individueller Variabilität, die wir als Startpunkt benutzen können. Er ist eine jener Ausnahmen, die wir als Kunstgriff wählen, damit wir bei allen Patienten einen gemeinsamen Punkt haben, an dem wir festlegen, mit wie viel Milliampere wir das Mapping der kritischen Punkte für die verschiedenen Gehirnfunktionen fortsetzen.

»Okay. Beginnen wir mit Multitasking, und zwar mit dem Test zur Objektbenennung bei ständigen Bewegungen mit dem rechten Arm«, sagte ich geradezu automatisch zu Natalia.

Einen der begrenzenden Faktoren habe ich bereits erwähnt: Nach zwei Stunden wird der Patient irgendwann müde, und die Aufzeichnung der Gehirnfunktionen verläuft weniger zuverlässig. Deshalb müssen wir von Anfang an gut geplant vorgehen. In dieser ersten Phase mussten wir die kritischen Bereiche für den Zugriff auf Worte (Ebene der Lexik) im gesamten Sprachnetzwerk lokalisieren, dazu die kritischen Bereiche für die Zuordnung von Objekten zu ihrer Bedeutung (Ebene der Semantik) und wichtige Bereiche für die Emotionserkennung.

»Das ist … Das ist …«, stotterte Gonzalo, dem nicht einfiel, wie das Objekt hieß, das wir ihm zeigten.

»Anomie«, sagte Natalia. Es ging darum, dass der Patient zwar sprechen konnte, aber keinen Zugriff auf das Wort für das Objekt hatte, das er sah: eine Kirche.

Nachdem wir die gesamte Gehirnoberfläche rund um den Tumor kartiert hatten, hatten wir zwei kritische Regionen für die Lexik gefunden. Daraufhin gingen wir zur Analyse der Semantik über (das Konzept, was ein Wort bedeutet).

»Wir nehmen eine Dreifachaufgabe: Test für die semantische Assoziation, ständige Armbewegung und Autoevaluation (Metakognition).«

Während dieses Teils des Mappings auf der Hirnoberfläche fand ich keine kritischen Zonen für die semantische Verarbeitung. Wir entdeckten auch keinen Bereich, bei dessen Stimulation der Patient nicht mehr in der Lage war, die Bedeutung der Dinge zu verstehen (angeblich die Funktion des Wernicke-Areals). Deshalb gingen wir zum letzten Teil des oberflächlichen Mappings über, der Emotionserkennung. Ich wusste, wie gespannt viele auf diesen Moment warteten. Ich hatte Lautaro eingeladen, die Operation persönlich zu beobachten, den Studenten, der so beharrlich auf diesem Vortrag bestanden hatte. Er war begeistert, und ich konnte mich in ihn hineinversetzen. Mir hätte das damals auch gefallen. Und ich wollte ihm demonstrieren, dass ein Paradigmenwechsel tatsächlich möglich war: durch das Broca-Areal zu den neuronalen Netzwerken vorzudringen.

»Wir beginnen mit der Dreifachaufgabe zur Emotionserkennung, Natalia.«

»Das ist … Trübsinn«, sagte der Patient, der sich bemühte, die Emotion des Avatars zu erkennen.

»Fehler«, sagte Natalia schnell.

Im *Gyrus temporalis superior* war ich auf die erste kritische Zone für die Emotionserkennung gestoßen.

»Er hat Angst. Sie ist erschrocken.«

»Sehr gut, Gonzalo, du machst das sehr gut. Weiter so«, lobte ihn Natalia.

»Er ist eifersüchtig.«

»Fehler!«

»Was ist passiert, Gonzalo? Sag mir, was du gespürt hast«, forderte ich ihn auf.

»Ich konnte den Ausdruck auf dem Gesicht des Avatars nicht erkennen«, antwortete er mit fester Stimme.

Wir zeigten ihm noch weitere Avatare, darunter auch diesen, um sicherzugehen, dass er die Emotion nur während meiner Elektrostimulation nicht hatte erkennen können. Wir hatten im *Gyrus angularis* eine zweite kritische Zone für die Emotionserkennung entdeckt. Doch was hier geschah, faszinierte mich. Diese Region löste ganz verschiedene Ausfälle bei den Hirnfunktionen aus, als ich sie sukzessive stimulierte. So etwas hatte ich noch nie gesehen. Als ich die Elektrode das erste Mal einsetzte, konnte der Patient den Sessel nicht mehr benennen, den wir ihm auf dem Computer zeigten, und wählte stattdessen ein anderes Wort mit ähnlicher Aussprache. Einen solchen Fehler bezeichnen wir als phonetische Paraphrasie, wie schon an anderen Stellen erwähnt. Als ich denselben Punkt zum zweiten und dritten Mal stimulierte (nicht nacheinander, zwischendurch legen wir Pausen ein, um keinen epileptischen Anfall zu provozieren!), hatte er Schwierigkeiten, die Emotion zu erkennen, die wir ihm zeigten. Konkret verwechselte er beim zweiten Mal »gedankenverloren« mit »eifersüchtig«. Und beim dritten Mal konnte er gar nicht feststellen, welche Emotion es war. Er konnte sich für keine der beiden Optionen entscheiden, die wir jeweils zu der Emotion zeigten.

War dieser Bereich abwechselnd an verschiedenen Funktionen beteiligt? Hatte sich seine Funktion durch spontane Neuroplastizität verändert? Oder lag es nur daran, dass hier eine kritische Zone für mehrere Netzwerke lag, die für unterschiedliche Funktionen zuständig waren? Einige einflussreiche Autoren auf diesem Gebiet, darunter Duffau, Mandonnet, Herbet und Poldrack, sind der Meinung, dass es auch eine kurzfristige Neuroplastizität geben könne, sprich selbst während der Operation. Zwischen dem Zeitpunkt des ersten Mappings und der nachfolgenden Bestätigung kann sie sich demnach verändern oder ihren Ort verschieben. Dieses Thema ist noch nicht abschließend erforscht. Da die kognitiven Funktionen höherer Ordnung, die unseren Verstand ausmachen, über einen ständigen Wandel im Informationsfluss durch die verschiedenen Hirnregionen entstehen, könnten solche raschen Übergänge laut Poldrack Hinweise darauf geben, welche Veränderungen erklären könnten, was wir an diesem Punkt, am Übergang vom *Gyrus temporalis superior* zum *Gyrus angularis*, vorfinden.

Tut mir leid, aber wir wissen nicht alles. Das Gehirn wird uns immer überlegen sein. Es wird weiterhin Reaktionen liefern, die wir nicht perfekt interpretieren können. Eines war jedoch klar: Diese Region auf der Gehirnoberfläche schien ein »Knotenpunkt höherer Ordnung« zu sein, der an verschiedenen Aufgaben gleichzeitig beteiligt war, vielleicht weil hier ein Hotspot für netzwerkübergreifende Weiterleitung liegt. Es sieht so aus, als würde eine Elektrostimulation hier von einem Moment zum anderen unterschiedliche Ausfälle bei den Hirnfunktionen provozieren. Doch unabhängig von dem, was dort geschieht, war das eine kritische Region, die wir nicht anrühren durften. Daher gingen wir wie immer zu Phase zwei über: der Entfernung des Tumors über diejenigen Bereiche, die auf unserer Karte als unbedenklich galten. Der Tumor hatte eine beträchtliche Größe und Tiefe und saß sehr dicht an drei tiefen Bahnen: dem IFOF, dem *Fasciculus arcuatus* und der Pyramidenbahn (Bewegungsabläufe). Deshalb ließen wir den Patienten ständig mehrere Aufgaben ausführen, wobei wir regelmäßig abwechselten und langsam diejenigen in den Vordergrund stellten, die uns signalisierten, dass die neuronalen Netzwerke die Situation neu regulieren und kompensieren konnten, obwohl wir gerade einen Teil des Gehirns entfernten. Jede Veränderung bei der Ausführung der jeweiligen Aufgaben gestattete uns, die Operation anzupassen oder auch abzubrechen.

Ein Stück Tumor hatten wir bereits so weit präpariert, dass wir es mit der Pinzette entnehmen und zur Analyse geben wollten. Doch bei leichtem Zug daran entwickelte Gonzalo Probleme mit der Artikulation und tauschte Worte wiederholt gegen andere mit ähnlicher Aussprache aus. Damit war klar, dass dieser tiefste Teil des Tumors eine Art Streckung bewirkte, deretwegen die tiefe Bahn blockierte und Informationen nicht mehr weitergab. Wir entnahmen das große Stück Tumor, und ich bat augenblicklich um die bipolare Elektrode, weil ich ahnte, dass darunter der *Fasciculus arcuatus* verlief.

»Natalia, wir machen nur den Test zur Objektbenennung. Ich muss mich vergewissern, dass hier der *Fasciculus arcuatus* steckt.«

»Das ist ... Das ist ...«

Da war er. Ich hatte eine unserer Unterführungen gefunden. Selbst wenn in dieser Zone etwas Tumorgewebe zurückblieb, geht es letztlich um die Erhaltung der Ozeane. Und daran hielten wir uns. Danach nahmen wir uns den vorderen Teil des Tumors vor, der dort an die tiefe Bewegungsbahn angrenzte (Pyramidenbahn). Er war sehr dicht dran. Mit der Elektrode in der linken Hand und dem chirurgischen Sauger in der rechten stimulierte ich in der Tiefe, um zu prüfen, ob die Arm- und Mundbewegung von Gonzalo ausblieben. Und so war es.

»Bewegungsblockade an Arm und Gesicht«, sagte Natalia.

»Okay, Leute. Wir sind am Limit.« Ich bat die OP-Assistentin um die sterilen Etiketten, um unsere Stoppschilder zu markieren. »Wir sind fertig. Glückwunsch, Gonzalo. Du warst großartig. Wir haben alles so gemacht, wie wir es besprochen hatten. Du bist ein Champion! Gleich lassen wir dich schlafen und ausruhen. Du wirst ein paar Tage mehr Schwierigkeiten mit der Wortfindung haben, aber nach vier, fünf Tagen ist das alles vorbei. Das verspreche ich dir. Ruh dich aus.«

»Danke. Vielen Dank«, sagte er sichtlich erschöpft, aber zufrieden, während Natalia sanft seinen Arm streichelte, um ihm den Frieden zu vermitteln, den nur sie unseren Patienten schenken kann.

Ich sah zu Pedro, der mit Lautaro hinter mir stand. Und ich sah zu meinem Kollegen Matías Baldoncini und fragte noch einmal: »Wo sind Broca und Wernicke? Wo?« Wir müssen aus der Höhle steigen, wie bei Plato! Wir hatten bewiesen, dass man zwischen den alten Geistern von Broca und Wernicke tanzen kann. Und zwar immer am besten im Team. Am anderen Flussufer.

Es ist 13:20 Uhr. Wir überfliegen Madrid.
Ich habe keine Minute geschlafen. Flugzeuge sind für mich noch immer kein schöner Ort. Beim Abflug aus Buenos Aires hätten wir gern noch Patagonien gesehen, in Ruhe einen Kaffee getrunken oder wären zu einem Fußballspiel gegangen. Ich hielt es für wichtig, diese Zeilen aus dem unmittelbaren Erleben heraus zu schreiben, denn nur so lässt sich nachempfinden, was ein anderer Mensch gerade erlebt. Wahrscheinlich kann ich Ihnen in

diesem Buch nicht erklären, wie der menschliche Geist funktioniert. Und das frustriert mich. Seien wir ehrlich: Vielleicht werde ich es nie wissen. Aber ich kann mir eingestehen, dass das Gehirn in mir den Wunsch nach vier weiteren Leben weckt, in denen ich mich allein der Aufgabe widmen könnte, es zu verstehen. Niemals möchte ich sagen: »Mal sehen, wie der Patient aufwacht.« Ich will nicht würfeln. Ich möchte, dass alles gut geplant und individuell aus der Perspektive der Netzwerke abläuft. Das ist keine Verwegenheit, sondern wir übernehmen die Verantwortung dafür zu wissen, wie Gonzalo aufwacht. Das habe ich ihm und seiner Familie vor der Operation zugesagt. Nach dem Eingriff war seine Fähigkeit zur Emotionserkennung und zur Selbsteinschätzung unbeeinträchtigt, ebenso die Semantik und die Objektbedeutung. Er hatte ein leichtes Kribbeln im rechten Arm, aber keinen Kraftverlust, und erkennbare Schwierigkeiten, auf Worte zuzugreifen. Ich wusste, dass es nur eine Frage von Tagen war, bis er sich komplett erholt haben würde. Wir hatten die kritischen Zonen an der Oberfläche für den Zugriff auf Wörter (Lexik), ihre Bedeutung und die Konzeptassoziation (Semantik), ihre Bildung (Phonetik), das Erkennen und Analysieren von Emotionen sowie die Selbstwahrnehmung (Metakognition) respektiert. Wir hatten auch die tiefen Bahnen respektiert: IFOF und *Fasciculus arcuatus* waren unversehrt. Wir hatten sie geortet und dort innegehalten. Die Pyramidenbahn (zuständig für willentliche Bewegungen) war ebenfalls intakt. Wir hatten sechs Millimeter davor gestoppt.

Und nein. Das Wernicke-Areal existiert nicht so, wie man es uns gelehrt hat. Der Patient ist nicht aufgewacht, ohne etwas zu verstehen. Man hat uns beigebracht, dass das Wernicke-Areal für das Sprachverständnis zuständig ist. Aber wir sollten uns von dem Wunsch lösen, Hirnfunktionen bestimmte Orte zuzuweisen, und die Unsicherheit akzeptieren, dass komplexe Funktionen nicht an einem konkreten Ort sitzen. Weil sie von Netzwerken abhängig sind, die in Bewegung sind und von denen wir nur die kritischen Punkte finden können, an denen sie zusammenlaufen und den Informationsfluss durch dieses Netzwerk ermöglichen.

Es sah so aus, als würde sich unsere Hypothese zur weiträumigen Verteilung der Netzwerke zur Emotionserkennung in beiden Gehirnhälften weiter bestätigen. Wir werden von unseren Thesen nicht abweichen, wenn wir uns unserer Sache so sicher sind. Zumindest werden wir weiter daran arbeiten, weil wir wissen wollen, ob sich unsere Hypothese bestätigt oder nicht. Denn so oder so arbeiten wir wissenschaftlich und helfen zugleich unseren Patienten. Es ist nicht so, dass die eine Gehirnhälfte für Mathematik zuständig ist und die andere für die Emotionen. Neuronale Netzwerke scheren sich nicht um die Seiten. Sie sind allesamt bilateral. Wir Neurochirurgen sind die einzige Disziplin, die so stark zwischen links und rechts unterscheidet. Ein Netzwerkingenieur oder ein Physiker, der sich auf die Erforschung neuronaler Netzwerke spezialisiert, sieht keine solche Distanz zwischen zwei Hemisphären, auch wenn das eine mehr auf der einen und das andere mehr auf der anderen Seite liegen mag.

13:25 Uhr. Die Räder haben auf der Piste aufgesetzt. Ach, Buenos Aires, lägest du doch nur drei Metrostationen von der Puerta del Sol in Madrid entfernt.

EPILOG

Wenn ich sterbe, begrabt mich, wenn ihr wollt,
an einer Wetterfahne.
Wenn ich sterbe!

FEDERICO GARCÍA LORCA, SPANISCHER DICHTER UND DRAMATURG

15. Dezember 2023. Teatro Guimerá, Teneriffa, Kanaren. 21:00 Uhr. Es ist dunkel. Die Schlussszene von *El último verso*.

So etwas habe ich in einem Theater noch nie erlebt. Wie ein ganz normaler Zuschauer saß ich in der sechsten Reihe im bis zum letzten Platz gefüllten Saal. Alle wollten sehen, wie der Körper von Federico García Lorca verschwand, dessen sterbliche Überreste bis heute an einem unbekannten Ort ruhen. In der letzten Szene, zu der das Requiem erklang (das, von dem in Kapitel 8 die Rede war und das ich erst wenige Tage vor der Premiere fertig hatte), traten die Hauptfiguren von Lorca mit einem Schleier vor dem Gesicht auf (die Frauen aus *Bernarda Albas Haus*) – bis auf seine Lieblingsfigur Adela. Das Mädchen mit den braunen Augen, mit dem er im Haus Rosales, wo er sich vor der Guardia Civil versteckte, in Gedanken Walzer tanzte, zeigte offen ihr Gesicht. Es erklingt die Bratsche … in diesem Moment legt sie den Schleier über Lorca. Es ist nur Fiktion, doch am Ende hat *sie* seinen Körper versteckt. Eine reaktionäre Gesellschaft konnte den Intellekt nicht ertragen, der in den Bibliotheken überdauern wird. Über viele Jahrhunderte hinweg.

Ich habe im Theater schon oft gesehen, wie die Scheinwerfer ausgingen und sich der Vorhang schloss. Manchmal unter viel Applaus, manchmal standen die Leute auf, manchmal waren sie schon am Gehen. Aber das war das erste Mal in meinem Leben, dass ich hörte, wie meine Sitznachbarn leise schluchzten. Halb erstickt. Das ganze Theater. Das Publikum weinte! Sie hatten nicht einmal applaudiert. Es war ein kindliches Weinen, wie wenn uns vor lauter Tränen die Luft wegbleibt. Auch ich war ergriffen. Das gefühlvolle Solo der Bratsche von Álvaro (aus der Philharmonie von Oviedo), den ich erst vor wenigen Tagen gebeten hatte, diesen Part für den Abschluss des Requiems einzuüben, war zu viel für mich. Ich weinte wie ein Kind. Wir hatten das Publikum berührt. Ich eilte hinter die Bühne, und alle Schauspielerinnen und Schauspieler des Ensembles fühlten das Gleiche. Wir erlebten es alle zusammen. Wir weinten einträchtig. Wir sollten nie vergessen, dass jeder Einzelne von uns vieles mit sich herumträgt, mit dem er oder sie täglich zu kämpfen hat, und das macht uns tapfer. Und dann eines Tages, angesichts eines Auslösers wie dieser kollektiven emotionalen Erfahrung mit über 500 Anwesenden, brechen alle Dämme. Die Emotion überwältigt uns. Das ist es, was bleibt – in einer Welt, in der wir heute leben und das Morgen nie sicher ist. In der wir Musik hören, damit die Emotionen uns Krankheit, Ungerechtigkeit oder Hunger vergessen lassen.

Heute geht etwas zu Ende. Ich weiß nicht genau, was es ist, aber es schließt sich ein Kreis. Morgen muss ich dieses Manuskript abliefern. Ich weiß, dass mit diesem Scheinwerfer nicht nur die Lichter im Theater ausgegangen sind. Damit verschwand auch die Bühne, die Musik und ein gewisser Teil von mir. Vorübergehend. Ich glaube nicht an wundersame Zufälle. Wenn Sie bis hier durchgehalten haben, wissen Sie, dass ich für alles, was uns widerfährt, eine wissenschaftliche Erklärung suche. Man kann unmöglich an Wunder glauben, wenn man jeden Tag das Gehirn fragt, wie es funktioniert, und erkennt, dass alle Antworten dort bereitliegen. Aber dieses Gefühl heute, dieses kollektive emotionale Erlebnis, war die Krönung eines Jahres, in dem ich irgendwann sogar an der Luft zweifelte, die ich atmete. Und da sitze ich nun, auf einem Platz in der sechsten Reihe. Die Schauspieler winken ins Publikum und bedanken sich für die gefühlvolle Anerkennung. Aber ich brauchte zehn Minuten für mich allein, um dieses Adieu zu schreiben und mich bei allen zu bedanken, die mich bis hierher begleitet haben. Und ich schwöre, dass ich alles so beschreibe, wie ich es erlebt habe. Und wie ich dieses Buch begonnen habe, so schließe ich es auch ab. Allein. Im Gespräch mit mir selbst. Ich hoffe, dass ich irgendwann einmal genauer erzählen kann, was ich erlebt habe, denn es gibt mehr zu erzählen, und vielleicht ist es noch zu früh dafür. Weil da mehr ist als das, was ich geschildert habe. Ich hätte gern mehr über das Gehirn selbst gesprochen als über meine Reise hin zu einem besseren Verständnis davon, aber es erschien mir falsch, die weniger glamourösen Teile des Schreibprozesses zu verschweigen: das Untersuchen, die Entscheidungen, wie ich die komplizierteren Begriffe erklären könnte, keine Energie für auch nur eine Zeile zu haben oder die Angst vor der leeren Seite. Denn das ist die Realität. Und obwohl mir im Laufe der Zeit alle möglichen Adjektive angehängt wurden (die ich in diesem Tagebuch aus gutem Grund nicht nennen möchte), denke ich heute wie schon im Februar, dass Weiterentwicklung und Paradigmenwandel notwendig sind. Und jemand muss den Schritt wagen. Wie schon G. K. Chesterton zur Geschichte Frankreichs sagte: »Es ist ein Jammer, nach drei Revolutionen wieder auf den Ausgangspunkt zurückzufallen.« Seiner Ansicht nach ist eine

Revolution nichts als eine Bewegung, die sich erhebt, um einmal im Kreis zu laufen und am Ende wieder den Ausgangspunkt zu erreichen. Sprich, es ändert sich nichts. Wenn mich also jemand für einen Revolutionär gehalten hat, muss ich ihn enttäuschen, denn mir ging es immer um Evolution, weil ich versuche, mich an die Aussagen von Wissenschaftlern zu halten, die mehr wissen als ich, um daraus meine eigenen Ideen zu entwickeln. Ich will nicht, dass wir auf der Stelle treten, sondern dass wir das Wissen über das menschliche Gehirn voranbringen. Dabei will ich nicht nur wissen, wie das Gehirn funktioniert, sondern vor allem, wie ich die Lebensqualität meiner Patienten verbessern kann. Deshalb bedaure ich, wenn meine Art der Kommunikation beleidigend erschien. Ich spreche lediglich mit der Sicherheit und Klarheit eines Menschen, der jedes Mal, wenn wir ein Gehirn öffnen, dazulernt und empirische Beweise sammelt. Wobei, wenn ich ehrlich bin – könnte es sein, dass ich nach jedem Forschungsschritt wieder an den Punkt »Ich glaube, wir wissen noch nicht genug« komme? Das ist möglich, aber das ist es auch, was mich antreibt.

Nach diesen zehn Kapiteln ist von dem Ich, das das erste Kapitel schrieb, nur noch wenig übrig. Von jenem Ich ist nur noch der Mensch unversehrt, der für die Hirnforschung brennt und seit über anderthalb Jahren keinen festen Wohnsitz mehr hat. Der stundenlange Flug- und Zugreisen auf sich genommen hat, um zur anderen Seite des Flusses zu gelangen. Dem System zum Trotz. Und ich glaube, dass mir das einigermaßen gelungen ist. Gegen den Strom zu schwimmen, entspricht wahrscheinlich meiner Veranlagung. Heute verstehe ich Nidia, meine Oberstufenlehrerin in Chemie, die mich bat, chemische Fragen verständlich zu erörtern, doch ich widersetzte mich und verwendete jede einzelne Formel, weil ich es viel spannender fand, über eine Reihe Gleichungen zur Lösung zu gelangen. So etwas machte mir Spaß. Es geht mir nicht darum, mich über Normen hinwegzusetzen, ich spiele nur gern das Ausloten neuer Wege durch. Solltest du diese Zeilen lesen, Nidia: Es war nicht persönlich gemeint. Aber vielleicht müssen wir der Fantasie des Gehirns Flügel verleihen, selbst wenn wir in Zahlen sprechen. Es ist notwendig, dass die Leute zu fliegen wagen.

Dieses Tagebuch war für mich eine Art Selbsttherapie angesichts der Unsicherheit des Lebens. Jedes der vielen Tausend Wörter in diesem Manuskript hat mir geholfen zu erkennen, woher ich komme und wohin ich gehe. Wenn ich ins Zweifeln kam, griff ich zum Laptop und schrieb los, ganz gleich, ob in Montpellier, Madrid, Paris, Bukarest oder Buenos Aires. Also ja, ich habe mich über das, was ich Ihnen erzählt habe, selbst therapiert. Ich habe einen Teil meines Wissens so geordnet, dass ich es trotz der brodelnden Unordnung, die in meinem Kopf herrscht, wo alles so schwindelerregend schnell abläuft und nie zur Ruhe kommt, nicht einmal, wenn ich schlafen gehe, abgeben kann.

Und trotz alledem will ich nicht aufhören. Denn es ist ein Teil von mir, der jetzt geht. Wenn ich dieses Buch im Regal stehen sehe oder in der Hand eines Medizinstudenten, werde ich bedauern, dass ich vielleicht nicht mehr der bin, der dieses Buch geschrieben hat. Ich habe Angst, dass es mir wie Eric Clapton ergeht, der irgendwann nicht mehr »Tears in Heaven« sang, weil er dieses Gefühl nicht mehr empfand. Es fällt mir schwer, mich nicht mehr auf die emotionale Unterstützung zu verlassen, die mir das Leben erleichtert. Schon immer. Aber erwachsen werden bedeutet loslassen, nicht wahr?

Ich habe mich bemüht, Ihnen in der Zuschauerrolle zu vermitteln, welche Antworten das Gehirn uns gegeben hat. Manche waren zu erwarten, andere führten dazu, dass wir die Welt in Aufruhr versetzten und mit dem verfügbaren Wissen Hypothesen fabrizierten, obwohl wir schon wussten, welche Frage wir stellen müssten. Dies ist ein subjektiver Bericht, und ich möchte klarstellen, dass mein Wissen – wie das eines jeden Menschen – eingeschränkt, ungenau und dynamisch ist. Wenn ich irgendwann einmal ein anderes Buch schreibe, werde ich mir wahrscheinlich (höchstwahrscheinlich!) in einem Gutteil der Dinge selbst widersprechen. Jedenfalls hoffe ich das, denn sonst wäre ich keinen Schritt weitergekommen! Ich habe die Wahrheit nicht gepachtet und will auch nicht so tun als ob. Ich interpretiere lediglich etwas, das mir per se unlesbar erscheint und dem ich mein Leben gewidmet habe: das menschliche Konnektom. Die ganze Welt erlaubt sich eine Meinung darüber, und manche stellen sogar Theorien auf. Andere fühlen sich geradezu als Herr über das Gehirn – das kann ich beschwören, ich habe es gesehen. Aber ich kann versichern, dass das Gehirn uns immer überlegen ist und niemals würfelt. Es nutzt den Vorteil, dass wir es seit Jahrtausenden wie andere Objekte betrachten: Wir machen uns Gedanken über sein Aussehen und über seine Form, aber wir fangen gerade erst an, darüber nachzudenken, wie es über seine elektrischen Netzwerke Informationen überträgt. Ich beabsichtige lediglich, weiter nach Antworten zu suchen. Das treibt mich an. Ich verspüre den übermächtigen Drang, zur anderen Seite des Flusses zu gelangen, und hoffentlich konnte ich seit Kapitel 1 irgendwie vermitteln, dass ich nie aufgehört habe zu schwimmen, auch wenn das Wasser zeitweise absolut eisig war. Ich hoffe, dass ich auch die vielen Widrigkeiten angesprochen habe, denen wir uns alle in der einen oder anderen Form stellen müssen, wenn wir ehrlich sind – vielleicht noch mehr, wenn man als junger Mensch anders denkt, an die Öffentlichkeit tritt und sein Gesicht zeigt. Doch so etwas tust du, weil du glaubst, dass du womöglich etwas anderes siehst, so klein es auch sein mag. Und plötzlich siehst du wirklich etwas. Unter den Augen der ganzen Welt. Darum geht es beim Wandel. Nicht darum, dass du ein Produkt oder eine Marke verkaufst, sondern darum, dass du existierst und vermittelst, was du denkst und fühlst.

Seit Februar habe ich in mehr als einem Dutzend Länder 84 Vorträge gehalten. Und ich kann mich nur bei all denen bedanken, die bereitwillig hören wollen, was ich tue. Es mag unorthodox sein, die neuronalen Netzwerke über ein Piano zu vermitteln und Akkorde zum Vergleich zu wählen oder einen Vortrag damit zu beginnen, dass Broca und Wernicke nicht existieren, aber mir erscheint es weniger absurd, als Studierenden in der Medizin ein lokalisationistisches Sprachmodell einzutrichtern und chirurgische Entscheidungen auf der Basis einer veralteten Theorie von 1886 zu treffen. Das kann nicht sein! Ich werde weiterhin immer darauf beharren, dass Wachoperationen nicht nur angezeigt sind, wenn wir in der linken Hemisphäre operieren, je besser wir die Grenzen der Neuroplastizität verstehen.

Tatsache ist auch, dass ich überwältigend viel Zuspruch erhalten habe. Der Podcast »The Wild Project #199« hat womöglich alles ins Rollen gebracht. Wie mein Freund José Edelstein, der Physiker und Influencer, sagte: »Du wirst nie mehr anonym sein.« Vielleicht hatte er recht. Dennoch glaube ich, dass die Waage mit allen Gewichten ins Positive tendiert. Es stört mich nicht, wenn eine Mutter mich auf der Straße um ein Foto für ihren Sohn bittet. Oder wenn ein Medizinstudent kurz vor dem Examen sagt, ich sei sein Vorbild. Wenn ich in mich gehe (und das Ruhezustandsnetzwerk aktiviere, richtig?), scheint mir das alles sehr gut zu gelingen. Schwindelerregend. Aber ich weiß auch, dass ich weiter auf der Suche nach der Wahrheit bin und völlig darin aufgehe. Jeden Tag. Immerzu.

Was ich aus diesem Jahr mitnehme, ist unter anderem die Erkenntnis, dass wir Menschen ohne ein gutes Vorbild aufgeschmissen sind. Ich weiß nicht, ob ich es verdiene, für jemanden Vorbild zu sein, aber Professor Hugues Duffau zu begegnen, war für mich auf jeden Fall, wie einen Teil von mir selbst zu finden, das weiß ich. Irgendetwas in mir kam dabei ins Schwingen und schenkte mir den Funken, der mich weiter der anderen Seite entgegenstreben lässt. Sonst hätte ich nicht so weit rudern können. Zumal es Abschnitte gab, in denen der Fluss zu kalt war und ich ganz allein schwamm. War es sehr hart, nicht all die Musik zu schreiben, die ich gern geschrieben hätte? O ja! War mir bewusst, dass ich meinen Träumen mehr Zeit widmete als meinen Eltern, meinen Freunden oder meiner Gesundheit? Zweifellos! Aber das alles hat zum Erfolg geführt, und ich würde es wieder tun. Denn manche Dinge können wir uns nicht aussuchen. Ich glaube, ich musste diese Geschichte schreiben, in der es letztlich darum geht, wie das Leben mir die Chance gab, aus dem furchtbaren Erlebnis heraus, einen geliebten Menschen zu verlieren, eine neue Idee zu gebären. Wer hätte mir im letzten Studienjahr, als ich sah, wie mein Onkel aus reiner Gewohnheit weiterhin Musik hörte, aber nichts mehr dabei empfand, sagen können, dass ich eines Tages auf mehreren Kontinenten Wachoperationen durchführen und unser Wissen erweitern würde? Warum konnte ich damals, als es mich schmerzte, wenn mein Onkel wie üblich zum Übungsraum hochging, um sich an Musik zu erfreuen, nicht die Geduld aufbringen zu begreifen, dass vielleicht eines Tages ich dazu beitragen könnte, dass es anderen nicht so erging?

Ich glaube, wir hatten das Glück, Menschen zu inspirieren, aber ich weiß nicht genau, warum. Vielleicht durch unsere Leidenschaft. Ganz bestimmt nicht aufgrund meiner großen Erfahrung als Chirurg, denn ich hatte weder genug Zeit zu operieren noch neue Maßstäbe zu setzen. Noch muss ich viel zu viel lernen! Aber immerhin konnte ich über das Konzept der neuronalen Netzwerke sprechen und wie sich das Gehirn als System verstehen lässt, das fünf Variablen oder Dimensionen unterliegt. Wenn wir das Gehirn nicht als komplexes elektrisches System betrachten und lieber bei Broca und Wernicke und der Tumorentfernung bleiben, ist das Zeitvergeudung. Wir können die Welt nicht auf Schwarz und Weiß reduzieren. Denn all das ist verbunden und bildet eine unendliche Palette von Grautönen. Buchstäblich.

In diesen elf Monaten und zehn Kapiteln haben wir den Geist von Angesicht zu Angesicht befragt, wie er funktioniert. Mit schmerzfreier, niedrigfrequenter Elektrostimulation und in vivo. Und manches scheint klar zu sein: Die Gehirnfunktionen entstehen nicht in einer Region, sondern über die Interaktion verschiedener Regionen, sprich in einem Netzwerk. Und die komplexeren darunter entstehen aus der Interaktion von Netzwerken, sprich Metanetzwerken. Das hat uns gestattet, die moderne onkologische Neurochirurgie maximal zu optimieren. Wir entnehmen die größtmögliche Menge Tumorgewebe, erhalten dabei jedoch die Lebensqualität. Und das bedeutet nicht allein Sprechen und Bewegen. Lebensqualität ist subjektiv, aber jeder Mensch möchte wieder seiner Arbeit nachgehen und emotional, sozial, sexuell und in der Familie ein erfülltes Leben führen. Wir haben unser Bestes gegeben, bis das Konnektom uns Einhalt geboten hat. Wir haben auch klargestellt, dass es Tumoren gibt, die aufgrund ihrer Aggressivität nur noch zulassen, dass du dich mit deinem Team berätst und mitunter die Waffen streckst. Nicht jeder Tumor gibt uns eine Chance. Daran müssen wir weiter arbeiten und die Mauern niederreißen, die das Gehirn aufbaut, wenn wir es auf den Prüfstand stellen und uns bemühen, es zu verstehen. Wir haben jeden Patienten gezielt und individuell behandelt. Wir haben Körper und Seele einbezogen.

Das zu erleben, war ein echtes Privileg. Mit Menschen, die eine Lebensphilosophie teilen und heute mein Team sind. Mit einem Koffer habe ich Teneriffa verlassen und kam ganz allein nach Montpellier. Heute sind wir viele. Viele! Dieses Manuskript hat mich durch die schwierigsten Phasen meines Lebens begleitet und zugleich durch die größte Fülle. Ich habe extreme Euphorie verspürt und tief sitzende Angst. Das gesamte Spektrum an Emotionen. Aber genau darum geht es vermutlich. Vielleicht wäre es ungerecht, über die Emotionen des Menschen zu sprechen, ohne eine jede auszukosten oder auch zu erdulden. Mein Weg hat mich in die Irre geführt, aber es ging immer darum, meinen Idealen treu zu bleiben. Wenn es Dinge gab, die nicht besser ausgegangen sind, so bedauere ich das.

Zum Abschluss möchte ich betonen, dass ich nie wieder jemandem glauben werde, der mir sagt, dass ein anderer einer Idee nicht nachgehen darf. Denn aus den besten Vorschlägen entspringen Ideen, die die Welt verändern. Es geht nicht darum, sie ganz allein zu verändern und im Mittelpunkt zu stehen. Es geht darum, für deine Ideale zu kämpfen, indem du sie mit Daten belegst. Und diese Daten teilst. Sie weitergibst, sie reproduzierst. Ergebnisse, die nicht reproduzierbar sind, kann man nicht übertragen. In dieser Hinsicht haben wir in meinen Augen etwas geleistet. Wir sind nicht im Elfenbeinturm sitzen geblieben und haben über das Gehirn nachgedacht, sondern wir sind an diesen Punkt gelangt und können erzählen, was wir geschafft haben. Wir erzählen, wie wir das gemacht haben, und vor allem, was wir im Kopf haben und wie wir über die Gehirnfunktion denken. Wie wir uns bei den Operationen nicht nur auf den Tumor, sondern genauso auf die neuronalen Netzwerke und die tiefen Bahnen konzentrieren, die geschädigt werden könnten. In jedem Vortrag habe ich betont, dass es unwissenschaftlich ist, die Sprache auf zwei Areale zu reduzieren. Dabei habe ich eingeräumt, dass wir keine Experten sind, aber unseren Ansatz voller Leidenschaft verfechten. Ich habe versucht, in diesem Buch nicht despektierlich über den Fehler von Broca zu sprechen oder über die vielleicht lokalisationistische Vorstellung von Damasio über den Kortex, als er die Verletzung des Frontallappens bei Phineas Gage vorfand. Ich wollte nur einen Schritt weitergehen. Es werden andere kommen und sagen, dass die Theorie der Metanetze noch nicht alles ist, dass es mehr als fünf Variablen oder Dimensionen gibt, die beeinflussen, wo sich die Gehirnfunktionen abspielen. Sie werden dieser Reise zum besseren Verständnis des Gehirns genauere Daten hinzufügen. Sie werden die Tests verbessern und sich neue ausdenken. Und wir alle werden uns geirrt oder uns irgendwann widersprochen haben. Aber das wird bedeuten, dass wir dabei gewinnen! Neurowissenschaft ist eine dynamische Materie, die Wissen vom Nervensystem verbreitet und nicht vorgibt, jemandem recht zu geben, sosehr wir uns auch bemühen, einen Schaltkreis, ein Organ, ein Leben oder eine Studie mit unserem Namen zu krönen.

Wenn ich mit diesen Geschichten das Leben einer einzigen Person verändere, war diese Reise jede Mühe wert. Denn ja: Ich hatte die Pflicht zu berichten, dass wir aus den traurigsten menschlichen Erfahrungen heraus Wege finden können, unsere Träume wahr zu machen. Einschließlich des Risikos, dass selbst unermüdliches Ringen keine Garantie ist, dass es uns gelingt. Und wie mir Professor Duffau damals in seinem Sprechzimmer sagte: »Das ist das Spiel des Lebens.« Du entscheidest, ob du weitermachst oder aufgibst.

Wie erstaunlich, dass wir letztlich von der Geburt bis zum Tod auf der Suche nach Erklärungen für die komplizierten Dinge sind. In der Teilchenphysik. In der Mathematik. Im Alltag. In der Musik. Dabei wissen wir letztlich nicht einmal, wer wir sind, was wir hier tun oder woher wir kommen.

Ich danke Ihnen, dass Sie dieses Buch lesen. Aus tiefstem Herzen.

DANKSAGUNG

Meinem Herausgeber, Sergi Soliva, danke ich für all die Stunden am Telefon, für unzählige »Du kannst das« und ebenso viele »Ich vertraue dir«. Danke, dass du mich auf diese Reise geschickt hast, Sergi, obwohl ich nicht wusste, ob ich dazu in der Lage wäre. Consuelo Jiménez hat durch ihre Korrekturen die Botschaft in diesem Buch besser herausgearbeitet – vielen Dank dafür. Elisabet Navarro, Marcela Serras und Joaquín Álvarez de Toledo waren dankenswerterweise bei Planeta und bei Paidós für mich erreichbar und ließen mich meine Botschaft laut verbreiten.

Ich danke all denen aus meinem wissenschaftlichen Team: Natalia Navarro, Kilian Abellaneda, Isabel Martín Monzón, Daniel Nieto, Laura Ezama, Nayra Caballero, Francisco Pulido, Pedro Pérez del Rosario, Gloria Villalba … Danke für eure Unterstützung und dass ihr im Zweifelsfall immer die Ideen unterstützt habt, die mein Kopf ausgebrütet hat. Danke, dass ihr auch um vier Uhr morgens meine Nachrichten gelesen habt. Silvia Abella hat tapfer ertragen, wie ich mit lauter Stimme langatmige Ausführungen über neuronale Metanetze und die fünf Dimensionen vortrug. Lucas Fuica war erst Regisseur unseres Dokumentarfilms und ist längst ein Freund, der mit uns und seinen Kameras um die Welt zieht, um immer wieder festzuhalten, was wir mit Blut, Schweiß und Tränen vollbringen.

Ich danke Professor Hugues Duffau und seinem gesamten Team im Hospital Gui de Chauliac, wo ich mich wie der glücklichste Mensch der Welt fühle: Sylvie Moritz, Guillaume Herbet, Sam Ng und Anne-Laure Lemaitre. Danke, Professor, dass Sie mein Leben verändert haben.

María Rodríguez hat aus mir nicht nur bessere Musik herausgekitzelt, als ich ohne sie je zustande gebracht hätte, sondern war zudem bei jedem neuen Kapitel meine Schattenlektorin.

Danke, Jordi Wild, weil dein Podcast »The Wild Project #199« mein Leben für immer verändert hat.

Ich danke all den Kolleginnen und Kollegen aus der Neurochirurgie, die trotz meiner Jugend und Unerfahrenheit meiner Arbeit vertrauten. Meine Hingabe und meine Besessenheit, alles über die Funktion des Gehirns zu erfahren, waren ihnen wichtiger als die mangelnde Reife bei Entscheidungen des täglichen Lebens. Und ich danke auch denen, die mir widersprochen haben. Heute bin ich stärker und akzeptiere die Konsequenzen, weiterzugehen als Broca und Wernicke. Ich werde nie wieder zurückschrecken, sondern weiter auf das andere Ufer zurudern.

Ich danke meinen Eltern, die rückhaltlos alles gaben, damit ich heute hier stehen kann. Da, wo ich bin. Ich hoffe, ich bin all der Mühen würdig, die ihr für mich erbracht habt. Danke, Mamá, dass du in all den langen Nächten des Studiums in meinem Zimmer geschlafen hast. Danke, Papá, dass du immer wieder an andere Orte dieser Welt gereist bist, um mich glücklich zu machen und mich in deiner Gesellschaft zur Ruhe kommen zu lassen. Du bist ein wunderbarer Mensch, den ich mein Leben lang bewundern werde. Weil du auf Mamá und mich aufpasst.

ANMERKUNGEN

Einleitung: Zum anderen Flussufer

1 Anmerkung der Übersetzerin: »Al otro lado del río« von Jorge Drexler war der erste spanische Titel, der 2005 als bester Filmsong einen Oscar erhielt. Geschrieben wurde er für den Film *Die Reise des jungen Che*, der die Reise von Che Guevara durch Lateinamerika beschreibt.

1 Emotionen online festhalten

2 Petermann, T., Thiagarajan, T. C., Lebedev, M. A., Nicolelis, M. A., Chialvo, D. R., und Plenz, D., »Spontaneous cortical activity in awake monkeys composed of neuronal avalanches«, *Proceedings of the National Academy of Sciences*, Vol. 106, Nr. 37 (2009), S. 15921–15926.

2 Das Gehirn – ein fünfdimensionales Metasystem?

3 Computational Science ist eine interdisziplinäre Wissenschaftsrichtung, die sich mit den informationsverarbeitenden Eigenschaften des Nervensystems beschäftigt.
4 Honey, Christopher J., et al., »Network structure of cerebral cortex shapes functional connectivity on multiple time scales«, *Proceedings of the National Academy of Sciences*, Vol. 104, Nr. 24 (2007), S. 10240–10245.
5 Ng, S., Valdes, P. A., Moritz-Gasser, S., Lemaitre, A. L., Duffau, H., und Herbet, G., »Intraoperative functional remapping unveils evolving patterns of cortical plasticity«, *Brain*, 2023.
6 Maier-Hein, Klaus H., et al., »The Challenge of Mapping the Human Connectome Based on Diffusion Tractography«, *Nature Communications*, Vol. 8, Nr. 1, S. 1349, 7. November 2017.
7 Martín-Fernández, J., Moritz-Gasser, S., Herbet, G., und Duffau, H., »Is intraoperative mapping of music performance mandatory to

preserve skills in professional musicians? Awake surgery for lower-grade glioma conducted from a meta-networking perspective«, *Neurosurgical Focus*, 1. Februar 2024.

8 Thiebaut de Schotten, M., und Forkel, S. J., »The Emergent Properties of the Connected Brain«, *Science*, Vol. 378, Nr. 6619 (2022), S. 505–510.

3 Wachoperation an einer fünfsprachigen Dolmetscherin

9 Abutalebi, J., Miozzo, A., und Cappa, S. F., »Do subcortical structures control ›language selection‹ in polyglots? Evidence from pathological language mixing«, *Neurocase*, Vol. 6, Nr. 1 (2000), S. 51–56.

10 Auburtin, E., *Considérations sur les localisations cérébrales et en particulier sur le siege de la faculté du langage articulé*, V. Masson et fils (1863).

11 Broca, P., »Perte de la parole, ramollissement chronique et destruction partielle du lobe antérieur gauche du cerveau«, *Bull Soc Anthropol*, Vol. 2, Nr. 1 (1861), S. 235–238.

12 Thiebaut de Schotten, M., et al., »From Phineas Gage and Monsieur Leborgne to HM: revisiting disconnection syndromes«, *Cerebral Cortex*, Vol. 25, Nr. 12 (2015), S. 4812–4827.

13 Zitiert nach Brais, B., »The third left frontal convolution plays no role in language: Pierre Marie and the Paris debate on aphasia (1906–1908)«, *Neurology*, Vol. 42, Nr. 3 (1992), S. 6.

14 Duffau, H., »The Error of Broca: From the Traditional Localizationist Concept to a Connectomal Anatomy of Human Brain«, *Journal of Chemical Neuroanatomy*, Vol. 89, Nr. 2018, S. 73–81.

15 Tate, M. C., Herbet, G., Moritz-Gasser, S., Tate, J. E., und Duffau, H., »Probabilistic map of critical functional regions of the human cerebral cortex: Broca's area revisited«, *Brain*, Vol. 137, Nr. 10 (2014), S. 2773–2782.

4 Gibt es etwas Herrlicheres, als Musik zu machen?

16 Hall, A. D., und Fagen, R. E., »Definition of System. General Systems«, *Yearbook of the Society for Advancement of General Systems Theory*, Vol. 1, The Society, Ann Arbor (1956), S. 18–28.

17 Thiebaut de Schotten, M., und Forkel, S. J., »The Emergent Properties of the Connected Brain«, *Science*, Vol. 378, Nr. 6619 (2022), S. 505–510.

18 Herbet, G., und Duffau, H., »Revisiting the functional anatomy of the human brain: toward a meta-networking theory of cerebral functions«, *Physiol Rev.*, Vol. 100, Nr. 3 (2020), S. 1181–1228.

19 Martín-Fernández, J., Moritz-Gasser, S., Herbet, G., und Duffau, H., »Is intraoperative mapping of music performance mandatory to preserve skills in professional musicians? Awake surgery for lower-grade glioma conducted from a meta-networking perspective«, *Neurosurgical Focus*, 1. Februar 2024.

6 Warum hast du geweint?

20 Übersetzung aus dem Portugiesischen:
Ich schließe die Augen und sehe dich nah
Ich möchte, dass alles gut wird
Erzähl mir, was dich tief drinnen bewegt
Hoffentlich sagst du, dass du das Gleiche fühlst
Ich weiß, dass es ein Morgen vielleicht nicht gibt
Lass uns jetzt leben, was sein muss
Und denk an mich diese Nacht
Ich weiß, ich bin fern, aber ich zähle
die Tage, dich wiederzusehen

21 Frei zugängliche Suchmaschine, die eine erste Sichtung und Zugriff auf eine Vielzahl von Inhalten auf der Basis von MEDLINE-Daten und anderen hochwertigen wissenschaftlichen Journalen gestattet. (Anmerkung des Herausgebers)

22 Der italienische Begriff *tutti* bedeutet »alle« oder »zusammen« und bezeichnet im Orchester eine Stelle, an der immer alle beteiligten Musiker gleichzeitig spielen, nicht ein Instrument allein. (Anmerkung des Herausgebers)

7 Der Patient hat abgeschaltet

23 Martín-Fernández, J., Moritz-Gasser, S., Herbet, G., und Duffau, H., »Is intraoperative mapping of music performance mandatory to preserve skills in professional musicians? Awake surgery for lower-grade glioma conducted from a meta-networking perspective«, *Neurosurgical Focus*, 1. Februar 2024.

24 Menon, V., Uddin, L. Q., »Saliency, switching, attention and control: a network model of insula function«, *Brain Structure and Function*, 2010, Vol. 214, Nr. 5–6, S. 655–667, doi:10.1007/s00429-010-0262-0.

25 Ebd.

26 Ich tauche mein Ruder ins Wasser, trage dein Rudern in mir. Ich glaube, ich habe ein Licht entdeckt auf der anderen Seite des Flusses. Der Tag verblasst und weicht ganz allmählich der Kälte. Ich glaube, ich habe ein Licht entdeckt auf der anderen Seite des Flusses. Vor allem glaube ich, nicht alles ist verloren. So viel Tränen, so viel Tränen und ich bin ein leeres Gefäß.

8 Eine extrakorporale Erfahrung

27 Herbet, G., Lafargue, G., und Duffau, H. (2016), »The dorsal cingulate cortex as a critical gateway in the network supporting conscious awareness«, *Brain*, Vol. 139, Nr. 4, e23-e23.

9 Warum wir die Grenzen anerkennen müssen

28 Lee, W. H., Doucet, G. E., Leibu, E., und Frangou, S., »Resting-State Network Connectivity and Metastability Predict Clinical Symptoms in Schizophrenia«, *Schizophrenia Research*, Vol. 201, Nr. 20 (2018).

29 Shirer, W. R., Ryali, S., Rykhlevskaia, E., Menon, V., und Greicius, M. D., »Decoding Subject-Driven Cognitive States with Whole-Brain Connectivity Patterns«, *Cerebral Cortex*, Vol. 22, Nr. 1 (2012), S. 158–165.

30 Herbet, G., und Duffau, H., »Revisiting the Functional Anatomy of the Human Brain: Toward a Meta-Networking Theory of Cerebral Functions«, *Physiological Reviews*, Vol. 100, Nr. 3 (2020), S. 1181–1228.

31 Thiebaut de Schotten, M., et al., »From Phineas Gage and Monsieur Leborgne to H.M.: Revisiting Disconnection Syndromes«, *Cerebral Cortex* (New York, N.Y.: 1991), Vol. 25, Nr. 12 (2015), 481 227. doi:10.1093/cercor/bhv173.

10 Der Tanz mit den Geistern von Broca und Wernicke

32 Tremblay, P., und Dick, A. S., »Broca and Wernicke are dead, or moving past the classic model of language neurobiology«, *Brain & Language*, Vol. 162, Nr. 2016, S. 60–71.